Thiele (Hrsg.) · Aktive und Passive Sterbehilfe

NEUZEIT & GEGENWART

Philosophie in Wissenschaft und Gesellschaft

Schriftenreihe mit Unterstützung der FernUniversität Hagen

herausgegeben von
Annemarie Gethmann-Siefert
zusammen mit
Klaus Düsing, Volker Gerhardt,
Carl Friedrich Gethmann, Jürgen Mittelstraß,
Otto Pöggeler, Ludwig Siep

Felix Thiele · Hrsg.

Aktive und Passive Sterbehilfe

Medizinische,
rechtswissenschaftliche
und philosophische Aspekte

Wilhelm Fink Verlag

Umschlagabbildung:
Darstellung des Todes („Erkenne Dich selbst"), Mosaik, Thermenmuseum Rom

Bibliografische Information Der Deutschen Bibliothek

Die Deutsche Bibliothek verzeichnet diese Publikation in der Deutschen Nationalbibliografie; detaillierte bibliografische Daten sind im Internet über http://dnb.ddb.de abrufbar.

Gedruckt auf umweltfreundlichen, chlorfrei gebleichtem und alterungsbeständigem
Papier ⊚ ISO 9706

Alle Rechte, auch die des auszugsweisen Nachdrucks, der fotomechanischen Wiedergabe und der Übersetzung, vorbehalten. Dies betrifft auch die Vervielfältigung und Übertragung einzelner Textabschnitte, Zeichnungen oder Bilder durch alle Verfahren wie Speicherung und Übertragung auf Papier, Transparente, Filme, Bände, Platten und andere Medien, soweit es nicht §§ 53 und 54 URG ausdrücklich gestatten.

© 2005 Wilhelm Fink Verlag, München
Jühenplatz 1, D-33098 Paderborn
ISBN 3-7705-3838-2

Internet: www.fink.de

Einbandgestaltung: Evelyn Ziegler, München
Gesamtherstellung: Ferdinand Schöningh GmbH, Paderborn

Inhaltsverzeichnis

Vorwort 7

Felix Thiele
    Aktive Sterbehilfe. Eine Einführung in die Diskussion 9

Dieter Birnbacher
    Sterbehilfe – eine philosophische Sicht 31

Günther Patzig
    Ist Lebensverlängerung ein höchstes Gut? 43

Jürgen Mittelstraß
    Sterben in einer humanen Gesellschaft oder:
    wem gehört das Sterben? 49

Klaus Kutzer
    Die gegenwärtige Rechtslage der Behandlung Schwerstkranker bei irreversiblen Schäden 65

Friedhelm Hufen
    In dubio pro dignitate.
    Selbstbestimmung und Grundrechtsschutz am Ende des Lebens 79

Jeantine E. Lunshof
    Lebensbeendigung auf Verlangen –
    Praxis, Hintergründe und Perspektiven in den Niederlanden 99

Hans-Ludwig Schreiber
    Die Neuregelung der Sterbehilfe in den Niederlanden und Belgien –
    Vorbild für die Bundesrepublik? 117

Dietrich Kettler
    Palliativmedizin – eine Alternative zur Legalisierung der aktiven Sterbehilfe? 127

I. Anhang

Bericht der Bioethik-Kommission des Landes Rheinland-Pfalz 141

II. Anhang

Grundsätze der Bundesärztekammer zur ärztlichen Sterbebegleitung . . . 281

Vorwort

Das Problem der aktiven Sterbehilfe bleibt eines der aktuellsten und am heftigsten umstrittenen Probleme der medizinischen Ethik. Der Lebensschutz hat in unserer Rechtsordnung, in der ärztlichen Standesmoral und auch in der kulturellen Tradition Europas eine zentrale Stellung, so daß es verständlich ist, daß jede Entscheidung eines deutschen Gerichtes zu diesem Thema kritisch kommentiert und entsprechende Entwicklungen im Ausland aufmerksam verfolgt werden. Es wäre daher eine nicht zu erfüllende Aufgabe in dieser Situation abschließende Antworten über die moralische Zulässigkeit der aktiven Sterbehilfe geben zu wollen.

Dieser Band verfolgt zwei weitaus bescheidenere Ziele: Zum einen soll die Diskussion über die Zulässigkeit der aktiven Sterbehilfe dokumentiert werden, um damit dem Eindruck entgegen zu treten, daß, da die passive Sterbehilfe in Deutschland unter bestimmten Bedingungen rechtlich erlaubt ist, eine Diskussion über die aktive Sterbehilfe hinfällig sei. Zum anderen soll diese Debatte vorurteilsfrei und mit den Mitteln der wissenschaftlichen Argumentation geführt werden. Die Bewältigung des moralischen Konfliktes um die aktive Sterbehilfe kann, so die Überzeugung, der durch diesen Band Ausdruck verliehen werden soll, nicht gelingen, wenn die Problematik dieses Bereichs gesellschaftlichen Zusammenlebens tabuisiert oder in unzulässiger Weise vereinfacht wird.

Diese Beiträge sind zum größeren Teil im Anschluß an das Fachgespräch *Sterbehilfe. Rechtswissenschaftliche, philosophische und Praxis-Aspekte*, daß am 10. und 11. Dezember 2001 in Ahrweiler stattgefunden hat, entstanden. An dieser Stelle sei Frau Professor Dr. Annemarie Gethmann-Siefert, Institut für Philosophie der FernUniversität Hagen, und dem Direktor der Europäischen Akademie zur Erforschung von Folgen wissenschaftlich-technischer Entwicklungen Bad Neuenahr-Ahrweiler GmbH Herrn Professor Dr. Dr. h. c. Carl Friedrich Gethmann für die ideelle und finanzielle Unterstützung bei der Durchführung des Fachgespräches und der Fertigstellung dieses Bandes gedankt.

In den Band wurden weitere Artikel aufgenommen, um das Bild der aktuellen Diskussion über die aktive Sterbehilfe abzurunden. Der Artikel von Professor Jürgen Mittelstraß ist bereits in „Klinische Sterbehilfe und Menschenwürde" (Volker Schumpelick (Hrsg.), Herder Verlag 2003) erschienen. Die Artikel von Professor Friedhelm Hufen und Professor Günther Patzig sind zuerst in der Neuen Juristischen Wochenschrift (2001) beziehungsweise der Zeitschrift für Kardiologie (1994) erschienen.

Um den Leser weitere Perspektiven auf die Debatte zu eröffnen wurden ein Anhang beigefügt, der den aktuellen Bericht *Sterbehilfe und Sterbebegleitung* der Bioethik-Kommission des Landes Rheinland-Pfalz sowie die *Grundsätze der Bundesärztekammer zur ärztlichen Sterbebegleitung* dokumentiert. Beide Dokumente sind im Frühjahr 2004 publiziert worden.

Für Hilfe bei der Vorbereitung dieses Bandes sowie bei der Durchführung des Fachgespräches sei Frau Dipl.-Päd. Ulrike Henckel und Frau Minou-Bernadette Friele, M. A. herzlich gedankt.

Ahrweiler, September 2004 Felix Thiele

Felix Thiele

Aktive Sterbehilfe.
Eine Einführung in die Diskussion

Das Thema des vorliegenden Bandes ist überwiegend die Sterbehilfe und nicht die Sterbebegleitung, das heißt es geht um die Hilfe zum Sterben und nicht die Hilfe beim Sterben. Die Sterbebegleitung gehört ganz selbstverständlich zu den ärztlichen Pflichten und braucht nicht hinterfragt zu werden.[1]

Im Gegensatz dazu ist die Sterbehilfe, insbesondere die aktive Sterbehilfe, aus moralischer Sicht problematisch und verstößt gegen die derzeit in Deutschland geltenden Gesetze. Die ablehnende Haltung gegenüber der aktiven (und seltener der passiven) Sterbehilfe gründet vor allem in der zentralen Bedeutung, die dem Lebensschutz in unserer kulturellen Tradition, unseren moralischen Überzeugungen aber auch in unserer Rechtsordnung zukommt.

Dennoch wird die Ausweitung und Legalisierung der Sterbehilfe von verschiedener Seite gefordert. Zusätzliche Bedeutung erhält die Problematik dadurch, daß im Gegensatz etwa zu den Debatten über die moralische Zulässigkeit der Forschung an Embryonen oder der Präimplantationsdiagnostik nicht nur ein kleinerer Kreis von Personen direkt betroffen ist, sondern mit einiger Plausibilität gesagt werden kann: Sterbehilfe geht uns alle an. Die Sterblichkeit des Menschen ist das bestimmende Element der *conditio humana* und eine vernünftige Lebensplanung kann ohne eine Beschäftigung mit der Frage nach dem Lebensende nicht auskommen. Die Frage nach der Sterbehilfe ist also auch immer die Frage danach, wie wir leben und sterben wollen und wie die Gesellschaft aussehen soll, in der wir leben und sterben.

Die Debatte um die Sterbehilfe ist daher weit mehr als eine „interessante wissenschaftliche Forschungsfrage", die von einer kleinen Gruppe von Experten bearbeitet werden könnte. Vielmehr haben wir es mit einem moralischen Konflikt zu tun, der alle Menschen als (potentielle) Konfliktparteien einbezieht.

Die Artikel des vorliegenden Bandes beschäftigen sich mit der aktiven und der passiven Sterbehilfe, wobei sich keiner der Autoren grundsätzlich gegen die passive Sterbehilfe ausspricht. Diese Einführung will nun nicht bloß die Argumente der Autoren wiederholen, sondern gewissermaßen in verschärfter Form die Frage stellen: Welche Gründe sprechen für ein Verbot der aktiven Sterbe-

---

[1] Allerdings gibt es auch hier Defizite im gegenwärtigen Gesundheitssystem. Siehe dazu auch den Beitrag von D. Kettler (Kapitel 8) in diesem Band.

hilfe? Ziel ist dabei nicht, den Leser auf eine Position für oder gegen die aktive Sterbehilfe einzuschwören, sondern vielmehr eine verständliche Einführung in die Diskussion zu geben.

1   Die moralische Bewertung der Selbsttötung[2]

Die moralische Problematik der Sterbehilfe ist eng mit der moralischen Bewertung der Selbsttötung verbunden. Bittet ein Patient um Sterbehilfe, so handelt es sich um einen selbstgewählten Tod, denn es ist letztendlich der Patient, der durch die Äußerung seines Wunsches den eigenen Tod herbeiführt. Im Unterschied zur Selbst-Tötung ist die Sterbehilfe, zumindest die aktive Sterbehilfe, jedoch eine Fremd-Tötung, da der Patient seinen Tod nur indirekt über einen Dritten herbeiführt.

Historisch wurde ein 'Recht auf den eigenen Tod' bis zur Aufklärung durch die Rechtsordnungen nicht anerkannt. Zwar konnte bei erfolgreichem Suizid der Verstoß gegen das *rechtliche Verbot* nur indirekt bestraft werden, doch scheinen diese Sanktionen wirksam gewesen zu sein.[3] Nach und nach wurden die entsprechenden Strafrechtsnormen aber aus den Gesetzbüchern entfernt. Das *moralische Verbot* der Selbsttötung bleibt in der europäisch-christlichen Tradition weitgehend bis in unsere Zeit bestehen.[4]

Die moralische Verurteilung der Selbsttötung läßt sich auch in der Entwicklung des allgemeinen Sprachgebrauchs nachzeichnen: Seit dem 16. Jahrhundert setzt sich im deutschen Sprachraum der Gebrauch des Ausdrucks 'sich ermorden' gegen milderer Ausdrücke wie 'sich töten' oder 'sich umbringen' durch.[5] Die moralische Wertung der Handlung des sich selbst Tötens ist im Wort 'Selbst*mord*' bereits enthalten, wohingegen 'Selbsttötung'[6] – die *mors voluntaria* der Römer – moralisch neutral ist. In einer Debatte, in der es um die moralische Bewertung der Handlung des sich selbst Tötens geht, sollte man daher nicht den Begriff 'Selbstmord' verwenden, der ein nur mögliches Ergebnis der Debatte – die moralische Verurteilung – bereits als gegeben voraussetzt.[7]

---

[2] Dieser Abschnitt verdankt den Überlegungen in Kamlahs *Meditatio Mortis* sehr viel. Die prägnante Kürze und gedankliche Schärfe der Überlegungen Kamlahs zu einem Problem, dass emotional zum Schwierigsten gehört, das einem Menschen widerfährt, dürfte kaum zu überbieten sein.

[3] U. Baumann, *Vom Recht auf den eigenen Tod*, Kapitel 1, O. Berstein, *Die Bestrafung des Selbstmords und ihr Ende*.

[4] EKD/DBK, *Gott ist ein Freund des Lebens*, J. Schuster, *Sterbehilfe*, 452 f. und *Erklärung der römischen Glaubenskongregation zur Euthanasie*.

[5] Daube (1972) S.414

[6] Das gilt auch für den gelegentlich gebrauchten Begriff ‚Freitod', denn dieser ist ebenfalls moralisch nicht neutral, weil er ausdrücklich als moralisch positives Gegenstück zum ‚Selbstmord' eingeführt worden ist (D. Daube, *The linguistics of suicide*, 430).

[7] Auch der Gesetzgeber unterscheidet zwischen ‚Totschlag' und ‚Mord'. Für letzteren ist im Gegensatz zum ‚Totschlag' Voraussetzung, daß die Tötung aus niederen Motiven erfolgt. *Per definitionem* ist daher ‚Mord' – zumindest für den deutschen Gesetzgeber – etwas moralisch verwerfliches.

Eine Einführung in die Diskussion

In der Literatur zur Sterbehilfe ist es unüblich, in die Diskussion der Sterbehilfe Überlegungen über die Selbsttötung einzubeziehen. Wilhelm Kamlah weist im Gegensatz dazu zurecht darauf hin, daß:

„... die moderne medizinische Technik das Problem Sterbehilfe zu einem Dauerproblem innermedizinischer Diskussionen gemacht [hat]. Doch ... diese ..., im Krankenhaus, alltäglichen Veranlassungen erschweren die Diskussion dadurch, daß sich die moralische Problematik der Selbsttötung mit anderen Problemen verquickt, z. B. mit speziell medizinischen oder mit politischen oder mit Fragen der besonderen ärztlichen Berufsethik, so daß es an der Zeit sein dürfte, die moralische Problematik der *mors voluntaria* zunächst einmal unabhängig von solchen Verflechtungen in den Blick zu nehmen."[8]

Die folgenden Überlegungen greifen diesen Hinweis auf und widmen sich zunächst einer unabhängigen Reflexion auf die Problematik der *mors voluntaria*. Wenn die moralischen Probleme im Umkreis der Selbsttötung deutlich geworden sind, wird es auch leichter fallen, die zusätzlichen Probleme der Sterbehilfe, bei der die Selbsttötung durch Dritte unterstützt oder durch Dritte durchgeführt wird, zu verstehen. In diesem Zusammenhang werden dann die Probleme dargelegt, die sich stellen, wenn die Sterbehilfe durch den Staat legitimiert, und durch Ärzte, die einer Standesmoral unterliegen, durchgeführt werden soll. Zunächst gilt es aber zu prüfen, ob es überhaupt Fälle gibt, in denen die Selbsttötung moralisch erlaubt ist.

Einer der ersten Autoren in der christlichen Tradition, der dies bestritt, war Augustinus, der sich zu Zeiten des spätrömischen Reiches mit der damals vielfach für tugendhaft angesehenen Praxis der *mors voluntaria* auseinandersetzte.[9] Augustinus bezieht sich dabei wesentlich auf das 5. Gebot der Bibel 'Du sollst nicht töten', das er folgendermaßen interpretiert: Zwar gelte das Gebot nicht unbedingt, denn der Mensche dürfe Tiere töten, um nicht zu verhungern. Auch sei es in machen Fällen erlaubt, andere Menschen zu töten – etwa im Krieg, bei Selbstverteidigung oder im Falle der Todesstrafe für Verbrecher. Die Selbsttötung hält Augustinus allerdings nicht für eine erlaubte Ausnahme. Seine Position stützt er dabei auf die Verwendung des lateinischen *homicidum*, das etwa die Bedeutung des Wortes *Selbstmord* hat, und kommt zu dem Ergebnis, man dürfe sich selbst nicht töten, weil man letztendlich dadurch einen Menschen ermorde (*homicidum*). Diese Argumentation liefert ein exemplarisches Beispiel für die Verquickung moralischer Kasuistik mit vorgefaßten Wertvorstellungen. Denn es ist, wie gesagt, nicht angemessen in einer Argumentation, die geführt wird, um die Selbsttötung moralisch zu bewerten, von vornherein einen Begriff – Homicidum = Selbst*mord* – zu verwenden, der die negative Bewertung schon enthält. An diesem Beispiel zeigt sich deutlich, wie wichtig für moralische Argumentationen die Klärung und Präzisierung der verwendeten Begrifflichkeit ist. Ohne diese oft mühsame Klärungsarbeit wird es häufig nicht gelingen, eine für alle Beteiligten zufriedenstellende Konfliktbewältigung zu erreichen.

---

[8] W. Kamlah, *Meditatio Mortis*, 15.
[9] Augustinus, *De civitate Dei I*, 19 ff.

Über das Operieren mit unklaren Begriffen hinaus, werden allerdings auch substantielle Argumente gegen die Selbsttötung vorgebracht. Von diesen sollen im folgenden die *Heiligkeit des Lebens* sowie das Problem der *Bewertung der Lebensqualität* erörtert werden.

Ein Argument, das insbesondere von Autoren aus der christlichen Theologie vorgebracht wird, behauptet, daß Gott das Leben gegeben habe und nur er allein es auch wieder nehmen dürfe. In dieser Sicht ist das Leben heilig und die Selbsttötung eine Anmaßung gegenüber dem „Herrn über Leben und Tod". Allerdings dürfte es in einer Zeit, in der nicht mehr allgemein anerkannt ist, daß ein Gott existiert, geschweige denn, daß dieser Gott „Herr über Leben und Tod" ist, schwer fallen, ein derartiges Argument als Grundlage für eine moralische Bewertung der Selbsttötung zu verwenden[10] – jedenfalls dann, wenn dieses Argument nicht nur gläubige Christen überzeugen soll.[11]

Ein generelles Verbot der Selbsttötung ist ohne begriffliche Erschleichungen oder die Voraussetzung nicht allgemein akzeptierter weltanschaulicher Annahmen nur schwer zu begründen:

„Wenn ein Mensch freiwillig sein Leben aufgibt, so hat das mit allem, was im Strafrecht unter Termini wie ‚Mord', ‚Totschlag', ‚fahrlässige Tötung' behandelt wird, durchaus nichts zu tun."[12]

Allerdings ist es naheliegend, daß die Selbsttötung nicht in aller Regel moralisch erlaubt ist, sondern nur in Ausnahmefällen, weil in vielen Fällen der (versuchten) Selbsttötung dieselbe gar nicht im wohlverstandenen Eigeninteresse des Betroffenen liegt, sondern durch krankhafte Fehleinschätzungen verursacht ist oder aus situationsabhängigen Affekten entsteht. Darüber hinaus wird derjenige, der eine Selbsttötung in Erwägung zieht, in vielen Fällen durch moralische Verpflichtungen gegenüber seiner Familie und anderen in einer Weise gebunden sein, die eine Selbsttötung moralisch zweifelhaft erscheinen lassen. So dürfte die (versuchte) Selbsttötung eines Jugendlichen aus enttäuschter Liebe, nicht im wohlverstanden Eigeninteresse des Jugendlichen liegen. Allerdings läßt sich argumentieren, daß es darüber hinaus Situationen geben kann, in denen für einen Menschen:

„die vorrangige Berücksichtigung der Bedürfnisse anderer, wie die juristische Sprache sagt, nicht mehr ‚zumutbar' ist. Wenn ein unheilbar Kranker zu sterben wünscht, so entspricht dieser Wunsch seinem wahren Bedürfen, und er hat das Recht auf den eigenen Tod auch dann, wenn dieser Tod anderen wehtut."[13]

---

[10] Zur Kritik des Arguments von der Heiligkeit des Lebens siehe beispielsweise H. Ganthaler, *Stig Kangers Analyse der Menschenrechte*, 13–19, H. Kuhse, *The-Sanctity-of-Life-Doctrine*, Kapitel 1 sowie L. Siep/M. Quante, *Ist die aktive Herbeiführung des Todes im Bereich medizinischen Handelns philosophisch zu rechtfertigen?*

[11] Weitere Argumente der christlichen Tradition betreffen Pflichten der Nächstenliebe, die einen Selbstmord verbieten, sowie die Bewertung des Todes als „äußerstes und furchtbarstes Übel dieses Lebens" (Thomas von Aquin, *Summe der Theologie*, II-II 64,5) dazu auch J. Schuster, *Sterbehilfe*, 452 f.

[12] Kamlah, *Meditatio Mortis*, 19.

[13] A.a.O., 21.

Eine Einführung in die Diskussion 13

Akzeptiert man diese Argumentation, so bleibt aber ein Abwägungsproblem zu lösen. Wann, so stellt sich unmittelbar die Frage, wiegen die Bedürfnisse desjenigen, der sterben möchte, so schwer, daß die Bedürfnisse anderer Menschen und moralische Verpflichtungen gegenüber Dritten, weniger schwer wiegen? Das Rechtfertigungsbemühen des Sterbewilligen wird sich *immer* darauf beziehen, daß er sein Leben unter den gegebenen Umständen als nicht mehr lebenswert betrachtet. Wie aber läßt sich feststellen, ob ein Leben nicht mehr lebenswert ist?[14] Die Debatte hierüber ist kompliziert und keineswegs abgeschlossen und darüber hinaus – zumindest in Deutschland – historisch belastet. Die Ermordung von Behinderten in der Zeit des Nationalsozialismus rechtfertigte sich gerade mit dem Argument, daß man es mit „lebensunwertem Leben" zu tun habe, dessen Beseitigung moralisch geboten sei.[15] Ein erster und entscheidender Unterschied zur hier zu führenden Debatte liegt allerdings darin, daß unter den Nationalsozialisten nicht das Individuum entschied, ob sein Leben lebenswert sei, sondern ausschließlich Dritte. Damit ist ein wesentliches Erfordernis für eine moralisch vertretbare Entscheidung für die Selbsttötung, nämlich die selbstbestimmte Entscheidung, nicht erfüllt. Der Versuch, die Debatte über die Selbsttötung bzw. die aktive Sterbehilfe mit einem Verweis auf die Verbrechen der Nationalsozialisten zu beenden, ist daher nicht gerechtfertigt.

Folgt man dem Diktum *in dubio pro libertate* wird man zunächst einen möglichst breiten Raum für die Entscheidung des Individuums schaffen. Dies könnte im Extrem bedeuten, daß immer nur der Betroffene selbst entscheiden darf, ob er sein Leben beendet oder nicht. Dies hätte aber zur Folge, daß Dritte in Fällen, wie dem oben beschriebenen eines Jugendlichen, der sein Leben wegen Liebekummers für nicht länger lebenswert hält, kein moralisches Recht hätten, diese Entscheidung zu bestreiten. Dieses Problem läßt sich lösen, indem man fordert, daß zwar nur der Betroffene eine Entscheidung über seinen Todeswunsch treffen darf, Dritte aber das moralische Recht haben, diese Entscheidung zu bezweifeln und gegebenenfalls nicht zu respektieren und die Selbsttötung abzuwenden. Auch diese Begrenzung der Entscheidungshoheit ist nicht unproblematisch. Zwar dürfte sich plausibel machen lassen, daß in der Tat Entscheidungen – auch solche, die nicht im Zusammenhang mit der Sterbehilfe stehen – bestimmten moralischen Vorgaben genügen sollten. Daraus folgt dann, daß nicht jede Entscheidung eines Individuums, in bestimmter Weise zu handeln, respektiert oder gar unterstützt werden muß. Aber gerade im Fall der Sterbehilfe werden auch Fälle diskutiert, in denen das Individuum nicht mehr über die geforderte Entscheidungsfähigkeit verfügt (z. B. dauerhaft komatöse Patienten) oder niemals über sie verfügen wird (z. B. zerebral schwerstgeschädigte Neugeborene). Auch in diesen Fällen wird von manchen Autoren gefordert, das Sterbehilfe geleistet wird.[16]

---

[14] Siehe auch den Beitrag von G. Patzig in diesem Band. Zur Einführung: J. Harris, *Life and Death* und D. Lanzerath, *Lebensqualität*.
[15] A. Frewer/C. Eickhoff, *‚Euthanasie' und die aktuelle Sterbehilfe-Debatte*.
[16] H. Kuhse/P. Singer, *Should the baby live?*, R. Merkel, *Früheuthanasie*. Siehe dazu auch den Abschnitt 3.4. zur Differenzierung zwischen freiwilliger, nicht-freiwilliger und unfreiwilliger Sterbehilfe.

Dies würde aber bedeuten, daß Dritten *allein* ein Urteil über die Fortsetzung oder Beendigung des Lebens eines Individuums zugebilligt würde. Entschärfend wirkt hier nur der Hinweis, daß in diesen Fällen ja „über *niemandes* Kopf hinweg" entschieden wird, da es sich um Individuen handelt, die keine eigenständige Entscheidung über ihr Leben mehr fällen können. Ohne diese komplizierte Debattenlage an dieser Stelle entwirren zu können, bleibt doch festzuhalten, daß zumindest in Fällen, wie demjenigen des Jugendlichen mit Liebeskummer, Dritte darüber entscheiden, ob dieses Leben lebenswert ist oder nicht. Wir werden also nicht umhin können, eine intensive Debatte über die Kriterien für die Bewertung von Leben und die Grenzen der Zumutbarkeit eines Weiterlebens auch im Rahmen der Sterbehilfeproblematik zu führen.[17]

Zunächst bleibt festzuhalten, daß die Argumente für die Unerlaubtheit der Selbsttötung nicht hinreichen, um auszuschließen, daß die Selbsttötung unter bestimmten Bedingungen moralisch erlaubt sein kann. Dies gilt auch für Fälle, wie sie in medizinischen Kontexten häufig vorkommen – etwa bei schwerkranken Patienten mit ungünstiger Prognose, bei denen aber nicht unmittelbar mit Tod zu rechnen ist.

2 Sterbehilfe

Wenn nun die Selbsttötung unter gewissen streng zu bestimmenden Umständen aus moralischer Sicht akzeptabel sein kann, stellt sich die Frage, warum die aktive Sterbehilfe generell moralisch und rechtlich verboten sein sollte. Auf den ersten Blick liegt der entscheidende Unterschied darin, daß derjenige, der sterben möchte sich aber nicht mehr selbst töten kann, die Hilfe eines Dritten in Anspruch nimmt.

Dennoch führt diese Differenz nicht zum kategorischen Verbot der aktiven Sterbehilfe. Vielmehr ist es so, daß diese Hilfe zum Sterben, wenn sie *nicht* von einem Arzt geleistet wird, als Beihilfe zum Suizid straffrei ist. Stattdessen wird die *ärztliche* Beihilfe zum Suizid durch die Rechtsprechung als Tötung auf Verlangen angesehen und ist strafbar.[18] Norbert Hoerster verdeutlicht diese unterschiedliche Bewertung ärztlichen und nicht-ärztlichen Handelns folgendermaßen:

„Der medizinische Laie, der aus Gewinnsucht einen Zyankalihandel betreibt und labilen Menschen, die sich in einer vorübergehenden Depression befinden, die Selbsttötung ermöglicht, bleibt – abgesehen von einem möglichen Verstoß gegen das Chemikaliengesetz – straflos; denn Anstiftung sowie Beihilfe zur Selbsttötung werden nach unserem geltenden Recht in keinem Fall bestraft. Der mitleidsvolle Arzt jedoch, der seinem schwer und unheilbar leidenden Patienten, der sich selbst nicht töten kann, aber wegen seiner hoffnungslosen Situation seine Tötung ausdrücklich wünscht, durch eine Spritze erlöst, wird wegen 'Tötung auf Verlangen' mit Freiheitsstrafe bis zu fünf Jahren bestraft."[19]

---

[17] Siehe dazu beispielsweise N. Hoerster, *Sterbehilfe im säkularen Staat*, 177ff.
[18] Zum medizinrechtlichen Hintergrund z. B. E. Deutsch/A. Spickhoff, *Medizinrecht*, 418–420.
[19] N. Hoerster, *Sterbehilfe im säkularen Staat*, S. 9

Eine Einführung in die Diskussion 15

Auch wenn Hoerster seine Position in diesem Zitat unnötig aggressiv vorträgt, wird doch deutlich, daß, die deutsche Gesetzeslage aus moralischer Sicht fragwürdig, vielleicht sogar widersprüchlich ist.[20]

Für ein moralisches Verbot der aktiven Sterbehilfe werden verschiedene Argumente vorgebracht.[21] Ein erstes Argument verweist auf bestimmte (naturrechtliche oder religiöse) Prinzipien, deren uneingeschränkte Gültigkeit die aktive Sterbehilfe verbiete. In diesen Zusammenhang gehört auch das bereits diskutierte Argument von der ‚Heiligkeit des Lebens'. Für dieses und gleichartige Argumente ist entscheidend, daß dem Leben an sich Heiligkeit zugesprochen wird. Entscheidend ist also, *daß* menschliches Leben beendet wird. Unerheblich ist dagegen, *wer* – der Patient selbst, der Arzt oder Dritte – gegen das Gebot, Leben nicht vorzeitig zu beenden, verstößt. Ist das Argument von der Heiligkeit des Lebens unplausibel, weil es, wie im vorigen Abschnitt gezeigt, weltanschaulich fundiert ist, so ist es gleichermaßen für die Ablehnung des Suizids wie der Sterbehilfe unbrauchbar.

Differenzierter sind die folgenden Unterscheidungen von Sterbehilfe-Handlungen, die mit der moralischen Bewertung der Sterbehilfe verknüpft werden und anstelle eines nicht haltbaren kategorischen Verbots Bedingungen der Erlaubtheit bestimmter Formen der Sterbehilfe formulieren. Am verbreitetsten ist die Unterscheidungen von 'aktiver', 'passiver' und 'indirekter' Sterbehilfe (3.1), sowie von 'Tun' und 'Unterlassen' im ärztlichen Handeln am Sterbebett (3.2). Vorausgesetzt wird dabei zunächst, daß der Patient selbstbestimmt um Sterbehilfe bittet. In vielen Fällen kann der Patient aber nicht oder nicht mehr selbstbestimmt handeln, so daß darüber hinaus moralisch gesondert zu bewertende Fälle von 'freiwilliger', 'unfreiwilliger' und 'nicht-freiwilliger' Sterbhilfe unterschieden werden müssen (3.3). Schließlich werden auch die vermuteten gesellschaftlichen Folgen einer Zulassung der aktiven Sterbhilfe (Dammbruchargument) als moralisch relevant angesehen (3.4).

2.1 Aktive, passive, indirekte Sterbehilfe

Allgemein werden die Begriffe der aktiven, passiven und indirekten Sterbehilfe wie folgt verwendet: Unter *'aktiver Sterbehilfe'* wird die gezielte Herbeiführung des Todes durch das Handeln eines Arztes verstanden.[22] Von *'passiver Sterbehilfe'* wird gesprochen, wenn der Sterbeprozeß bereits eingesetzt hat und dieser durch das Handeln des Arztes lediglich nicht angefallen oder sogar beschleu-

---

[20] Für die Rechtsdogmatik, die der geltenden gesetzlichen Regelung zugrunde liegt, siehe die Beiträge von K. Kutzer, F. Hufen und H.-L. Schreiber in diesem Band. Vergleiche auch G. Wolfslast/C. Conrads, *Textsammlung Sterbehilfe* und R. Merkel, *Teilnahme am Suizid* und *Früheuthanasie*.
[21] Zu den historischen Hintergründen der Sterbehilfe-Debatte siehe A. Frewer/C. Eickhoff, *‚Euthanasie' und die aktuelle Sterbehilfe Debatte*.
[22] Unklar bleibt in der Literatur, ob ein Fall von aktiver Sterbehilfe nur dann vorliegen kann, wenn der Sterbeprozeß bereits eingesetzt hat, oder ob es sich auch um aktive Sterbehilfe handeln kann, wenn der Sterbeprozeß noch nicht begonnen hat. Im letzten Fall verschwimmt die Abgrenzung von ‚aktiver Sterbehilfe' und ‚Tötung auf Verlangen'.

nigt wird. Bei der *'indirekten Sterbehilfe'* (auch: 'indirekte passive Sterbehilfe') handelt es sich um einen Sonderfall der passiven Sterbehilfe, der immer dann vorliegt, wenn der primäre Zweck des ärztlichen Handelns nicht die Herbeiführung des Todes des behandelten Patienten ist, sondern z. B. die Beseitigung schwerster Schmerzen, dabei aber der Tod des Patienten als *unbeabsichtigte Nebenfolge* in Kauf genommen wird.

Die passive Sterbehilfe wird in der Regel als unter bestimmten Bedingungen moralisch akzeptabel angesehen und ist in Deutschland und vielen anderen Ländern rechtlich zulässig. Unabdingbare Voraussetzung ist, daß der Sterbeprozeß des Patienten bereits eingesetzt hat. Es ist in der Praxis aber schwierig vielleicht unmöglich, den genannten Zeitpunkt festzustellen, zu dem der Sterbeprozeß einsetzt. Auf der Feststellbarkeit dieses Zeitpunktes basiert aber die moralische und rechtliche Bewertung und damit zugleich die praktische Anwendbarkeit des Begriffs der passiven Sterbehilfe: So ist etwa die unterlassene Wiederbelebung nach Einsetzen des Sterbeprozesses ein Fall von straffreier passiver Sterbhilfe, vor Einsetzen des Sterbeprozesses dagegen ein Fall von strafbarer (aktiver) Sterbehilfe.[23] Die Rechtsprechung zur Sterbehilfe macht von der Unterscheidung zwischen ärztlichen Handlungen vor und nach Einsetzen des Sterbeprozesses ausgiebig Gebrauch, obwohl die Schwierigkeit, den Beginn des Sterbeprozesses zu bestimmen, bekannt ist. Aus der Sicht einiger Autoren könnte diese begriffliche Unschärfe sogar ein rechtspolitischer Vorteil sein, läßt sie doch dem behandelnden Arzt im Einzelfall, bzw. dem Richter in der Begutachtung des ärztlichen Handelns einen beträchtlichen Ermessensspielraum offen. Aus Sicht des Ethikers, für den die Bewertung einer Handlung nur so präzise und eindeutig ausfallen kann, wie die dabei verwendete Terminologie, bleibt die Situation aber so lange unbefriedigend, wie der Begriff des 'Sterbeprozesses' nicht geklärt ist. Es ist insofern auch erstaunlich, daß auf die Klärung dieses Begriffs von Medizinern, Juristen und Philosophen sehr wenig Mühe verwandt wird.[24]

Bereits erwähnt wurde der Sonderfall der indirekten Sterbehilfe, die vorliegt, wenn der Tod eines Patienten die unbeabsichtigte Folge ärztlichen Handelns ist. Hinter der Unterscheidung von beabsichtigter Folge einer Handlung und unbeabsichtigter Nebenwirkung steht das *Prinzip der Doppelwirkung*, das auf Thomas von Aquin zurückgeht. Als Antwort auf die Frage, ob es moralisch erlaubt ist, einen Angreifer in Notwehr zu töten, antwortet Thomas:

„Nichts hindert, daß es von einem Wirkgeschehen zwei Wirkungen gibt, wovon bloß die eine in der Absicht lag, die andere aber unbeabsichtigt eintritt. Die sittlichen Handlungen erhalten nun aber ihre Artung nach dem, was beabsichtigt wird, nicht von dem, was außer Absicht ist, da es beischaftlich ist."[25]

---

[23] Dabei ist natürlich vorausgesetzt, dass der Patient die Reanimation nicht wünscht. Ansonsten hätten wir es in beiden Fällen mit nicht-freiwilliger oder gar unfreiwilliger Sterbehilfe zu tun (s. dazu Abschnitt 3.3).

[24] Dem Herausgeber ist in der Vorbereitung dieses Bandes *kein* Text zu Augen gekommen, der sich ausführlich mit der Klärung des Begriffs 'Sterbeprozeß' auseinandersetzt.

[25] Thomas von Aquin, *Summe der Theologie*, II-II, 64. Untersuchung, Artikel 7

Die moralische an sich verwerfliche Nebenwirkung einer Handlung – hier die Tötung des Angreifers – ist laut Thomas dann moralisch akzeptabel, wenn die Hauptwirkung – die Abwehr eines Angriffes – moralisch erlaubt ist, die Nebenfolge nicht beabsichtigt war und die Hauptwirkung die Nebenwirkung hinsichtlich der Abwägung von Wohl und Übel mehr als aufwiegt.

Überträgt man diesen Gedanken auf den Fall der indirekten Sterbehilfe heißt dies, daß der Arzt, dessen Absicht es ist, die Schmerzen eines sterbenden Patienten zu lindern, obwohl er weiß, daß die Gabe des Medikamentes den Tod des Patienten herbeiführen wird, moralisch gerechtfertig handelt. Ohne hier auf die komplexe Aufgabe einzugehen, Haupt- und Nebenwirkung hinsichtlich ihrer moralischen Wertigkeit aufzuwiegen, wie Thomas es verlangt, soll ein für die Rechtspraxis noch schwerwiegenderes Problem angesprochen werden. Entscheidend dafür, ob ein Arzt, dessen Handlung zum Tode eines sterbenden und sterbewilligen Patienten geführt hat, strafrechtlich belangt wird, ist die primäre *Absicht* des Arztes. Hatte er die Absicht, Schmerzen zu lindern, so ist seine Handlung als indirekte Sterbehilfe anzusehen und damit rechtskonform. Ist seine primäre Absicht, den sterbewilligen Patienten zu töten, so muß er strafrechtlich wegen Tötung auf Verlangen belangt werden.

Auch wenn die Unterscheidung zwischen absichtlicher Herbeiführung des Todes und Inkaufnahme des Todes als Nebenfolge der Schmerzlinderung theoretisch plausibel gemacht werden kann, so wirft sie doch kaum zu überwindende Probleme in der Praxis der Rechtssprechung auf: Es ist schon schwierig genug, festzustellen, welche Absicht ein Beklagter in einer bestimmten zeitlich zurückliegenden Situation gehabt hat. Hat ein Akteur aber nun gar mehrere Absichten gehabt, die seine Handlungen (mit-)bestimmt haben, dürfte es für den Richter fast unmöglich sein, herauszufinden welches die primäre oder Haupt-Absicht und welches die Neben-Absichten des Akteurs gewesen sind. Dies würde aber bedeuten, daß es vor Gericht nur darauf ankommt, wie der Arzt seine Sterbehilfe-Handlung darstellt. So kommt Herzberg zu dem für die Rechtslage wenig schmeichelhaften Schluß:

„Der drückebergerische Zug solcher Lösungen ist deutlich. Sie verweisen auf den Weg der Überdosierung und einer späteren Einlassung, die in puncto 'Absicht' dem Richter genau das sagt, was er hören möchte und gottlob nicht nachprüfen kann. Recht und Unrecht werden nicht mehr objektiv gemessen, sondern davon abhängig, ob es dem Täter gelingt, den vom Kranken verlangten und von allen Anteilnehmenden herbeigesehnten Tod in *seinem* Herzen *nicht* anzustreben."[26]

Zweifel an der Praktikabilität der Unterscheidung von aktiver, passiver und indirekter Sterbehilfe sind also berechtigt. Aus rein praktischen Gründen kann diese Einteilung aber erst dann aufgegeben werden, wenn eine geeignetere Klassifikation vorliegt – und darauf ist nicht zu hoffen. Auf absehbare Zeit wird man sich daher mit dieser unsauberen Begrifflichkeit einrichten müssen. Aller-

---

[26] R. Herzberg, *Der Fall Hackentahl*, 1640. Siehe dazu auch R. Merkel, *Teilnahme am Suizid*, 94 f.

dings bleibt als Ergebnis dieser Überlegungen doch festzuhalten, daß die auf den ersten Blick klare moralische Verurteilung der aktiven Sterbehilfe bei näherer Betrachtung alles andere als eindeutig ist. Auch die zuweilen als pragmatische Befriedungsformel verwendete Rede von der indirekten Sterbehilfe kaschiert das eigentliche moralisch Problem nur, löst es aber nicht. Und schließlich: selbst wenn sich der Beginn des Sterbeprozesses eindeutig bestimmen ließe, die Trennung von aktiver und passiver Sterbehilfe damit eindeutig wäre, fragt sich, was damit gewonnen wäre. Die eigentlich moralisch relevante Frage, die sich schon im Zusammenhang mit den Überlegungen zur moralischen Bewertung der Selbsttötung stellte, ist: warum ist die Selbsttötung unter bestimmten Bedingungen moralisch akzeptabel und rechtlich zumindest geduldet, die Mithilfe eines Arztes bei der Selbsttötung, also die aktive Sterbehilfe aber moralisch und rechtlich verboten?

2.2 Tun und Unterlassen

Wie im vergangenen Abschnitt erläutert, wird das Einsetzen des Sterbeprozesses als wichtiges Kriterium für die moralische Bewertung von Sterbehilfehandlungen angesehen. Moralisch akzeptabel sind nach Meinung vieler Autoren nur solche ärztlichen Handlungen, die nach Einsetzen des Sterbeprozesses erfolgen. Darüber hinaus wird von Gegnern der aktiven Sterbehilfe häufig auch die Unterscheidung von *Tun* und *Unterlassen* herangezogen.[27] Moralisch verwerflich sind nach dieser Auffassung Sterbehilfehandlungen immer dann, wenn sie auf einem 'Tun' des Arztes beruhen. Lediglich das Geschehenlassen, das heißt die Unterlassung lebensverlängernder Handlungen, kann moralisch akzeptabel sein. Demnach würde sich ein Arzt auch dann, wenn der Sterbeprozeß bereits eingesetzt hat, moralisch schuldig machen, wenn er nicht lediglich zuläßt, daß der Tod eintritt, sondern diesen Prozeß durch sein Handeln noch beschleunigt.

Die Unterscheidung von Tun und Unterlassen scheint intuitiv plausibel: Wenn eine Person A auf eine zweite Person B schießt, so tut A etwas. Wenn die Person C der angeschossenen Person B nicht zu Hilfe eilt, so unterläßt C etwas. Aus handlungstheoretischer und moralischer Sicht ist diese Unterscheidung jedoch problematisch. Um dieses zu verdeutlichen, sollen die relevanten Unterscheidungen anhand einiger Beispiele verdeutlicht werden:

1. A wird ein großes Erbe bekommen, wenn seinem Verwandten B etwas zustößt. Als B ein Bad nimmt, ergreift A die Gelegenheit und ertränkt ihn.

---

[27] Dieser Abschnitt orientiert sich an der Darstellung von F. Ricken, *Handeln und Unterlassen*. Für eine ausführliche Untersuchung siehe D. Birnbacher, *Tun und Unterlassen*, Kapitel 10. Weitere Literatur zur Unterscheidung von Tun und Unterlassen im Rahmen der Sterbehilfe findet sich in H. Kuhse/P. Singer, *Bioethics*, Teil IV sowie B. Steinbock & A. Norcross, *Killing and letting die*.

Eine Einführung in die Diskussion 19

2. A steht im selben Verhältnis zu B wie in (1). A kommt ins Bad und sieht wie B ausrutscht und bewußtlos kopfüber ins Bad fällt. A kommt dem B nicht zu Hilfe. B ertrinkt.[28]

Zwar unterläßt A es – im Sinne einer fehlenden Körperbewegung – in Beispiel (2) dem B zu Hilfe zu kommen, während A in Beispiel (1) aktiv Körperbewegungen durchführt. Doch wird man die Handlungen von A sowohl in (1) als auch in (2) so deuten, daß A seiner moralischen Verpflichtung nicht nachgekommen ist – in (1) der Pflicht, nicht zu töten und in (2) der Pflicht, zu helfen. Die körperliche Tätigkeit oder Untätigkeit allein, so zeigen diese beiden Beispiele, ist also nicht ausreichend, um Handlungen moralisch zu bewerten.

1. Es können mehrere Patienten P_1-P_N gerettet werden, die ansonsten mit Sicherheit sterben würden, wenn wir einen weiteren Patienten P_M töten, um z. B. seine Organe zu entnehmen.

2. Mit der vorhandenen Menge eines Medikamentes können wir entweder einen Patienten P_1 retten, oder aber fünf andere Patienten P_2-P_6, die nur ein fünftel der Menge des Medikamentes benötigen wie P_1.[29]

In den Beispielen (3) und (4) liegt ein Konflikt zwischen moralischen Verpflichtungen vor. In (3) zwischen der Pflicht, den Patienten P_1-P_N zu helfen, und der Pflicht den Patienten P_M nicht zu töten. In (4) besteht der Konflikt zwischen der Pflicht den Patienten P_2-P_6 zu helfen und der Pflicht dem Patienten P_1 zu helfen. In der Regel wird man das Beispiel (3) so bewerten, daß die Pflicht, nicht zu töten, höher zu bewerten ist, als die Pflicht zu helfen, so daß man im Ergebnis den Patienten P_M nicht töten darf, das heißt die Tötung unterlassen wird. In Beispiel (4) geht es nicht um unterschiedliche Pflichten, sondern um eine Pflicht – die Pflicht zu helfen. Zunächst scheint die Bewertung einfach, da es doch – unter sonst gleichen Bedingungen – intuitiv moralischer erscheint, fünf Menschen zu retten, anstatt nur einen, dessen Rettung folgerichtig unterlassen wird. Problematisch kann aber sein, wenn dieser eine Patient ein besonderer Patient ist: Man stelle sich etwa vor, es handele sich um den Bundeskanzler und seine fünf Leibwächter, die allesamt bei einem Attentat schwer verletzt worden sind.

Um eine Bewertung ärztlicher Handlungen im Hinblick auf Tun und Unterlassen zu ermöglichen, wird es demnach nötig sein, eine Kasuistik zu entwickeln, die es erlaubt die verschiedenen Rechte des Patienten – zuvorderst das Recht auf Selbstbestimmung – und die Pflichten des Arztes – das Hilfegebot, das Gebot, nicht zu schaden, etc. – gegeneinander abzuwägen. In diesem Sinne, könnte man dann durchaus argumentieren, daß eine moralisch verbotene Unterlassung vor-

---

[28] Beide Beispiele stammen von Rachels, *Active and passive euthanasia*.
[29] Die Beispiele (3) und (4) stammen von Foot, *The problem of abortion and the doctrine of the double effect*.

liegt, wenn ein Arzt es unterlassen hat, das Selbstbestimmungsrecht des Patienten zu respektieren, indem er Wiederbelebungsmaßnahmen durchgeführt hat.[30]

Aus diesen Überlegungen folgt, daß auch die anfänglich so plausible Einteilung von Sterbehilfe-Handlungen in moralisch akzeptable Unterlassungen und moralisch verwerfliches Tun einer näheren Prüfung nicht standhält. Vor allem läßt sich mit Hilfe der Differenzierung von Tun und Unterlassen kein unbedingtes Verbot der aktiven Sterbehilfe rechtfertigen.

2.3 Freiwillige, nicht-freiwillige und unfreiwillige Sterbehilfe

Bislang ist lediglich über Fälle von Sterbehilfe gesprochen worden, in denen ein Individuum den Wunsch hat, zu sterben, diesen Wunsch aber nicht selbst in die Tat umsetzten kann und daher Dritte um Hilfe bittet. Dieser Fall wird als '*freiwillige Sterbehilfe*' bezeichnet. Einige Autoren rechnen zur freiwilligen Euthanasie auch solche Fälle, in denen der Patient zum Zeitpunkt der Sterbehilfe zwar nicht mehr einwilligungsfähig ist, aber zu einem früheren Zeitpunkt unmißverständlich klar gemacht hat, daß er in der nun eingetretenen Situation Sterbehilfe wünscht. Diese Interpretation von 'freiwilliger' Sterbehilfe ist allerdings umstritten.[31]

Davon abzugrenzen sind Fälle der sogenannten '*nicht-freiwilligen Sterbehilfe*', in denen der Patient sein Einverständnis nicht geben kann und auch zu einem früheren Zeitpunkt nicht gegeben hat. In diese Gruppe fallen etwa schwerstgeschädigte Neugeborene oder durch Unfall oder Krankheit dauerhaft nicht einwilligungsfähig gewordenen Patienten. Um '*unfreiwillige Sterbehilfe*' handelt es sich, wenn Sterbehilfe geleistet wird, obwohl der einwilligungsfähige Patient nicht um sein Einverständnis gefragt worden ist, bzw. die Sterbehilfe ausgeführt worden ist, oder obwohl er sein Einverständnis verweigert hat.

Im Fall der unfreiwilligen Sterbehilfe bereitet die moralische Bewertung keine Probleme. Hier handelt es sich *nicht* um eine selbstbestimmte Entscheidung des Patienten, so daß sein moralisch fundamentales und verfassungsrechtlich abgesichertes Recht auf Selbstbestimmung massiv verletzt ist.[32] Aus moralischer Sicht komplizierter ist die Unterscheidung von '*freiwilliger*' und '*nicht-freiwilliger*' Sterbehilfe. So gilt etwa das niederländische „Gesetz über die Kontrolle der Lebensbeendigung auf Verlangen und der Hilfe bei der Selbsttötung" nur für Patienten, die dieses 'Verlangen' auch (mündlich oder schriftlich) äußern können. Gefordert wird also der Nachweis einer selbstbestimmten Handlung. Die

---

[30] In diesem Fall wird besonders deutlich, dass die enge Bindung der Begriffe von ‚Tun' und ‚Unterlassen' an das Vorliegen von Körperbewegungen für die moralische Bewertung der Sterbehilfe zu kurz greift.

[31] Die Bindungskraft von sogenannten Patientenverfügungen für Entscheidungen zur Sterbehilfe sind insbesondere in der Rechtsprechung stark umstritten (siehe dazu auch den Bericht der Bioethik-Kommission des Landes Rheinland-Pfalz, *Sterbehilfe und Sterbebegleitung* im Anhang zu diesem Buch sowie H.-M. Sass/R. Kielstein, *Patientenverfügungen und Betreuungsvollmacht*, M. Strätling et al., *Passive und indirekte Sterbehilfe*).

[32] Zu den historischen Hintergründen der unfreiwilligen Sterbehilfe siehe U. Baumann, *Vom Recht auf den eigenen Tod*, Kapitel 5, A. Frewer/C. Eickhoff, *‚Euthanasie' und die aktuelle Sterbehilfe-Debatte*.

niederländische Regelung gilt nicht für solche Patienten, die ihren Willen nicht äußern können oder auch früher nicht geäußert haben.[33] Macht man die Selbstbestimmtheit der Patientenentscheidung zum leitenden moralischen Kriterium bedeutet dies, daß Formen der freiwilligen Sterbehilfe moralisch akzeptabel sein können. Moralisch problematischer und durchaus häufig sind aber die Fälle, in denen ein Patient sich nicht mehr selbstbestimmt entscheiden kann und auch früher keine klaren Angaben bezüglich seiner Therapie-Wünsche gemacht hat. Hier muß unter Verweis auf den 'mutmaßlichen Willen' des Patienten eine Entscheidung herbeigeführt werden.[34] Ohne dies hier näher diskutieren zu können, scheint es plausibel anzunehmen, daß Fälle von nicht-freiwilliger, *passiver* Sterbehilfe moralisch akzeptabel sein können, Fälle von nicht-freiwilliger, *aktiver* Sterbehilfe dagegen nicht.

2.4 Gesellschaftliche Folgen

Abschließend soll auf einen Typ von Argumenten hingewiesen werden, der von denjenigen vorgebracht wird, die zwar anerkennen, daß die aktive Sterbehilfe in bestimmten Fällen moralisch akzeptabel sein kann, aber befürchten, daß die Mißbrauchsgefahr so hoch ist, daß man generell von der Legalisierung der aktiven Sterbehilfe und sei es auch nur in Einzelfällen absehen sollte. Solche Argumente, die gewöhnlich als Schiefe-Ebene- oder Dammbruch-Argumente bezeichnet werden, beruhen zum einen auf empirischen Vermutungen darüber, wie eine Gesellschaft zukünftig mit der Sterbehilfe umgehen wird.[35] Darüber hinaus ist diesen Argumenten – meist implizit – die Annahme eingebaut, daß negative Folgen des Einsatzes dieser Technik auf jeden Fall eintreten würden und auch durch Gesetze nicht verhindert werden könnten.

In der Sterbehilfe-Debatte wird die Prognose, daß die Einführung der aktiven Sterbehilfe zwangsläufig zu Mißbrauch führen werde, häufig auf die historischen Erfahrungen aus der Nazi-Zeit gestützt:

„Die Missbräuche der Nazis spielen bei der Entscheidungsfindung nur insoweit eine – allerdings nicht unwesentliche – Rolle, als sie unseren Sinn dafür geschärft haben, welche negativen Folgen eine Aufweichung des unbedingten Lebensschutzes haben kann."[36]

Die Übertragung historischer Erfahrungen mit der Euthanasie auf die aktuelle Zeit ist zwar weithin üblich und psychologisch nachvollziehbar, erscheint aus fach-historischen Überlegungen aber verfehlt:

„Die Erfahrung des Ersten Weltkrieges und die Krisen der Weimarer Republik haben eine mentale Brutalisierung der Gesellschaft befördert. ... Eine durch

---

[33] Für eine ausführliche Darstellung des niederländischen Gesetzes siehe den Artikel von J. Lunshof in diesem Band sowie K. Kohrrami, *Die „Euthanasie-Gesetze" im Vergleich*.
[34] Siehe dazu These 8 im Bericht der Bioethik-Kommission des Landes Rheinland-Pfalz, *Sterbehilfe und Sterbebegleitung* im Anhang.
[35] Zur Einführung: B. Guckes, *Das Argument der schiefen Ebene* und G. Kamp, *Dammbruchargument*.
[36] K. Kutzer, *Die Auseinandersetzung mit der aktiven Sterbehilfe*, 212.

das Kriegserlebnis geprägte geradezu obsessive Identifikation mit existentiellen Extremsituationen verschob die Maßstäbe moralischen Urteilens erheblich.

In Anbetracht dieser Konstellation dürfte es evident sein, daß die aktuellen Initiativen in den USA und einigen Ländern der EU im Zusammenhang mit Sterbehilfe und Euthanasie sinnvollerweise kaum mit denen in der Weimarer Republik vergleichbar sind."[37]

Und, so möchte man hinzufügen, schon gar nicht vergleichbar mit den Zuständen in der Nazi-Zeit.

Abgesehen von diesen Versuchen, aus der Geschichte heraus zwingende Argumente gegen eine Ausweitung der Sterbehilfe-Regelungen zu begründen, ist aber in der Tat zu prüfen, inwieweit eine Ausweitung der Sterbehilfe-Praxis zu Mißbrauch, etwa den gefürchteten „Mitleidtötungen" oder zu einer „Entsolidarisierung", das heißt einer Aufkündigung der Solidarität mit kranken und sterbenden Menschen, führen:

„Ein einklagbares Recht auf aktive Sterbehilfe wäre zwar vermeintlich die ultimative Verwirklichung des Rechts auf Selbstbestimmung, doch von da aus ist der Weg nicht mehr weit in eine Gesellschaft, die den Menschen den Tod nahe legt, wenn sie mit dem Leben nicht mehr zurechtkommen."[38]

Um derartige Entwicklungen zu verhindern oder zumindest frühzeitig erkennen zu können, werden etwa in den Niederlanden die Auswirkungen der Euthanasie-Gesetzgebung kontinuierlich mit den Mitteln der empirischen Sozialwissenschaften evaluiert. Die Interpretation der Ergebnisse derartiger Evaluationen ist umstritten.[39] Zwar ist diese Einführung nicht der geeignete Ort, um auf diese Debatte einzugehen. Zudem gehört die Prüfung und Interpretation von Prognosen auf empirischer Basis nicht zum Kompetenzbereich des Ethikers.[40] Festhalten läßt sich aber, daß eine Ausweitung der Sterbehilfepraxis durch Verfahren eng reguliert und kontrolliert werden muß, um zwar nicht zwingend notwendige aber doch mögliche moralisch unerwünschte Konsequenzen zu vermeiden.[41]

3 Aktive Sterbehilfe und ärztliches Ethos

Neben der Frage, ob Dritte überhaupt im Rahmen aktiver Sterbehilfe den Tod eines Sterbewilligen herbeiführen dürfen, stellt sich auch die Frage, wer dieser Dritte sein soll. Selbst bei Befürwortern der aktiven Sterbehilfe stellt sich Unbehagen ein, wenn selbsternannte "Experten" Sterbewilligen, ohne die Mitwirkung

---

[37] U. Baumann, *Vom Recht auf den eigenen Tod*, 307.
[38] J.-D. Hoppe, *Statement zu den Grundsätzen der Bundesärztekammer zur ärztlichen Sterbebegleitung*.
[39] Kritisch etwa F. Oduncu und W. Eisenmenger, *Geringe Lebensqualität*.
[40] Siehe aber J. Lunshof, *Lebensbeendigung auf Verlangen*, in diesem Band.
[41] Siehe dazu auch die im Anhang abgedruckten Empfehlungen der Bioethik-Kommission des Landes Rheinland-Pfalz in ihrem Bericht *Sterbehilfe und Sterbebegleitung*.

eines Arztes, in den Tod helfen.[42] Dagegen sprich einiges dafür, dem Arzt die Durchführung der Sterbhilfe zu übertragen:

„Erstens kann der Arzt – insbesondere der mit seinem Patienten eng vertraute – am besten überprüfen, ob die Voraussetzungen einer legitimen Sterbehilfe bei dem Patienten vorliegen. Und zweitens kann der Arzt am besten jene Art der Sterbehilfe wählen und in wirksamer Form anwenden, die dem Wunsch des sterbewilligen Patienten im einzelnen entspricht."[43]

Die ärztlichen Standesverbände wehren sich aber – zumindest in Deutschland – vehement gegen das Ansinnen, sich an einer geregelten Einführung der aktiven Sterbehilfe zu beteiligen:

„Jeder Patient muß sich zu jeder Zeit sicher sein, daß Ärztinnen und Ärzte konsequent für das Leben eintreten und weder wegen wirtschaftlicher, politischer noch anderer Gründe das Recht auf Leben zur Disposition stellen. Diese Sicherheit ist nur zu garantieren, wenn Ärztinnen und Ärzte aktive Hilfe zum Sterben ... kategorisch ablehnen."[44]

Dabei ist von den Ärzteverbänden erkannt worden, daß die kritiklose Anwendung der technischen Möglichkeiten der modernen Medizin zur Verlängerung des Sterbeprozesses und damit unter Umständen zur unnötigen Verlängerung der Qualen eines Sterbenden führen kann. Dementsprechend haben die zuständigen ärztlichen Gremien nach und nach an die veränderte Situation angepaßte Leitlinien für das ärztliche Handeln entwickelt: Die Lebensverlängerung ohne Rücksicht auf die Wünsche des Patienten widerspricht demnach auch nach Auffassung der Bundesärztekammer dem ärztlichen Ethos:

„Aufgabe des Arztes ist es unter Beachtung des Selbstbestimmungsrechtes des Patienten Leben zu erhalten. ... Die ärztliche Verpflichtung Lebenserhaltung besteht daher nicht unter allen Umständen."

Dennoch widerspricht, wie es weiter heißt, „die Mitwirkung des Arztes bei der Selbsttötung ... dem ärztlichen Ethos."[45]

Nach dieser Auffassung ist es also selbst dann, wenn die aktive Sterbehilfe aus moralischer Sicht akzeptabel sein sollte, aus ebenfalls moralischen Gründen nicht akzeptabel, daß *ein Arzt* die Sterbehilfe ausführt. Die Begründung hierfür soll im ärztlichen Berufsethos, der ärztlichen Standesmoral liegen.

In diesem Zusammenhang wird häufig auf den hippokratischen Eid verwiesen, der die aktive Sterbehilfe verbietet.[46] Der hippokratische Eid ist aber zum einen nicht identisch mit der heute geltenden Standesmoral, zum anderen ist auch

---

[42] Derzeit gibt es nur in der Schweiz die rechtlich abgesicherte Möglichkeit, ohne ärztliche Begleitung Sterbehilfe zu leisten. Dies soll zu einem regelrechten "Sterbetourismus" geführt haben.
[43] N. Hoerster, *Sterbehilfe im säkularen Staat*, 175. Vergleiche auch H. Ganthaler, *Ärztliche Beihilfe zum Suizid und aktive Sterbehilfe*.
[44] J.-D. Hoppe, *Statement zu den Grundsätzen der Bundesärztekammer zur ärztlichen Sterbebegleitung*.
[45] Bundesärztekammer, *Grundsätze der Bundesärztekammer zur ärztlichen Sterbebegleitung*.
[46] Allerdings verbietet der hippokratische Eid auch die Abtreibung und die Operation etwa von Nieren- und Gallensteinen – Tätigkeiten die heutzutage auch von Ärzten durchgeführt werden.

das ärztliche Ethos kein in alle Ewigkeit fixiertes Set von Handlungsmaximen. Die Standesmoral verändert sich, wenn auch langsam, ganz so wie gesamtgesellschaftliche Moralvorstellungen ebenfalls einen stetigen Wandel unterliegen.[47] Natürlich kann niemand den Arzt zwingen, Sterbehilfe zu leisten. Aus einem möglicherweise moralisch zu rechtfertigenden Recht auf den eigenen Tod, folgt also keineswegs für jemand Drittes, etwa den Arzt, eine Pflicht zur Tötung. Allerdings sollten sich auch die Ärzteverbände verstärkt mit der Frage auseinandersetzen, wie sie dem Wohl des Patienten am besten dienen können.[48] Sicher ist es im Normalfall so, daß ein Patient ein überragendes Interesse an der Erhaltung seines Lebens hat. Für diesen Normfall ist es also durchaus angemessen, wenn die ärztliche Standesmoral die Erhaltung des Lebens als Leitziel ärztlichen Handelns ansieht. Der Sterbende und auch der Schwerstkranke stellen aber keinen Normalfall dar. Es läßt sich durchaus argumentieren, daß in diesen Fällen das Patientenwohl und die Erhaltung des Lebens dieses Patienten einander widersprechen können.

4 Zu diesem Band

In seinem Beitrag „Sterbehilfe – ein philosophischer Beitrag" vertritt *Dieter Birnbacher* die Position, daß die Mehrzahl der gegen die aktive Sterbehilfe vorgebrachten Argumente nur rhetorischer Natur und damit nicht haltbar sind. Allerdings hält Birnbacher das Mißbrauchs- und Verängstigungspotential der aktiven Sterbehilfe für so hoch, daß für ihn nur eine stark beschränkte Zulassung der aktiven Sterbehilfe vertretbar ist. Diese Argumente können aber kein unbedingtes Verbot der aktiven Sterbehilfe begründen, so daß Birnbacher eine versuchsweise Lockerung der Gesetzeslage empfiehlt, die jederzeit Revisionen möglich macht. Zwar sollte das grundsätzliche Verbot der aktiven Sterbehilfe bestehen bleiben. Daneben aber sollte eine Ausnahmeregelung gestellt werden, die schwerste Fälle berücksichtigt, bei denen weder Palliativmedizin noch terminale Sedierung das Leid mindern können.

Ebenso wie Birnbacher beklagt auch *Günther Patzig* die vielfach schlechte Situation vieler Sterbender und fragt: „Ist Lebensverlängerung ein höchstes Gut?". Patzig stellt den Begriff der Lebensqualität in den Mittelpunkt seiner Überlegungen und kommt zu dem Schluß, daß für denjenigen, um dessen Leben es geht, die Lebensqualität unter Umständen so niedrig sein kann, daß die Lebensverlängerung hinter andere Präferenzen zurücktritt. Auf dieser Grundlage

---

[47] Wenn es „das Ethos", daß die aktive Sterbehilfe verbietet, gäbe, würde dies im Übrigen auch bedeuten, daß die niederländischen und belgischen Ärzte, die sich an der aktiven Sterbehilfe beteiligen, massiv im Widerspruch zu diesem Ethos stünden.

[48] In diesem Zusammenhang sind auch juristische Probleme zu bedenken: Selbst wenn Tötung auf Verlangen (§216 StGB) (und damit die aktive Sterbehilfe) straffrei wäre, bliebe bei jetzt schon straffreier Beihilfe zur Selbsttötung noch das Problem der Unterlassenen Hilfeleistung (§330 StGB), da sich der Arzt aufgrund seiner Fähigkeiten in einer sogenannten Garantenstellung befindet (siehe dazu beispielsweise Merkel, *Teilnahme am Suizid. Tötung auf Verlangen. Euthanasie*, 80–100, sowie Anhang I, These 24).

plädiert er für eine Liberalisierung der passiven Sterbehilfe und vom Grundsatz her auch für die aktive Sterbehilfe in extremen Fällen, wobei Mißbrauchsgefahren sorgfältig auszuschließen sind.

Jürgen Mitttelstraß lenkt in seinem Beitrag „Sterben in einer humanen Gesellschaft oder: wem gehört das Sterben?" die Aufmerksamkeit auf die für das Menschsein konstitutive Sterblichkeit: Sterblichkeit ebenso wie das Altern sind nicht bloß bedauerliche Defekte einer ansonsten reibungslos funktionierenden Maschine, sondern bestimmende Elemente des menschlichen Daseins. Eine Apparatemedizin, die auch bei irreparablen Schäden nur auf die Lebenserhaltung abzielt, wird damit unter Umständen nicht nur zu einer Qual für den Patienten, sondern führt zu einem Verlust der Menschlichkeit in der Medizin, indem sie versucht, das Unverfügbare verfügbar zu machen.

Neben den moralischen Problemen der Sterbehilfe sind es vor allem juristische Überlegungen, die die Debatte über die Sterbehilfe bestimmen. So diskutiert *Klaus Kutzer* in seinem Beitrag „Die gegenwärtige Rechtslage der Behandlung Schwertskranker bei irreversiblen Schäden" die rechtlichen Vorgaben sowie die aktuelle Rechtsprechung hierzu. Im Mittelpunkt der Überlegungen steht das grundrechtlich abgesicherte Selbstbestimmungsrecht des Patienten. Eine ärztliche Behandlung ohne Einwilligung des Patienten, auch beim Sterbenden, ist eine Körperverletzung. Kann der Patient selbst seine Einwilligung nicht mehr geben, muß an seiner Stelle ein Betreuer, der Arzt oder ein Vormundschaftsgericht auf der Grundlage des mutmaßlichen Willens des Patienten einwilligen. Eine gesetzliche Regelung zu Patientenverfügungen könnte hier zusätzliche Sicherheit schaffen. Nach der aktuellen Rechtslage ist die passive Sterbehilfe, sowie auch die indirekte Sterbehilfe erlaubt. Die aktive Sterbehilfe ist verboten und sollte dies nach aus Kutzers Sicht auch bleiben, da er befürchtet, daß ansonsten aus Kostengründen Druck auf auf unheilbar Kranke ausgeübt werden könnte.

Friedhelm Hufen unterzieht die Debatte um die Sterbehilfe einer verfassungsrechtlichen Interpretation („In dubio pro dignitate"). Danach ist der Gesetzgeber legitimiert auch das Selbstbestimmungsrecht des Patienten zugunsten eines allgemeinen Lebensschutzes einzugrenzen und die aktive Sterbehilfe zu untersagen. Er ist dazu nach Hufens Auffassung aber nicht gezwungen. Dem Gesetzgeber kommt beim Schutz des Lebens ein weiter Beurteilungsspielraum zu, so daß er die Strafbarkeit der aktiven Sterbehilfe für strikt eingegrenzten Fälle aufheben könnte – etwa wenn ein Todkranker bei vollem Bewußtsein Sterbehilfe verlangt. Befürchtungen vor einem Dammbruch ebenso wie historische Belastungen sollten, so Hufen, zwar ernst genommen werden, aber letztlich nicht zu Lasten des konkreten Patienten überbewertet werden.

In ihrem Beitrag stellt *Jeantine Lunshof* die „Lebensbeendigung auf Verlangen – Praxis, Hintergründe und Perspektiven in den Niederlanden" vor. Charakteristisch für das System der Niederlande ist die traditionell starke Rolle des Hausarztes. Sie ermöglicht ein persönliches Vertrauensverhältnis zwischen Hausarzt und Patient, daß Voraussetzung für die in den Niederlanden geforderte Überprüfung bestimmter Sorgfaltskriterien ist, ohne die dort keine Sterbehilfe ausgeführt werden darf. Ergänzt wird diese Regelung durch verschiedene Kontroll- und Begutachtungsverfahren, die einen Mißbrauch der Sterbehilfe verhindern beziehungsweise aufdecken sollen.

Nachdem auch in Belgien die aktive Sterbehilfe legalisiert worden ist, stellt *Hans-Ludwig Schreiber* sich die Frage, inwieweit in Deutschland eine Neuregelung notwendig ist („Die Neuregelung der Sterbehilfe in den Niederlanden und Belgien – Vorbild für die Bundesrepublik?"). Die Analyse ergibt, daß sich die rechtliche Situation in Deutschland im wesentlichen nur in Bezug auf die aktive Sterbehilfe unterscheidet. Allerdings gibt Schreiber zu bedenken, daß auch in Deutschland die indirekte Sterbehilfe, die sich nur durch die mit der ärztlichen Maßnahme primär verbundenen Absicht von der aktiven Sterbehilfe unterscheidet, unter gewissen Umständen erlaubt ist. Der Autor hält daher die teilweise von ärztlicher und kirchlicher Seite geäußerte Kritik an den Nachbarländern für wenig verständlich. Allerdings weist auch Schreiber auf Mängel des niederländischen Systems hin, die zu Mißbrauch führen könnten.

Das abschließende Kapitel von Dietrich Kettler beschäftigt sich mit der Frage, ob die Palliativmedizin eine geeignete Alternative zur aktiven Sterbehilfe ist („Palliativmedizin – eine Alternative zur Legalisierung der aktiven Sterbehilfe"). Der Wunsch nach Sterbehilfe ist zumeist begründet in der Angst vor einem schmerz- und leidvollen Tod. Dieser gerechtfertigte Wunsch wird in unserem Gesundheitswesen häufig aber nicht berücksichtigt, da die Medizin hauptsächlich auf Heilung ausgerichtet ist, Sterben und Tod eines Patienten dagegen häufig lediglich als Versagen, als Niederlage des behandelnden Arztes angesehen werde. Kettler spricht sich in diesem Zusammenhang für eine Palliativmedizin aus, die am Lebensende die Beherrschung von Schmerzen und anderen Beschwerden in den Mittelpunkt des ärztlichen Handelns stellt und damit die Sterbehilfe weitgehend überflüssig machen könne.

Im Anhang dieses Bandes wird der Bericht „Sterbehilfe und Sterbebegleitung" der Bioethik-Kommission des Landes Rheinland-Pfalz vom April 2004 dokumentiert. Der umfangreiche Bericht stellt das erste Gutachten einer auf politischen Auftrag arbeitenden Kommission in Deutschland dar, das sich für eine Liberalisierung der Sterbehilfe-Regelungen in Deutschland ausspricht. Er enthält darüber hinaus relevante Gesetzestexte und andere Materialien, die dem Leser hilfreich sein können. Des weiteren wurden in den Anhang die „Grundsätze der Bundesärztekammer zur ärztlichen Sterbegleitung" vom Mai 2004 aufgenommen, die die aktuelle Position der ärztlichen Standesorganisation dokumentieren.

Literatur

Baumann, Ursula: *Vom Recht auf den eigenen Tod. Die Geschichte des Suizids vom 18. bis zum 20. Jahrhundert*, Weimar 2001.

Bernstein, Ossip: *Die Bestrafung des Selbstmordes und ihr Ende*, Strafrechtliche Abhandlungen, Heft 78 (1907), 1–60.

Birnbacher, Dieter: *Tun und Unterlassen*, Stuttgart 1995.

Birnbacher, Dieter: *Bioethik als Tabu? Toleranz und ihre Grenzen*, Münster 2000.

Bundesärztekammer: *Grundsätze der Bundesärztekammer zur ärztlichen Sterbegleitung*, Deutsches Ärzteblatt 2004, Heft 19.

Daube, David: *The Linguistics of Suicide*. Philosophy & Public Affairs, 1972, Vol. 1, Number 4, S. 387–437.

Deutsch, Erwin/ Spickhoff, Andreas: *Medizinrecht*, Berlin 2003

EKD/DBK: *Gott ist ein Freund des Lebens. Herausforderungen und Aufgaben beim Schutz des Lebens. Gemeinsame Erklärung des Rates der Evangelischen Kirchen in Deutschland und der Deutschen Bischofskonferenz*, Trier 1989.

Erklärung der römischen Glaubenskongregation zur Euthanasie (1980) In: Herder Korrespondenz 34, 451–454.

Foot, Philippa: *The problem of abortion and the doctrine of the double effect*. Oxford Review, (1967) 5:5–15. Wiederabgedruckt in Steinbock, B, Norcross A (^{2}1995) *Killing and Letting Die*. Fordham University Press, New York, 266–279.

Frewer, Andreas/Eickhoff, Clemens: ‚Euthanasie' und die aktuelle Sterbehilfe-Debatte. Die historischen Hintergründe medizinischer Ethik, Frankfurt 2000.

Ganthaler Heinrich: *Ärztliche Beihilfe zum Suizid und aktive Sterbehilfe*. In: Ganthaler H, Neumaier O (Hrsg.) Anfang und Ende des Lebens. Beiträger zur Medizinischen Ethik. Sankt Augustin 1997, 187–218.

— *Stig Kangers Analyse der Menschenrechte. Teil II Das Recht auf Leben. Heft 28 der Forschungsberichte und Mitteilungen des Instituts für Angewandte Ethik der Universität Salzburg*, Salzburg, 2002.

Guckes, Barbara: *Das Argument der schiefen Ebene. Schwangerschaftsabbruch, die Tötung Neugeborener und Sterbehilfe in der medizinethischen Diskussion*. Stuttgart 1997.

Harris, John: *Life and Death*. In: Routledge Encyclopedia of Philosophy, London 1998, Band 5, 625–630.

Hegselmann Rainer/Merkel Reinhard (Hrsg.): *Zur Debatte über Euthanasie*, Suhrkamp, Frankfurt a. M. 1991.

Herzberg, Rolf: *Der Fall Hackentahl: Strafbare Tötung auf Verlangen?* Neue Juristische Wochenschrift 1986, S. 1635 ff.

Hoerster, Norbert: *Sterbehilfe im säkularen Staat*, Frankfurt a. M. 1998.

Hoppe, Jörg-Dietrich: *Statement des Präsidenten der Bundesärztekammer zu den Grundsätzen der Bundesärztekammer zur ärztlichen Sterbebegleitung*, Berlin 2004.

Kamlah, Wilhelm: *Meditation Mortis*, Stuttgart 1976.

Kamp, Georg: *Dammbruchargument*. In Korff, Wilhelm/Beck, Lutwin/Mikat, Paul (Hrsg.) *Lexikon der Bioethik*, Gütersloh 1998, Bd. 1, 453–455.

Kohrrami, Katharina: *Die „Euthanasie-Gesetze" im Vergleich. Eine Darstellung der aktuellen Rechtslage in den Neiderlanden und in Belgien.* Medizinrecht 2003, Heft 1, 19–25.

Korff, Wilhelm/Beck, Lutwin/Mikat, Paul (Hrsg.): *Lexikon der Bioethik*, Gütersloh 1998.

Kuhse, Helga *The-Sanctity-of-Life-Doctrine in Medicine – A Crititque*, Oxford 1987. Deutsch: *Die „Heiligkeit des Lebens" in der Medizin: eine philosophische Kritik*, Erlangen 1994.

Kuhse, Helga: *Euthanasia.* In: Singer, Peter (Hrsg.) A Companion to Ethics. Oxford 1993. S.294–302.

Kuhse Helga/Singer Peter: *Should the baby live? The Problem of handicapped infants*, Oxford 1985. Deutsch: Muß dieses Kind am Leben bleiben? Das Problem schwerstgeschädigter Neugeborener, Erlangen 1993.

Kuhse, Helga/Singer, Peter (Hrsg.): *Bioethics. An Anthology*, Oxford 1999.

Kutzer, Klaus: *Die Auseinandersetzung mit der aktiven Sterbehilfe. Ein spezifisches Problem der Deutschen?* Zeitschrift für Rechtspolitik. 2003 Heft 6, 209–212.

Lanzerath, Dirk: *Lebensqualität.* In Korff, Wilhelm/Beck, Lutwin/ Mikat, Paul (Hrsg.) *Lexikon der Bioethik*, Gütersloh 1998, Bd. 2, 563–569.

Merkel, Reinhard: *Teilnahme am Suizid. Tötung auf Verlangen. Euthanasie. Fragen an die Strafrechtsdogmatik.* In Hegselmann Rainer/Merkel Reinhard: *Zur Debatte über Euthanasie*, Frankfurt 1991, 71–127.

Merkel, Reinhard: *Früheuthanasie*, Baden-Baden 2001.

Oduncu, Fuat/Eisenmenger, Wolfgang: *Geringe Lebensqualität. Die finstere Praxis der Sterbehilfe in Hollang – bis hin zum Mord.* Süddeutsche Zeitung 17.07.2003.

Rachels, James: *Active and passive euthanasia.* The New England Journal of Medicine (1975) 292, 78–80. Deutsch in: Sass, Hans-Martun (Hrsg): Medizin und Ethik. Stuttgart 1989, 254–264.

Ricken, Frido *Handeln und Unterlassen.* In Korff, Wilhelm/Beck, Lutwin/Mikat, Paul (Hrsg.) *Lexikon der Bioethik*, Gütersloh 1998, Bd.3, 451–454.

Schuster, Josef (1998) *Sterbehilfe, Ethisch* in Korff, Wilhelm, Beck, Lutwin, Mikat, Paul (1998) (Hrsg.) *Lexikon der Bioethik*, Bd.3, S.451–454.

Siep, Ludwig/ Quante, Michael: *Ist die aktive Herbeiführung des Todes im Bereich medizinischen Handelns philosophisch zu rechtfertigen?* In: Holderegger, Adrian (Hrsg.): Das medizinisch assistierte Sterben. Zur Sterbehilfe aus medizinischer, ethischer, juristischer und theologischer Sicht. Freiburg 1999, 37–55.

Steinbock, Bonnie/Norcross Alastair: *Killing and Letting Die*, New York [2]1995.

Strätling, Meinolfus et al.: *Passive und indirekte Sterbehilfe. Eine praxisorientierte Analyse des Regelungsbedarfs gesetzlicher Rahmenbedingungen in Deutschland.* Akademie für Ethik in der Medizin e.V., Göttingen 2003.

Thomas von Aquin: *Summe der Theologie*, Stuttgart 1985.
Wolfslast, Gabriele/Conrads, Christoph: *Textsammlung Sterbehilfe*, Heidelberg 2001.

Dieter Birnbacher

Sterbehilfe – eine philosophische Sicht

1 Realprobleme und philosophische Probleme

Ein vielzitierter Satz aus Wittgensteins *Philosophischen Untersuchungen* (§ 123) lautet: „Ein philosophisches Problem hat die Form: ‚Ich kenne mich nicht aus.'" Danach sind philosophische Probleme gedankliche Knoten, die es zu entwirren gilt. Ein philosophisches Problem zu lösen heißt, Klarheit zu gewinnen, wo vorher Unklarheit war – wobei die gewonnene Klarheit gelegentlich auch darin bestehen kann, zu erkennen, dass ein Problem – jetzt oder auf Dauer – unlösbar ist.

Wirft die Sterbehilfe philosophische Probleme in diesen Sinne auf? Ich meine ja. Zahlreiche ethische Fragen im Zusammenhang mit der Sterbehilfe sind nicht nur in Hinsicht auf die Praxis bisher nicht hinreichend gelöst, zahlreiche Fragen sind auch noch nicht hinreichend *verstanden*, um sie einer in der Praxis befriedigenden Lösung zuzuführen. Aus demselben Grund ist die Diskussion um die Sterbehilfe eine Herausforderung nicht nur für den (in die Praxis wirkenden) *Moralisten*, sondern auch für den (akademisch tätigen) *Ethiker*. Es geht nicht nur darum, vernünftige Regeln für die Praxis zu finden, es geht auch darum, Klarheit über die dabei zu berücksichtigenden Gesichtspunkte zu gewinnen und die unterschiedlichen Argumentationsstränge zu trennen und jeweils auf ihre Überzeugungskraft zu prüfen.

Das heißt nicht, dass der Ethiker, der mit seinen Mitteln zu dieser Klarheit beizutragen sucht, ausschließlich von theoretischer Neugier oder aufklärerischem Pathos getrieben ist. Auch für ihn ist die Sterbehilfe nur deswegen ein philosophisches Problem, weil es zugleich ein Realproblem ist. Nach wie vor ist die reale Situation der Sterbenden in Deutschland unbefriedigend. Obwohl Fragen des würdigen Sterbens und der Sterbehilfe in unserem Land seit längerem kein Tabu mehr sind, hat sich an der nach wie vor beklagenswerten Situation Sterbender nur wenig geändert:

1. Der Wunsch der meisten Menschen, zu Hause und in ihrer vertrauten Umgebung zu sterben, bleibt immer öfter unerfüllt. Immer mehr Bundesbürger, inzwischen etwa drei Viertel, sterben im Krankenhaus, u. a. weil sie im eigenen Haushalt nicht angemessen versorgt werden können. Erschwerend kommt hinzu, dass ein wachsender Anteil von Sterbenden ohne Angehörige ist oder die Angehörigen nicht in der Nähe leben.

2. Anders als etwa in England sind Hospize und ambulante Hospizdienste in Deutschland nicht vollständig in das Gesundheitssystem integriert und sind durch den Leistungskatalog der Krankenkassen nur teilweise abgedeckt.

3. Die Schmerzbehandlung in der Endphase von Krebserkrankungen ist nach wie vor unzureichend. Nach Expertenschätzungen erhält ein großer Teil der deutschen Krebspatienten im Endstadium keine ausreichende Schmerzbehandlung. Noch immer gehört die Bundesrepublik bei der Verordnung von morphinhaltigen Schmerzmitteln im Vergleich mit anderen europäischen Ländern zu den Schlusslichtern. Schuld daran sind u. a. Bequemlichkeit und sachlich verfehlte Ängste vor Suchtgefahren.

4. Ein Teil der Krebspatienten (nach Einschätzung des niederländischen Anästhesisten Admiraal 5%) sind auch mit einer optimalen Schmerzbehandlung nicht schmerzfrei zu halten.

5. Auch eine optimale Schmerzbehandlung kann die Belastungen nur unwesentlich mildern, die – nach den Erfahrungen in den Niederlanden – die Hauptgründe für das Verlangen nach Sterbehilfe ausmachen: physische Belastungen wie Atemnot, Übelkeit und Unruhe und psychische Belastungen wie der Verlust von Autonomie, Gefühle von Würdelosigkeit und das Empfinden, anderen zur Last zu fallen.

6. Vielfache Unzulänglichkeiten und Befangenheiten verhindern, dass mit den Betroffenen über Sterben und Tod einfühlsam, aber auch offen und realistisch gesprochen wird. Die Kommunikation über Tod und Sterben ist zwischen Ärzten und Patienten, Ärzten und Pflegenden, Patienten und Angehörigen systematisch gestört. Ärzte sind von ihrer Ausbildung und Aufgabe her zuallererst auf das Heilen ausgerichtet und nicht immer fähig oder willens, mit dem Sterbenskranken über sein bevorstehendes Sterben zu sprechen und ihn im Sterben zu begleiten.

Auch die standesethische Debatte leidet unter Kommunikationsstörungen. Bereits der Titel der letzten einschlägigen Richtlinien der Bundesärztekammer: „Grundsätze zur ärztlichen Sterbebegleitung" verweist auf eine – von der öffentlichen Debatte schon längst hinter sich gelassene – Berührungsangst dem Thema gegenüber. Tatsächlich geht es in diesen Richtlinien nur ganz am Rande um *Sterbebegleitung* im Sinne einer psychologisch-seelsorgerischen Hilfe im Sterben. In der Hauptsache geht es um *Sterbehilfe* im Sinne einer medizinischen Hilfe im und zum Sterben.

7. Die Rechtslage zur Sterbehilfe in Deutschland lässt es an der nötigen Rechtssicherheit für Ärzte, Patienten und Angehörige fehlen. Verantwortlich dafür ist vor allem, dass die Rechtslage primär durch die Rechtsprechung statt durch gesetzliche Regelungen definiert und u. a. deshalb für die Praxis nur unzureichend einschätzbar ist. Vielen in der Praxis tätigen

Ärzten ist nicht bekannt, dass der Abbruch einer lebenserhaltenden Behandlung entsprechend dem ausdrücklichen oder mutmaßlichen Willen des Patienten nicht nur rechtlich zulässig, sondern eine Weiterbehandlung gegen den Willen des Patienten rechtlich unzulässig ist und den Tatbestand der Körperverletzung erfüllt.

Ebenso ist vielen in der Praxis tätigen Ärzten nicht bewusst, dass eine einmal aufgenommene lebensverlängernde Behandlung nach denselben rechtlichen und moralischen Kriterien abgebrochen werden kann und muss, nach denen auch eine Behandlung von vornherein nicht aufgenommen werden kann und muss. Zwar ist die Nichtaufnahme einer Behandlung für Ärzte und Pflegekräfte in der Regel leichter zu bewältigen als ein Abbruch einer einmal aufgenommenen Behandlung. Mit der Aufnahme der Behandlung wird eine Rollenbeziehung zum Patienten eingegangen, die bei der Nichtaufnahme einer Behandlung nicht in derselben Weise vorliegt. Aber dieser psychologischen Differenz steht keine entsprechende Differenz auf der normativen Seite gegenüber. Für die Nichtweiterführung einer einmal aufgenommen lebensverlängernden Behandlung ist der Wille des Patienten in genau derselben Weise verbindlich wie für die Nichtaufnahme einer lebensverlängernden Behandlung.

8. Die durch die Rechtsprechung geschaffene Rechtslage ist vor allem hinsichtlich der Sterbehilfe durch Beihilfe zum Patientensuizid unbefriedigend. Im internationalen Vergleich weist das deutsche Strafrecht das Paradox auf, dass es einerseits die Beihilfe zum Suizid selbst in Fällen erlaubt, in denen der Suizid nicht auf eine freie und wohlinformierte Entscheidung des Suizidenten zurückgeht, dass es aber andererseits die Verhinderung des durch den Suizid eingetretenen Todes (d. h. die Wiederbelebung nach eingetretener Bewusstlosigkeit) von allen fordert, die – wie Ärzte und Angehörige – als „Garanten" für den Suizidenten in besonderer Weise verantwortlich sind. Auch wenn die Rechtsprechung mittlerweile dazu übergegangen ist, in Fällen eines „freiverantwortlichen" Suizids die Verpflichtung zum rettenden Eingreifen fallen zu lassen, kann bis heute kein Arzt oder Angehöriger sicher sein, dass er sich durch die Nichtverhinderung eines Suizids nicht strafbar macht. Das liegt u. a. daran, dass sich der Bundesgerichtshof bisher nicht entschließen konnte anzuerkennen, dass ein Patient dadurch, dass er den Suizid freiverantwortlich will, den Arzt oder seine Angehörigen aus ihrer Garantenstellung und Hilfsverpflichtung entlässt. Nur so könnten diese sicher sein, wegen des Verzichts auf lebensrettende Maßnahmen nicht wegen Tötung durch Unterlassen oder unterlassener Hilfeleistung belangt zu werden. Auch die rechtliche Bewertung des Suizids selbst ist weiterhin unklar und moralisch dubios. Während in der Ethik[1] und in der Öffentlichkeit (vgl. etwa die Reaktionen auf den Suizid der Kanzlergat-

---

[1] Vgl. die Beiträge in A. Eser (Hg.), *Suizid und Euthanasie als human- und sozialwissenschaftliches Problem*, und M. P. Battin/ D. J. Mayo *Suicide: the philosophical issues*.

tin Hannelore Kohl) der freiverantwortliche Suizid in Sterbehilfesituationen seit längerem überwiegend als Bestandteil des grundrechtlich verbürgten Freiheitsrechts gilt, hat noch im letzten Jahr der Bundesgerichtshof an seinen Grundsatz aus den 50er Jahren angeknüpft, nach dem „die Rechtsordnung eine Selbsttötung – von äußersten Ausnahmefällen abgesehen – als rechtswidrig" betrachtet.[2] Dies wird mit dem Argument begründet, „das Leben eines Menschen stehe in der Werteordnung des Grundgesetzes – ohne eine zulässige Relativierung – an oberster Stelle der zu schützenden Rechtsgüter". Dieses Argument entspricht weder herrschenden Rechtsanschauungen noch der Verfassungsrealität. In der Wertordnung des Grundgesetzes steht nicht das Leben, sondern die Menschenwürde an der Spitze der geschützten Rechtsgüter. Anders als die Menschenwürde ist das Leben nicht unabwägbar, sondern steht ausdrücklich unter Gesetzesvorbehalt.

2 Der Beitrag der Philosophie: Korrekturen am Schwarz-Weiß-Denken

Die Debatte um die Sterbehilfe verfängt sich immer wieder einem Schwarz-Weiß-Denken, das der Vielschichtigkeit der Sache nicht gerecht wird. Über lange Jahre war die Diskussion in Deutschland beherrscht von dem Gegensatz zwischen *aktiver* und *passiver* Sterbehilfe. Die eine galt als unzulässig, die andere als zulässig – wobei man darüber hinwegsah, dass selbstverständlich auch eine „passive" Sterbehilfe nicht immer und unter allen Bedingungen ethisch unproblematisch ist und dass auch viele Formen von Sterbehilfe, die man für legitim ansah, durchaus nicht nur „passiv" sind, sondern ein positives Tun auf der Seite des Sterbehilfe Leistenden beinhalten. Heute wird die Diskussion beherrscht von dem nicht weniger irreführenden Gegensatz zwischen *Palliativmedizin* und *Sterbehilfe* – so als handele es sich hierbei um sich wechselseitig ausschließende Optionen. Das ist jedoch keineswegs der Fall. Versteht man unter Sterbehilfe jede Form der Leidenslinderung am Lebensende, die das Leben des Leidenden verkürzt oder eine Verkürzung als sichere oder mögliche Folge der Leidenslinderung in Kauf nimmt, dann muss auch die Palliativmedizin in vielen Fällen als eine Form von Sterbehilfe gelten, nämlich immer dann, wenn sie den Verzicht auf anderweitige medizinische Maßnahmen bedeutet, die das Leben des Patienten mit Wahrscheinlichkeit oder Sicherheit verlängern würden. Die Frage ist deshalb nicht: Palliativmedizin oder Sterbehilfe?, sondern: Welche *Form* von Sterbehilfe? Darüber hinaus suggeriert die Alternative „Palliativmedizin oder Sterbehilfe", die Palliativmedizin sei in der Lage, die letzte Lebensphase so annehmbar zu gestalten, dass sich ein Wunsch nach aktiver Sterbehilfe oder Beihilfe zum Suizid durchweg erübrigt. Die Realität zeichnet jedoch ein anderes Bild. Auch die Palliativmedizin sieht sich vor Grenzen gestellt. Einige Krebspatienten sind auch mit einer optimalen Schmerzbehandlung nicht schmerzfrei zu halten. Diese Fälle dürfen aber wegen

---

[2] *Neue Juristische Wochenschrift*, 2001, Heft 24, 1803.

ihrer relativen Seltenheit (in absoluten Zahlen sind es nicht mehr so wenige) nicht einfach unter den Tisch fallen. Hinter diesen Fällen stehen Schicksale, denen sich keiner, was seine eigene Person betrifft, ausgeliefert sehen möchte. Selbst für den Fall eines flächendeckenden Angebots an Palliativmedizin und menschlicher Betreuung in der letzten Lebensphase (von dem wir bedauernswerterweise noch weit entfernt sind) wären nicht alle Probleme der Leidensbegrenzung gelöst.

Falsch ist die polarisierende Entgegensetzung von Palliativmedizin und Sterbehilfe noch in einem anderen Punkt: Sie subsumiert unter das Schlagwort „Sterbehilfe" Wege zu einer Leidensbegrenzung am Lebensende, die sich nicht nur der Sache nach, sondern auch der moralischen und rechtlichen Bewertung nach erheblich unterscheiden. Nicht vernachlässigbar ist etwa die Unterscheidung zwischen aktiver Sterbehilfe und Beihilfe zur Selbsttötung in Sterbehilfefällen. Bei der Beihilfe zur Selbsttötung liegt die Herbeiführung des Todes in den Händen des Sterbewilligen, bei der aktiven Sterbehilfe in den Händen eines anderen. Die Beihilfe zur Selbsttötung verwirklicht lediglich eine Bedingung des Sterbens des Sterbewilligen, der Sterbewillige behält die Tatherrschaft über das Geschehen. Bei der aktiven Sterbehilfe dagegen setzt der andere nicht nur eine Bedingung des Todes, sondern führt diesen selbst herbei. Er setzt eine nicht nur notwendige, sondern zugleich auch hinreichende Bedingung des Todes. Nicht nur für die Ethik, auch für das geltende Strafrecht ist diese Differenz relevant. Solange der Sterbewillige „freiverantwortlich" den Tod wünscht, ist die Beihilfe zur Selbsttötung auch dann straffrei, wenn sie von einem „Garanten" wie dem behandelnden Arzt oder einem Angehörigen geleistet wird, während die aktive Sterbehilfe unter denselben Bedingungen in jedem Fall den Straftatbestand der „Tötung auf Verlangen" verwirklicht.

An demselben undifferenzierten Schwarz-Weiß-Denken scheitern viele Bemühungen, das moralische und rechtliche Verbot der aktiven Sterbehilfe angesichts der niederländischen (und demnächst belgischen) Herausforderung zu behaupten. Die Mehrzahl der Argumente, die in diesem Zusammenhang für die Aufrechterhaltung des Verbots angeführt werden, entbehren so sehr der Überzeugungskraft, dass man sich beinahe schon daran gewöhnt hat, ihnen mehr oder weniger nur rhetorische Bedeutung zuzuschreiben und die entsprechenden Äußerungen mehr als Ausdruck von Herzensüberzeugungen zu verstehen denn als Angebote zu einem rationalen Diskurs. Ich gehe im folgenden einige von diesen Argumenten durch.

1. Nur bei der aktiven Sterbehilfe (im Sinne der aktiven und direkten Tötung auf Verlangen zum Zweck der Leidensminderung) ist der Sterbehilfe Leistende *ursächlich* an der Beschleunigung des Todes des Patienten *beteiligt*. – Dies kann schon deshalb nicht der Fall sein, weil wir andere Formen der Sterbehilfe kennen, bei denen der Arzt aktiv und kausal in das zum Tode führende Geschehen eingreift, etwa die indirekte Sterbehilfe und diejenigen Formen der passiven Sterbehilfe, bei denen der Behandlungsabbruch (wie beim Abstellen eines Beatmungsgeräts) durch ein positives Tun vollzogen wird. Stirbt der Patient infolge dieser Einwirkungen, liegt zumin-

dest eine partielle Kausalität vor. Aber auch bei dem Abbruch einer lebensverlängernden Behandlung durch bloßes Untätigbleiben (wie z. B. dem „Einfrieren" der Beatmung auf einem Wert, von dem man weiß, das er mit dem Überleben des Patienten unvereinbar ist) oder bei der Nichtaufnahme einer lebensverlängernden Behandlung liegt Kausalität vor, wenn auch eine rein negative. Jedes Mal hat das Untätigbleiben des Arztes zur Folge, dass der Patient früher stirbt, als er andernfalls gestorben wäre. Hätte der Arzt eingegriffen, hätte der Patient länger gelebt.

Dem entspricht in weiten Teilen auch die Wahrnehmung der Kausalität durch die Sterbehilfe Leistenden selbst. Für diese ist es zwar im allgemeinen nicht gleichgültig, ob der frühere Tod des Patienten durch ein aktives Eingreifen oder durch ein bloßes Geschehenlassen verursacht ist. Aber zumindest unter zwei Bedingungen wird sich die subjektive Kausalitätswahrnehmung in Fällen eines passiven Geschehenlassens von der in Fällen einer aktiven Einwirkung nicht wesentlich unterscheiden:

a) wenn der Tod des Patienten ohne große zeitliche Verzögerung auf den Behandlungsabbruch folgt, und

b) wenn der Tod nicht durch das Unterlassen der im eigentlichen Sinne medizinischen Maßnahmen, sondern durch des Unterlassen von Maßnahmen der Basisbetreuung wie Ernährung und Hydrierung bewirkt ist.

Im ersten Fall lässt sich die Kausalität schwerer auf das Krankheitsgeschehen oder auf zusätzlich hinzukommende Faktoren „abwälzen" als bei einem verzögerten Todeseintritt. Vielmehr wird bei einem unmittelbaren Eintritt des Todes auch das bloße Unterlassen als ein aktives Bewirken des Todes (als ein „Gott spielen") empfunden. Im zweiten Fall wird die Beurteilung der Kausalität von der „Normalität" der Basisbetreuung abhängig gemacht. Das Unterlassen einer „normalen" Handlungsweise wird eher als kausal für den Tod des Patienten gedeutet als das Unterlassen einer „künstlichen" Maßnahme. Je mehr es sich bei der unterlassenen, zum Tode führenden Maßnahme um keine rein medizinische handelt, desto eher wird dieser und nicht der zugrundeliegenden Erkrankung eine kausale Rolle bei der Herbeiführung des Todes zugeschrieben.

2. Nur wer aktive Sterbehilfe leistet, *verfügt* über fremdes Leben. Eine *Verfügung* über fremdes Leben muss jedoch strikt ausgeschlossen werden. – Bei diesem Argument ist zweierlei klärungsbedürftig:

a) Warum „verfügt" man nur dann über ein Leben, wenn man es aktiv, d. h. durch ein tätiges Einwirken auf den Betroffenen nimmt und nicht durch ein gezieltes Unterlassen in einer Situation, in der man es durch ein aktives Eingreifen verlängern könnte? Viele Autoren, die eine „Verfügung über das Leben eines anderen" ablehnen, haben gegen das gezielte Sterbenlassen eines Schwerkranken nichts einzuwenden, gelegentlich selbst dann nicht, wenn dies ohne einen entsprechenden Wunsch des Kranken geschieht. Aber „verfügbar gemacht" wird ein Leben auch durch ein Unterlassen. Auch derjenige „verfügt" über sein eigenes Leben, der sich einer „passiven" Methode der Selbsttötung bedient, etwa indem er sich zu Tode hungert.

b) „Verfügung" suggeriert ein Herrschaftsverhältnis, bei dem der eine dem anderen den Tod aufdrängt. Aber bei der aktiven Sterbehilfe, die mit diesem Argument getroffen werden soll, geht es nicht um einen aufgenötigten, sondern um einen vom Patienten selbst gewollten Tod.

3. Nur bei der aktiven Sterbehilfe wird die Beschleunigung des Todes des Patienten *beabsichtigt*, während sie bei allen anderen Formen allenfalls *in Kauf genommen* wird. – Der Abbruch einer lebensverlängernden Behandlung gemäß dem geäußerten oder mutmaßlichen Willen des Patienten in einer Sterbehilfesituation, d. h. in einer Situation, in der der Behandlungsabbruch dem Patienten das Sterben erleichtern soll, nimmt den beschleunigten Tod des Patienten nicht nur in Kauf (so wie die indirekte Sterbehilfe den Tod des Patienten in Kauf nimmt), sondern zielt unmittelbar darauf. Selbstverständlich wird dieses Ziel wie bei allen Sterbehilfehandlungen nicht als Selbstzweck angestrebt, sondern als Zwischenziel, das seinerseits der Leidensminderung dient. Aber das ändert nichts daran, dass es angestrebt und als solches gewollt wird. Der besondere moralische und rechtliche Unwertgehalt der aktiven Sterbehilfe kann deshalb nicht darin bestehen, dass nur in diesem Fall der Tod beabsichtigt ist.

4. Ein anderes Argument besagt, dass eine wie immer eingeschränkte *Berechtigung* zur aktiven Sterbehilfe, einmal erteilt, quasi unweigerlich – in einer Art normativen „Dammbruchs" – in eine *Verpflichtung* zur aktiven Sterbehilfe umschlagen würde. Eine Verpflichtung zur aktiven Sterbehilfe widerspräche jedoch unaufgebbaren Grundsätzen der Gewissensfreiheit. – In der Tat hat nicht nur der Patient, sondern auch der Arzt ein Selbstbestimmungsrecht. Wie der Patient kann auch der Arzt weltanschauliche oder moralische Gründe dafür haben, bestimmte Mittel der Leidensbegrenzung wie die aktive Sterbehilfe abzulehnen. Aber auch beim Schwangerschaftsabbruch hat die begrenzte Erlaubnis durch Indikationen- oder Fristenlösung das Recht des Arztes, einen Schwangerschaftsabbruch zu verweigern, nicht in Frage gestellt.

5. Ein weiteres Argument besagt, dass eine Praxis der aktiven Sterbehilfe auf Verlangen das *Vertrauensverhältnis* zwischen Arzt und Patient beeinträchtigen würde. – Auch dies ist nicht plausibel. Eine Ermöglichung aktiver Sterbehilfe würde die Rechte des Patienten nicht beschneiden, sondern erweitern. Für den Patienten wird das Wissen um die Möglichkeit, gegebenenfalls auf aktive Sterbehilfe als *ultima ratio* der Leidensbegrenzung rechnen zu können, in der Regel eher willkommen sein.

Wenn nicht in diesen Argumenten, worin liegen dann aber die moralischen Vorbehalte gegen die aktive Sterbehilfe begründet?

Auch hier muss man differenzieren. Bei den Ärzten scheinen die Vorbehalte im wesentlichen in der Unvereinbarkeit der aktiven Sterbehilfe und der Beihilfe zum Patientensuizid mit dem traditionellen ärztlichen Selbstverständnis begründet zu sein. Diese Vorbehalte laufen allerdings eher auf ein *Motiv* als einen *Grund* hinaus. Denn warum sollte sich das ärztliche Selbstverständnis nicht ändern – hin zu einem Arztbild, nach dem der Arzt nicht nur *Heiler*, sondern wesentlich auch *Helfer* ist, und nach dem nicht in allen Situationen das *Leben*, sondern in bestimmten Situationen die *Lebensqualität* den Vorrang hat? Ich halte es eher für bedauerlich, dass selbst noch die „Grundsätze der Bundesärztekammer zur ärztlichen Sterbebegleitung" von 1998, die dem Selbstbestimmungsrecht des Patienten zum ersten Mal den Respekt zollen, der ihm nach unserer Verfassung gebührt, die Vorbehalte gegen die ärztliche Beihilfe zum Suizid zementieren statt relativieren. Der lapidare Satz der Präambel: „Die Mitwirkung des Arztes bei der Selbsttötung widerspricht dem ärztlichen Ethos" klingt allerdings so, als sollten die fehlenden Gründe durch einen schlichten Machtspruch ersetzt werden.

Die Vorbehalte in der Politik und in Rechtsprechung und Rechtswissenschaft gehen in eine andere Richtung. Hier gilt weniger die aktive Sterbehilfe als solche als problematisch als vielmehr die möglichen Folgelasten, die man sich mit ihr einhandeln könnte. Diese werden insbesondere in den durch eine Legalisierung eröffneten Missbrauchsmöglichkeiten gesehen: das mögliche Ausufern einer einmal etablierten Praxis der aktiven Sterbehilfe in den Bereich der Mitleidstötung, d. h. der Tötung aus Gründen der Leidensminderung ohne ausdrückliches Verlangen des Patienten (auch wenn dieser ein Verlangen äußern könnte) sowie die Insinuation von Todesverlangen bei Patienten, die als Last empfunden werden und die andernfalls ein Todesverlangen nicht äußern würden bzw. bei denen einem Todesverlangen andernfalls nicht nachgekommen würde.

Beide Gefahren bestehen allerdings auch bei der indirekten Sterbehilfe und beim Behandlungsabbruch in Sterbehilfesituationen. Insbesondere wird beim Behandlungsabbruch die Versuchung, den Willen des Patienten zu übergehen oder gar nicht erst zu erfragen, in der Regel größer sein als bei einer aktiven Sterbehilfe, da er sehr viel leichter zum Teil ärztlicher Routine wird und weniger Legitimationsaufwand erfordert. Auch die Gefahr einer Insinuation von Todeswünschen ist bei der passiven Sterbehilfe nicht geringer als bei der aktiven Sterbehilfe. Die entscheidenden Unterschiede – und m. E. auch die ausschlaggebenden Gründe für eine besondere Vorsicht bei der aktiven Sterbehilfe – können deshalb kaum in diesen Gefahren als solchen liegen.

Worin liegen dann die entscheidenden Unterschiede? Ich meine, dass zumindest drei Faktoren von Bedeutung sind:

1. das erhöhte *Ängstigungspotential* einer aktiven Tötung gegenüber einem Sterbenlassen im Falle des Missbrauchs. Tun und Geschehenlassen unterscheiden sich bei Eingriffen in die körperliche Integrität durch ihre unterschiedlichen Nebenwirkungen. Die Aussicht, in einem irreversiblen Leidens-

zustand, auch ohne dass man danach verlangt hat, nicht weiter behandelt zu werden, ist immer noch eher zu ertragen als die Aussicht, in derselben Lage, ohne dass man eingewilligt hat, getötet zu werden. Diese Nebenwirkungen sind auch dann für die moralische und rechtliche Bewertung relevant, wenn man einer konsequentialistischen Ethik folgt und die Unterscheidung zwischen Tun und Unterlassen als solche für normativ irrelevant hält.[3]

2. Die Missbrauchsgefahren könnten weiter gehen als erwartet. Es ist nicht auszuschließen, dass die Zivilisationsdecke dünner ist, als es dem vorherrschenden kulturellen Selbstverständnis entspricht. Dass die menschlichen Tötungswünsche ernst zu nehmen sind, legen z. B. Befragungsergebnisse nahe, die auf eine erschreckend hohe Akzeptanz von Mitleidstötungen und sozialdarwinistischen „Euthanasie"-Aktionen hinweisen.[4] Auch das kleine Risiko eines Einbruchs sollte deshalb zur Vorsicht mahnen. Es ist nicht auszuschließen, dass eine Liberalisierung der aktiven Sterbehilfe die Hemmschwelle gegen die Mitleidstötung senkt und eine ethisch nicht zu rechtfertigende Praxis begünstigt.

3. Nicht unwichtig sind schließlich die *quantitativen* Verhältnisse. Mit einer Zulassung der aktiven Sterbehilfe nehmen die Missbrauchsgefahren, die in gleicher Weise bei der passiven Sterbehilfe bestehen, quantitativ zu. Sie betreffen nicht mehr nur die eng definierten Situationen, für die die passive oder indirekte Sterbehilfe definiert sind, sondern einen sehr viel größeren Kreis von Fällen. Während passive und indirekte Sterbehilfe daran geknüpft sind, dass sich der Tod des Patienten durch Behandlungsabbruch oder palliativmedizinische Eingriffe beschleunigen lässt, würde diese Bedingung bei einer Zulassung der aktiven Sterbehilfe wegfallen. Um für eine aktive Sterbehilfe in Frage zu kommen, bräuchte der „Patient" noch nicht einmal krank, geschweige denn todkrank zu sein. Missbräuche lassen sich auch für die gegenwärtig etablierte Praxis der passiven Sterbehilfe nicht ausschließen. Aber bei einer Praxis der aktiven Sterbehilfe wären Missbräuche in einer ganz anderen Größenordnung vorstellbar.

3 Wie zwingend sind die Argumente gegen die aktive Sterbehilfe?

Ersichtlich sind alle diese Vorbehalte vom Typ der „Schiefen Ebene"-Argumente und damit wohlbekannten Einwänden ausgesetzt: Wer sagt, dass sich die Missbräuche tatsächlich einstellen? Wer sagt, dass ein mögliches Abgleiten in eine

---

[3] Vgl. D. Birnbacher, *Tun und Unterlassen*, Kap. 5.
[4] Vgl. F. Tennstädt, „Euthanasie im Urteil der öffentlichen Meinung", für Deutschland, und D. Lamb, *Down the slippery slope. Arguing in applied ethics*, 38 ff., für die USA.

nicht mehr vertretbare Praxis schlechthin unumkehrbar, der einmal eingebrochene Damm irreparabel ist? – In der Tat ist wäre es misslich, ein kategorisches Verbot einer für sich genommen wohltätigen Praxis lediglich mit *worst-case*-Szenarien begründen zu wollen. Warum soll die Binsenwahrheit, dass sich Missbräuche niemals vollständig verhindern lassen, gerade hier, wo es um das Schicksal weniger, aber dafür schwerer leidender Menschen geht, soviel Gewicht beanspruchen dürfen? Warum soll nicht auch hier die alte Wahrheit gelten: abusus non tollit usum – der Missbrauch hebt den Nutzen nicht auf?

M. E. sind die drei genannten Gründe in der Tat allzu spekulativ, um ein *kategorisches* Verbot der aktiven Sterbehilfe begründen zu können. Sie mahnen aber zumindest zur Vorsicht und, soweit verfügbar, zur Bevorzugung von Alternativen. Dazu gehören vor allem ein flächendeckendes Angebot an Palliativmedizin und, wo auch diese nicht geeignet ist, Schmerz-, Unruhe- und andere Leidenszustände in der letzten Lebensphase zu lindern, eine großzügige Anwendung der *terminal sedation*, des Verzichts auf weitere Ernährung und Hydrierung des Patienten unter langdauernder Anästhesie, einer Kombination von passiver und indirekter Sterbehilfe. Auch eine legalisierte Praxis des ärztlich assistierten Suizids (wie sie gegenwärtig im amerikanischen Bundesstaat Oregon besteht) wäre einer Praxis der aktiven Sterbehilfe vorzuziehen. Da hierbei die Tatherrschaft beim Sterbewilligen selbst liegt, sind einige der Missbrauchsgefahren zumindest gemildert. Allerdings kann der von der schweizerischen Sterbehilforganisation *Exit* gewählte Weg, bei dem ein Arzt lediglich das Rezept für das tödliche Mittel ausstellt, die Übergabe aber bei einem nicht-ärztlichen Helfer liegt, allenfalls als Kompromiss gelten. Geeigneter als Helfer *im* und, wenn nötig, *zum* Sterben wäre statt eines Sterbehelfers der Arzt, vorzugsweise der Hausarzt. Nur er kennt den Patienten hinreichend gut, um seine Wünsche zuverlässig einschätzen zu können, und nur er verfügt zugleich über die erforderliche Sachkenntnis.

Erübrigt sich damit eine Diskussion um die aktive Sterbehilfe? Falls es tatsächlich im wesentlichen folgenorientierte Argumente sind, die gegen eine aktive Sterbehilfe sprechen, dann muss man sich fragen, wie zwingend diese Argumente sein können, wenn sie – wie es der Fall ist – weitgehend auf Spekulationen einer Apriori-Soziologie beruhen statt auf empirisch gesicherten Ergebnissen. Sollten diese Argumente nicht besser geprüft als unbesehen für bare Münze genommen werden? Seit einiger Zeit existiert der Begriff einer „experimentellen Gesetzgebung". Könnte man nicht die Probe aufs Exempel machen und eine vorsichtige Öffnung wagen, unter sozialwissenschaftlichem Monitoring (wie es in den Niederlanden seit 1990 ungefähr alle fünf Jahre vorgenommen wird) und widerrufbar, sobald sich Entgleisungen bemerkbar machen? Anders als die Metapher vom „Dammbruch" nahe legt, wäre eine solche Erprobung alles andere als die Überschreitung eines *point of no return*. Sollte sich herausstellen, dass eine Praxis der aktiven Sterbehilfe auf Verlangen auch unter strikten Sicherheitsvorkehrungen dazu führt, dass die Sicherheitsvorkehrungen missachtet werden oder sich die Praxis der Sterbehilfe zu einer Praxis der Mitleidstötung (bei der das zentrale Kriterium der Selbstbestimmung aufgegeben wird) ausweitet, dürften sich die Grenzen durch eine restriktivere Politik auch wieder enger ziehen lassen. Vergleichsfälle finden sich in anderen Bereichen der Gesetzgebung zur Biomedizin. So hat etwa das Embryonenschutzgesetz von 1990 die Grenzen in der Reproduktionsmedizin und in der Embryonenforschung sehr viel enger gezogen, als sie zuvor durch die entsprechenden Richtlinien der Bundesärztekammer gezogen waren.

Unabhängig davon scheint mir eine Öffnung der Rechts für Extremfälle vordringlich, in denen auch die fortgeschrittensten Mittel der Palliativmedizin versagen und in denen darüber hinaus auch eine *terminal sedation* nicht in Frage kommt. Dazu machte 1986 ein Arbeitskreis von Professoren des Strafrechts und der Medizin im sogenannten „Alternativentwurf Sterbehilfe" den Vorschlag einer rechtlichen Ausnahmeregelung in Form einer Ermöglichung des Absehens von Strafe. Zwar sollte die Tötung auf Verlangen weiterhin grundsätzlich verboten sein, in den § 216 des Strafgesetzbuches sollte jedoch eine Ausnahmebestimmung aufgenommen werden, die dieses Verbot für bestimmte Fälle mildert. In Fällen unerträglicher Leidenszustände, die „nicht durch andere Maßnahmen behoben oder gelindert werden" können, solle das Gericht von Strafe absehen können.[5] Dieser Vorschlag ist in Deutschland nicht aufgegriffen worden. Er gilt allerdings gegenwärtig in Polen aufgrund des neuen Strafgesetzbuchs von 1998. Eine noch restriktivere Ausnahmeregelung sehen die rechtspolitischen Vorschläge der *Deutschen Gesellschaft für Humanes Sterben* vor, die eine aktive Sterbehilfe nur unter der weiteren Bedingung zulassen, dass der „unheilbare Kranke, der den Tod wünscht, zu einer Selbsttötung physisch nicht in der Lage ist."[6]

Um den schwersten Fällen gerecht zu werden, scheint mir der restriktivere Vorschlag ausreichend – wenn auch nur dann, wenn die rechtlichen Unklarheiten, die gegenwärtig im Zusammenhang mit der Beihilfe zur Selbsttötung in Sterbehilfesituationen bestehen, ausgeräumt sind. Auf der anderen Seite sollte in den wenigen Fällen, in denen die vorgeschlagene Ausnahmeregelung zum Tragen kommt, die aktive Sterbehilfe nicht – wie im „Alternativentwurf" vorgesehen – lediglich als entschuldbar, sondern auch als gerechtfertigt gelten. Das Gericht sollte nicht nur frei sein, von einer Bestrafung abzusehen, sondern die Strafdrohung sollte gänzlich entfallen. Das entscheidende Argument dafür sehe ich darin, dass eine aktive Sterbehilfe in den fraglichen Fällen moralisch nicht nur *berechtigt*, sondern sogar *verpflichtend* erscheint. Dass eine Handlung unter ethischen Gesichtspunkten jedoch nicht nur berechtigt, sondern sogar verpflichtend ist, ist ein guter Grund, sie rechtlich nicht nur zu entschuldigen, sondern auch zu rechtfertigen.

---

[5] J. Baumann (u. a.), *Alternativentwurf eines Gesetzes über Sterbehilfe*, 12.
[6] *Deutsche Gesellschaft für Humanes Sterben*, „Rechtspolitische Leitsätze und Vorschläge der DGHS zu einer gesetzlichen Regelung der Sterbehilfe und -begleitung", 234 f.

Literatur

Battin, M. Pabst/ Mayo, David J. (ed.): *Suicide: the philosophical issues*, London 1980.

Baumann, Jürgen (u.a.): *Alternativentwurf eines Gesetzes über Sterbehilfe*, Stuttgart/New York 1986.

Birnbacher, Dieter: *Tun und Unterlassen*, Stuttgart 1995.

Deutsche Gesellschaft für Humanes Sterben: „Rechtspolitische Leitsätze und Vorschläge der DGHS zu einer gesetzlichen Regelung der Sterbehilfe und -begleitung". In: U. Wiesing (Hg.), *Ethik in der Medizin. Ein Reader*, Stuttgart 2000, 231–236.

Eser, Albin (Hg.): *Suizid und Euthanasie als human- und sozialwissenschaftliches Problem*, Stuttgart 1976.

Lamb, David: *Down the slippery slope. Arguing in applied ethics*, London/New York/Sydney 1988.

Tennstädt, Friedrich: „Euthanasie im Urteil der öffentlichen Meinung", *Herder-Korrespondenz*, 29 (1974), 175 ff.

Günther Patzig

Ist Lebensverlängerung ein höchstes Gut?

Lebenserhaltung ist eine der wichtigsten und lohnendsten Aufgaben des Arztes: es liegt daher nahe, anzunehmen, daß die Verpflichtung des Arztes zur Lebenserhaltung und Lebensverlängerung den Vorrang vor allen anderen Erwägungen haben muß. Dieser Auffassung liegt oft die Vorstellung zugrunde, das Leben sei der Güter höchstes, das Leben jedes Menschen von unendlichem Wert, so daß auch eine noch so kurze Verlängerung ebenfalls unendlichen Wert haben müsse.

Es gibt auch theologische Lehren, nach denen das Menschenleben Geschenk oder Lehen Gottes sei, das nicht menschlicher Entscheidung unterworfen werden dürfe; der Mensch habe vielmehr, wie Primatt[1] schrieb, „die ihm bestimmte Zeit abzuwarten, bis seine Stunde schlägt, bis er danieder sinkt und von der Last seines Elends erdrückt wird."[2]

Es gibt auch nichtreligiöse Ansichten, die dem Leben als solchen einen absoluten und höchsten Wert zusprechen; man denke an Albert Schweitzers „Ehrfurcht vor dem Leben."[3]

Ich halte weder die göttliche Sanktion noch die Annahme eines solchen absoluten Werts des Lebens für rational begründbar. Eine „Ethik ohne Metaphysik", wie ich sie vertrete,[4] wird leicht mit einem „Wertnihilismus" in Verbindung gebracht. Jedoch ist dies eine unbegründete „Alles oder nichts"-Einstellung. Denn Werte gibt es zweifellos, weil es Menschen gibt, die Bedürfnisse, Interessen und Wünsche haben; und insofern gibt es dann auch Werte als objektive Korrelate dieser Bedürfnisse, Wünsche und Interessen.[5] Eine Wertskala ergibt sich dann aus den Präferenzen der Individuen (die weithin, aber keineswegs vollständig übereinstimmen). Die Erfahrung zeigt, daß es im Hinblick auf Individuen, aber auch in Hinsicht auf ganze Gesellschaften eine Vielzahl verschiedener Interessen gibt, aber auch fundamentale Bedürfnisse, in denen die Angehörigen eines Kulturkreises fast durchgehend, und einige, in denen alle Menschen übereinstimmen.

Leben und Gesundheit nehmen in der Wertskala der meisten Menschen eine herausgehobene Stellung ein. Für die meisten Menschen ist in den meisten Situationen ihr eigenes Leben und das ihrer Angehörigen sogar ein höchstes

---

[1] H. Primatt, *A Dissertation on the Duty of Mercy and the Sin of Cruelty to Brute Animals*, 65.
[2] Vgl. H. Kuhse, „Die Lehre von der ‚Heiligkeit des Lebens' ", 65 (Anm. 51).
[3] A. Schweitzer, *Kultur und Ethik*.
[4] G. Patzig, *Ethik ohne Metaphysik*.
[5] G. Patzig, *Gesammelte Schriften* 2 (Angewandte Ethik).

Gut, schon weil es die Voraussetzung ist für alle weiteren zielgerichteten Aktivitäten und die Freude an anderen Lebensgütern. Daraus ergibt sich sofort, daß Erhaltung des Lebens und Erhaltung oder Wiederherstellung der Gesundheit Hauptziele ärztlicher Tätigkeit sind. Das hohe Ansehen, das dem Beruf des Arztes entgegengebracht wird, beruht besonders darauf, daß die Güter, zu deren Erhaltung er tätig ist, in der Wertskala fast aller Menschen einen sehr hohen Rang einnehmen und außerdem stark gefährdet sind.

Jedoch ist ebenso klar, daß es Situationen gibt, in denen das Leben *für denjenigen, dessen Leben es ist*, keinen Wert mehr hat, weil seine weitere Fortsetzung nur schwere Belastungen durch Schmerz und Behinderung, ohne Aussicht auf Besserung, mit sich bringt. Es wäre allerdings falsch anzunehmen, daß ein Leben, in dem Leid und Schmerz die noch möglichen Anteile von Freude und Glück bloß *überwiegen*, keinen Wert mehr haben könnte für den, dessen Leben es ist. Es gibt, wie jeder Arzt weiß, große individuelle Unterschiede zwischen den Menschen hinsichtlich des Grades an Behinderung und Schmerz, den sie als noch gerade tolerabel ansehen.

Eine bloß objektive Gewichtung der „Lebensqualität" im Sinne klassischer utilitaristischer Ansätze oder ein allgemein verbindlicher minimaler Standard an „Lebensqualität" im Sinne von mehr Lust als Schmerz wären daher lebensfremd. Es muß weithin dem Urteil des Kranken selbst überlassen bleiben, welche Defizite an Lebensqualität er sich zumuten möchte. Jedoch kann eine negative Selbsteinschätzung des Patienten wohl nicht allein das Kriterium ärztlicher Entscheidungen sein; die Selbstbestimmung des Individuums ist zwar ein hohes, aber auch kein absolutes Gut. Denn oft weiß ein sachverständiger Außenstehender, z. B. der Arzt, besser, welche Art von Leiden und Behinderung tatsächlich und dauerhaft so bedrückend sind, daß weiter zu leben in der Tat eine unzumutbare Belastung für den Patienten wäre, und welche es nicht sind, obwohl der Patient sie gegenwärtig so empfinden mag – wenn er z. B. die Aussicht unerträglich findet, seinen Beruf oder andere Tätigkeiten, aus denen er sein Lebensgefühl speist, wie z. B. Sport oder Reisen, nicht mehr ausüben zu können. In solche Fällen ist der Arzt zu dem Versuch verpflichtet, den Patienten in dessen eigenem langfristigen Interesse zu einer „richtigeren" Einschätzung seiner Lage zu verhelfen. Bleibt dieser bei seiner Einstellung, muß der Arzt seinen Willen respektieren, wenn der Kranke nicht offensichtlich in seiner Willensbildung gestört ist. Aber es gibt Fälle, in denen der objektiv urteilende Arzt und der subjektiv urteilende Patient in der Auffassung übereinstimmen, daß die Verlängerung des Lebens eine unzumutbare Belastung des Patienten wäre, der Lebenswert nicht nur auf Null sinkt, sondern in die Zone des Negativen eintaucht.

Mit Schrecken erinnert man sich freilich an die Redeweise vom „lebensunwerten Leben", die von Binding und Hoche[6] geprägt und von den Nationalsozialisten zum Leitbegriff ihrer „Euthanasie"-Maßnahmen gemacht wurde. Dabei ging es aber gerade nicht um den Wert, *den das Leben für den, dessen Leben*

---

[6] G. Bindung/ A. Hoche, *Die Freigabe der Vernichtung lebensunwerten Lebens: ihr Maß und ihre Form.*

es war, noch haben könnte, sondern um den platten wirtschaftlichen Nutzen (Stichwort: „unnütze Esser"), den die Allgemeinheit aus der Arbeitsleistung des Betroffenen noch würde ziehen können, und um eine *staatliche Verfügung über den Lebenswert* der Individuen, nicht um Respekt vor dem Wunsch eines Menschen, unter den gegebenen Bedingungen nicht weiterleben zu müssen. Der berechtigte Horror gegenüber den Verbrechen der Nazizeit hat nun aber auch zu einer Berührungsangst geführt, die viele vor der schlichten Tatsache die Augen verschließen läßt, daß es allerdings gravierende Unterschiede in Lebensqualität und Lebenswert von Menschen gibt, und dies sowohl hinsichtlich des Wertes des Lebens für den, dessen Leben es ist, wie auch hinsichtlich des Wertes des Lebens für die Gesellschaft, in der er lebt. Man braucht sich nicht an die Fiktion eines unendlichen, bei allen Menschen gleichen Wertes ihres Lebens zu klammern, um Inhumanitäten vom Typ der nationalsozialistischen „Euthanasie" (in Anführungsstrichen!) verurteilen zu können. Es genügt, daß das Recht jedes Menschen auf sein Leben garantiert wird, ganz unabhängig von Wertfragen, und daß über sein Recht auf Existenz nur der einzelne selbst verfügen kann. Man könnte sagen, daß nicht, wie oft gesagt wird, das Leben, sondern das *Recht auf Leben* der höchste Wert unserer Rechtsordnung ist (und auch sein sollte).

Daraus folgt, daß es moralisches Unrecht sein kann, das Leben gegen den Willen seines Trägers zu verlängern. In sehr begrenztem Umfang tragen Rechtssprechung und ärztliche Ethik diesem Gedanken Rechnung, indem sie zulassen, daß außerordentliche Maßnahmen zur Lebenserhaltung (wie Intensivtherapie) dann eingestellt werden können, wenn der Tod des Patienten *unmittelbar* bevorsteht und er bzw. seine Angehörigen der Einstellung solcher Maßnahmen *zustimmen*.

Mir scheint die Forderung, daß nur außergewöhnliche Maßnahmen zur Lebenserhaltung eingestellt werden dürfen und dies nur, wenn der Tod unmittelbar bevorsteht, viel zu restriktiv: Wenn (mit der hier überhaupt erreichbaren Sicherheit) feststeht, daß der Zustand des Patienten hoffnungslos ist und er schwer leidet, wem könnte mit der Verlängerung dieses Zustandes gedient sein? Es scheint daher viel dafür zu sprechen, die geltenden Regelungen hinsichtlich der sogenannten „passiven" Sterbehilfe in dem erläuterten Rahmen zu liberalisieren.

Der Platz reicht hier nicht aus, um auch auf die schwierigeren Probleme der „indirekten" und der „direkten" aktiven Sterbehilfe, also der vom Arzt absichtlich herbeigeführten Verkürzung eines für seinen Patienten unerträglichen Zustands, näher einzugehen. Der Unterschied zwischen „direkter" und „indirekter" Sterbehilfe wird darin gesehen, daß bei direkter Sterbehilfe die Tötung des Patienten unmittelbar intendiert wird (um sein unerträglich gewordenes Leben abzukürzen); bei der „indirekten" Sterbehilfe wendet der Arzt schmerzlindernde Mittel in einer so hohen Dosis an, daß der Tod des Patienten als wahrscheinliche, wenn auch nicht erwünschte *Nebenfolge* der Schmerzbekämpfung in Kauf genommen wird. Dieser Unterscheidung liegt die mittelalterliche Lehre von der „Doppelwirkung" bei Thomas von Aquin zugrunde, die heute weithin aufgegeben ist.[7] Die deutsche Rechtssprechung hat große Schwierigkeiten, die Erlaubnis

---

[7] R. Merkel, „Teilnahme an Suizid-Tötung auf Verlangen – Euthanasie. Fragen an die Strafrechtsdogmatik".

der sogenannten „indirekten" Sterbehilfe in das Prinzipiensystem des Strafrechts („dolus eventualis") einzupassen. Es gibt zweifellos Extremfälle, in denen der Arzt seiner Verpflichtung zur Leidensminderung nur durch aktive Sterbehilfe genügen kann.[8] Es ist aber umstritten, ob man hier gesetzliche Regelungen wird finden können, die gegen möglichen Mißbrauch hinreichend gesichert sind. Die bisherigen Erfahrungen in den Niederlanden mit solchen Regelungen werden kontrovers beurteilt. Es muß daher weiterhin gründlich über diese Fragen diskutiert werden. Ganz unerträglich aber scheint dem Verfasser die in der deutschsprachigen Literatur häufig auftretende Behauptung, daß diejenigen, die für eine aktive Euthanasie in Extremfällen plädieren, damit nationalsozialistischen Ungeist wiederbeleben und eigentlich nur eine sogenannte „Stromliniengesellschaft" von den Kosten für die Versorgung Schwerkranker oder Behinderter befreien wollen.

Bis hierher wurde über Kosten und Nutzen im Einzelfall für das Individuum, über Gewinn und Verlust an Lebensqualität durch ärztliche Lebensverlängerung gesprochen. Im folgenden soll – aus Platzgründen allerdings nur in Kürze, der Frage nach dem gesellschaftlich relevanten Kosten-Nutzen-Verhältnis in der Medizin nachgegangen werden. Es wird allgemein angenommen, daß mit der Weiterentwicklung medizinischer Diagnose- und Therapieverfahren und der Erhöhung des Anteils alter und sehr alter Menschen in der Bevölkerung die Ausgaben für medizinische Leistungen in den Industrieländern zwangsläufig und schnell steigen werden, selbst wenn die Menschen erfolgreich zu gesundheitsbewußter Lebensweise erzogen werden könnten und wenn die Rationalisierungspotentiale effektiverer Diagnose- und Therapieverfahren, der Vermeidung unnötiger Maßnahmen und des kostensparenden Einsatzes von Arbeitszeit und Material ausgeschöpft würden. Oft werden etwa 10% des Bruttosozialprodukts und 14% des persönlichen Einkommens für den Medizinsektor als Höchstgrenze der möglichen Belastung in Konkurrenz zu anderen wichtigen öffentlichen und privaten Ausgaben angesehen. Dem Verfasser scheint eine solche Festschreibung voreilig: aber irgendwo muß eine solche Festsetzung schließlich doch erfolgen. In den USA ist man schon bei 14% des Bruttosozialprodukts angekommen. Oberhalb dieser Grenze muß dann an Rationierung gedacht werden – und das bringt die Frage einer gerechten Verteilung knapper Ressourcen ins Spiel.

Die Fragen, die sich hier stellen, sind außerordentlich komplex, und daher sind einfache Lösungen nicht in Sicht. Jedoch sollten wir die Zeit, die uns bis zum Eintritt eines akuten Versorgungsnotstands bleibt, zu einer grundsätzlichen Diskussion nutzen, um möglichst viele der hier sehr naheliegenden Kurzschlüsse zu vermeiden. Dazu einige Hinweise: Es gibt gute moralische Gründe, einige zentrale und primäre soziale Güter allen Mitgliedern in der Gesellschaft ohne Rücksicht auf ihre finanzielle Leistungsfähigkeit zugänglich zu machen. Dazu gehört eine hinreichende Krankenversorgung ebenso wie Erziehung und Ausbildung sowie Rechtsschutz, wohl auch die Garantie eines materiellen Existenzminimums. Jedoch gilt hier überall, daß nur eine sinnvolle Inanspruchnahme dieser Rechte akzeptabel ist: Ein öffentlich finanziertes Studium auch für nicht hinreichend

---

[8] N. Hoerster, „Rechtsethische Überlegungen zur Freigabe der Sterbehilfe".

Begabte oder Nichtleistungswillige braucht ebensowenig gewährt zu werden wie Rechtsbeistand für Querulanten: medizinische Versorgung muß sich ebenso auf das Notwendige und Sinnvolle beschränken.

Auch unter diesen Bedingungen wird es nicht nur, wenn finanzielle Obergrenzen für medizinische Versorgung definiert sind, Knappheiten geben: z. B. werden auch unabhängig von reichlich zur Verfügung stehenden Haushaltsmitteln Spenderorgane für Organtransplantationen noch lange nicht in ausreichendem Umfang bereitstehen. Wer von denen, die eine Herz- oder Nierentransplantation brauchen, soll dann vorrangig berücksichtigt werden? Gewebeverträglichkeit ist nach zur Zeit herrschender Praxis der ausschlaggebende Abwägungsfaktor; danach wohl auch das Produkt aus erwartbarer Lebensdauer und Lebensqualität.[9] Keinesfalls darf die finanzielle Leistungsfähigkeit des Patienten oder sein „Wert" für die Gemeinschaft den Ausschlag geben: Wer wollte auch unter diesem Gesichtspunkt zwischen einer Mutter von drei kleinen Kindern, einer Wissenschaftlerin, einem Fußballstar und einem Lokalpolitiker eine Wahl treffen? Auch die z. B. von Callahan[10] vorgeschlagene radikale Einschränkung geriatrischer Medizin (Verzicht auf jede Lebensverlängerung ab etwa 75 Jahren und bloß palliative Behandlung für ältere Menschen) – in England schon partiell durch die Verweigerung von Dialysebehandlung bei über 60jährigen Patienten praktiziert – kann nicht überzeugend begründet werden. Sehr bemerkenswert sind in diesem Zusammenhang die Vorschläge von Daniels[11] und Dworkin,[12] den Gedanken einer gerechten Verteilung medizinischer Ressourcen an die Erwägung zu binden, gegen welche Art von Gesundheitsrisiken und für welche medizinischen Aufwendungen sich zu versichern für eine normal gesunde Person von etwa 25 Jahren *vernünftig* wäre, wenn sie ihr verfügbares durchschnittliches Einkommen außer für Versicherungen auch für andere ebenso wichtige Lebensinteressen verwenden wollte.[13] Ein vernünftiger Mensch in dieser Situation würde wohl kaum eine Versicherung bezahlen wollen, die z. B. eine extrem teure Operation in höherem Alter abdecken würde, die mit einer geringen Erfolgsrate im günstigsten Fall sein Leben um eine kurze Zeit bei stark eingeschränkter Lebensqualität verlängern würde. John Rawls[14] hat vorgeschlagen, den Begriff der Gerechtigkeit durch die Idee des Resultats von Verhandlungen zu definieren, wie sie nur an ihrem eigenen Wohlergehen interessierte Individuen unter dem „Schleier der Unwissenheit" über ihre eigene spätere Rolle in der Gesellschaft über die Institutionen der Gesellschaft führen würden. In ähnlicher Weise könnte so der Gedanke einer gerechten Versorgung der Mitglieder einer Gesellschaft mit knappen medizinischen Ressourcen rational rekonstruiert und konkretisiert werden. Ein solcher Diskurs sollte, unter führender Beteiligung der sachverständigen Ärzte, in der

---

[9] E. Nagel/ Ch. Fuchs (Hg.), *Soziale Gerechtigkeit im Gesundheitswesen. Ökonomische, ethische, rechtliche Fragen am Beispiel der Transplantationsmedizin.*
[10] D. Callahan, *Setting Limits. Medical Goals in an aging Society.*
[11] N. Daniels, „Rationing Fairly: ‚Programmatic Considerations'".
[12] R. Dworkin, „Is Clintons's Plan Fair?"
[13] B. Schöne-Seifert, „Was sind ‚gerechte' Verteilungskriterien?"
[14] J. Rawls, *A Theory of Justice.*

Öffentlichkeit von den Bürgern, die ja alle potentielle Patienten sind, mit rationalen Argumenten geführt werden. Weder eine rein marktwirtschaftliche noch eine völlig egalitäre Lösung würde wohl unseren konsensfähigen Intuitionen entsprechen. Am ehesten dürfte ein medizinisches Versorgungssystem akzeptabel sein, das eine sinnvolle Versorgung für alle zu einem noch erschwinglichen Versicherungspreis bereithält, und das die Möglichkeit offenläßt, daß sich diejenigen, die damit nicht zufrieden sind, eine weitergehende Versorgung durch Zuzahlung aus eigenen Mitteln beschaffen können. Hier eine für alle akzeptable Konzeption zu entwickeln, ist eine wichtige Gemeinschaftsaufgabe für das nächste Jahrzehnt, die des gemeinsamen Nachdenkens aller Beteiligten und Interessierten wert ist.

Literatur

Binding, Karl/ Hoche, Alfred: *Die Freigabe der Vernichtung lebensunwerten Lebens: ihr Maß und ihre Form*, Leipzig 1920.

Callahan, Daniel: *Setting Limits. Medical Goals in an aging Society*, New York 1987.

Daniels, Norman: „Rationing Fairly: ‚Programmatic Considerations'", *Bioethics*, 7 (1993), 224 ff.

Dworkin, Ronald: „Is Clinton's Plan Fair?", *The New York Review of Books*, 41 (1994), 20 ff.

Hoerster, Norbert: „Rechtsethische Überlegungen zur Freigabe der Sterbehilfe", *Neue Juristische Wochenschrift*, 29 (1986), 1786 ff.

Kuhse, Helga: „Die Lehre von der ‚Heiligkeit des Lebens'". In: H. Kuhse/ P. Singer, *Individuen, Menschen, Personen*, Sankt Augustin 1999, 39–77.

Merkel, Reinhard: „Teilnahme an Suizid-Tötung auf Verlangen – Euthanasie. Fragen an die Strafrechtsdogmatik". In: Hegselmann, R./ Merkel, R. (Hg.), *Zur Debatte der Euthanasie*, Frankfurt a. M. 1991.

Nagel, Eckhard/ Fuchs, Christoph (Hg.): *Soziale Gerechtigkeit im Gesundheitswesen. Ökonomische, ethische, rechtliche Fragen am Beispiel der Transplantationsmedizin*, Berlin (u.a.)1993.

Patzig, Günther: *Ethik ohne Metaphysik*, 2. durchges. u. erw. Aufl., Göttingen 1983.

— *Gesammelte Schriften 2* (Angewandte Ethik), Göttingen 1994.

Primatt, Humphry: *A Dissertation on the Duty of Mercy and the Sin of Cruelty to Brute Animals*, London 1776; Nachdruck: Bristol 2000.

Rawls, John: *A Theory of Justice*, Cambridge (Mass.) 1971.

Schöne-Seifert, Bettina: „Was sind ‚gerechte' Verteilungskriterien?" In: J. Mohr/ Ch. Schubert (Hg.), *Ethik der Gesundheitsökonomie*, Berlin 1992, 34–44.

Schweitzer, Albert: *Kultur und Ethik*, Bern 1923.

Jürgen Mittelstraß

Sterben in einer humanen Gesellschaft oder: wem gehört das Sterben?

Vorbemerkung

Ich bin im disziplinären Spektrum der Philosophie kein Anthropologe und kein Ethiker, also eigentlich ganz ungeeignet, am Ende einer Tagung, auf der viel Professionalität im Medizinischen, Ethischen und Politischen zusammenkam, über das Sterben in einer humanen Gesellschaft zu sprechen. Weder vermag ich dem ethischen Disput über die Grundlagen der Moral, auch und gerade diejenigen, die das Ende des Lebens betreffen, noch dem medizinischen Disput über den Umgang mit Sterbenden, noch dem politischen Disput über die Verrechtlichung des Todes und des Sterbens aus professioneller Perspektive etwas wirklich Substantielles beizufügen. Die Experten haben gesprochen, und ich habe gelernt.

Dennoch will ich es versuchen, nicht aus Übermut, der die Frage nach den eigenen Kompetenzen außer acht läßt, oder aus Naivität, die eigentümlicherweise auch ein Geschwister der Philosophie ist, sondern angesichts der Tatsache, daß das Sterben in Wahrheit gar kein professioneller Gegenstand ist – mit entsprechenden disziplinären Zuständigkeiten. Zwar ist die Medizin dem Sterben näher als jede andere Disziplin, insofern das Sterben das definitive Ende aller medizinischen Professionalität und medizinischer Sinngebung, nämlich der des Heilens, ist, und ist die Ethik (im philosophischen wie im theologischen Sinne) in ihrem Element, wenn es um das humane Wie des Sterbens geht, doch ist das Sterben als äußerste Wirklichkeit der *conditio humana*, der menschlichen Befindlichkeit, nichts, das einer Disziplin gehörte wie die Sterne der Astronomie, das Wirtschaften den Wirtschaftswissenschaften, das Rechtsprechen den Rechtswissenschaften und die Geschichte den Geschichtswissenschaften. Wenn am Ende gar das ganze menschliche Leben, nicht nur die allerletzte Lebensphase ein, wie Heidegger sagt, „Vorlaufen in den Tod" ist, ist auch jeder einzelne Mensch in gewissem Sinne, wenn er sich denn, wie es so schön heißt, Gedanken macht, „zuständig". Denn es geht um sein Leben und Sterben, um Erfahrungen, die im strengen Sinne nicht geteilt werden können, um Vorstellungen, die nicht verallgemeinerbar sind, um eine „Geschichte", die so individuell ist wie das menschliche Leben selbst. Während das Allgemeine den Wissenschaften gehört, auch das Allgemeine im medizinischen und gesellschaftlichen Sinne, gehört das Besondere dem

Leben selbst, insofern sich dieses nicht nur in den Instanzen des wissenschaftlich Allgemeinen, sondern auch in den Instanzen des lebensweltlich Besonderen individuellen Ausdruck verschafft.

In diesem Sinne im Folgenden einige kurze Überlegungen zwischen den Disziplinen, Überlegungen, die wohl philosophisch heißen dürfen, aber keinen Anspruch auf wirkliche Professionalität (die es auch in der Philosophie gibt) erheben. Meine Stichworte sind: anthropologische Grundlagen, Alter als Lebensform, das Verfügbare und das Unverfügbare und: wem gehört das Sterben?

1 Anthropologische Grundlagen

Moderne anthropologische Forschungsprogramme, in deren philosophischen Teilen es um die Bestimmung derjenigen anthropologischen Konstanten geht, die unabhängig von konkreten historischen und kulturellen Entwicklungen im Sinne konstitutiver Elemente des Menschseins die Natur des Menschen ausmachen, lassen sich noch immer als Varianten zweier älterer, einander entgegengesetzter Konzeptionen, nämlich derjenigen Max Schelers[1] und derjenigen Helmuth Plessners,[2] verstehen. Nach Scheler ist die philosophische Anthropologie nichts anderes als der Inbegriff der Philosophie selbst, nach Plessner folgt sie dem Aufbau der empirischen Wissenschaften vom Menschen in Form einer „integrativen" Disziplin. Scheler knüpft damit an die traditionellen Bestimmungen des Menschen als *animal rationale* an, Plessner an den Stand der biologischen, medizinischen, psychologischen und im weiteren Sinne sozialwissenschaftlichen Forschung, und dies mit dem konzeptionellen Ziel einer *Strukturtheorie* des Menschen. Gemeinsam ist beiden bei der Charakterisierung des Menschen der Begriff der *Weltoffenheit*, der den Aspekt der Offenheit der menschlichen Entwicklung einschließt.

Für Scheler ist der Mensch das „X, das sich in unbegrenztem Maße ‚weltoffen' verhalten kann"[3]; für Plessner zeichnet den Menschen eine „exzentrische Positionalität"[4] aus, wobei seine exzentrische, keine feste Mitte besitzende Existenz als Einheit von vermittelter Unmittelbarkeit und natürlicher Künstlichkeit beschrieben wird. Dem entspricht bei Plessner die Formulierung so genannter anthropologischer Grundgesetze, nämlich des Gesetzes der „natürlichen Künstlichkeit", des Gesetzes der „vermittelten Unmittelbarkeit" und des Gesetzes des „utopischen Standorts".[5] Ähnlich lautet Arnold Gehlens These, daß der Mensch von

---

[1] M. Scheler, *Die Stellung des Menschen im Kosmos*.
[2] H. Plessner, *Die Stufen des Organischen und der Mensch. Einleitung in die philosophische Anthropologie*.
[3] M. Scheler, *Die Stellung des Menschen im Kosmos*, 49.
[4] H. Plessner, *Die Stufen des Organischen und der Mensch. Einleitung in die philosophische Anthropologie*, 362 ff.
[5] A.a.O., 309–346. Vgl. K. Lorenz, *Einführung in die philosophische Anthropologie*, 102 f.

Natur ein Kulturwesen ist[6], wobei seine kulturellen Leistungen als Organersatz – der Mensch definiert als ein Mängelwesen – angesehen werden.[7]

Es sind der Aspekt der Weltoffenheit und, damit verbunden, der Aspekt der *Bedürftigkeit*, die die anthropologische Grundsituation des Menschen, die *conditio humana*, ausmachen. Der Mensch ist, eben weil seine Natur nicht ein für allemal (wie beim Tier) festliegt, ein bedürftiges Wesen, und dieses Wesen findet in den Begriffen der Endlichkeit und der Sterblichkeit seine abschließende anthropologische Bestimmung. Altern und Alter sind in diesem Sinne neben Krankheit, aber auch neben allen Formen der Kontingenzerfahrung, Ausdruck der Endlichkeit des Menschen, Sterben und Tod deren äußerste Wirklichkeitsform.[8] Deshalb war in der Antike auch nicht die Existenzform eines Gottes Wunschbild des Menschen, sondern Achill, der bis zu seinem Tode Junge. Nicht die Endlichkeit wurde verneint, verneint wurden die Prozesse der Krankheit und des Verfalls, des Alterns und des Altwerdens.

Wo die Griechen über die Endlichkeit des Menschen nachdachten und für ihre Träume Achill erfanden, stehen heute gelegentlich Alpträume. Sie werden vor allem im Umfeld der KI-Forschung, der Forschung über künstliche Intelligenz, geträumt und handeln von der Ablösung der natürlichen durch eine künstliche Intelligenz. Unter Hinweis auf die Fortschritte von Gen- und Informationstechnologie, Robotik und Hirnforschung wird von selbsternannten Propheten die Ablösung des Menschen durch die künstliche Intelligenz von Maschinen geweissagt. Da meint der eine, der Mensch sei auf dem besten Wege, sich selbst überflüssig zu machen.[9] Ein anderer stellt in merkwürdiger Selbstverleugnung fest, daß selbstreproduktive Maschinen über die erbärmlichen Formen menschlicher Selbstreproduktion und schwächer werdende Regieformen herrschen werden.[10] Ein dritter vermutet, daß sich der Mensch nur dadurch gegenüber den Robotern wird behaupten können, daß er selbst zum Roboter wird.[11] Hier triumphiert, von den Medien lustvoll unterstützt, der Sonntag der Phantasie über den Alltag der wissenschaftlichen Arbeit, science fiction in ihren weniger sympathischen Teilen über anthropologische Einsichten.

Ein Maschinenbild des Menschen stand, nicht zufällig, schon einmal am Anfang einer (sehr erfolgreichen) Entwicklung, nämlich der neuzeitlichen medizinischen Entwicklung. Den bildete der Cartesische Substanzendualismus. In der von Gesichtspunkten einer mechanistischen Physiologie beherrschten Zerlegung des Menschen in eine Gliedermaschine[12] und ein denkendes Wesen zerbricht bei

---

[6] A. Gehlen, *Anthropologische Forschung. Zur Selbstbegegnung und Selbstentdeckung des Menschen*, 78.
[7] A. Gehlen, *Der Mensch. Seine Natur und seine Stellung in der Welt*, 37.
[8] Vgl. Th. Rentsch, „Philosophische Anthropologie und Ethik der späten Lebenszeit".
[9] B. Joy, „Warum die Zukunft uns nicht braucht. Die mächtigsten Technologien des 21. Jahrhunderts – Robotik, Gentechnik und Nanotechnologie – machen den Menschen zur gefährdeten Art".
[10] R. Kurzweil, „Der Code des Goldes".
[11] R. A. Brooks, „Das Fleisch und die Maschine. Wie die neuen Technologien den Menschen verändern werden".
[12] Vgl. R. Descartes, *Oeuvres*, XI, 120.

Descartes die ursprüngliche, in der griechischen Philosophie von Aristoteles begründete Einheit von Leib und Seele, die auch die mittelalterliche Philosophie- und Medizinentwicklung noch festgehalten hatte. In der neuzeitlichen Medizin führt dies einerseits zur „Mechanisierung" des Menschen, andererseits zu seiner „Psychiatrisierung". Noch in der Beschwörung einer „psychosomatischen" Medizin ist dieses cartesische Erbe erkennbar[13]; es wird in einer High-Tech-Medizin, die ihre wirkliche Leistungsfähigkeit noch lange nicht erreicht hat, sogar noch verstärkt. Krankheit erscheint wie ein Defekt am „biologischen Körper", der sich mit technischen Mitteln beheben läßt. Bereits 1927 hatte Viktor v. Weizsäcker, weit vor aller High-Tech-Medizin, bemerkt: „Es ist eine erstaunliche, aber nicht zu leugnende Tatsache, daß die gegenwärtige Medizin eine eigene Lehre vom kranken Menschen nicht besitzt. Sie lehrt Erscheinungen des Krankseins, Unterscheidung von Ursachen, Folgen, Heilmitteln der Krankheiten, aber sie lehrt nicht den kranken Menschen."[14] Vielleicht geht es auch gar nicht um eine Lehre vom kranken Menschen, gewiß aber (noch immer) um den Abschied von der Vorstellung vom defekten Menschen.

Eher zu den Alpträumen gehört wohl auch die Vorstellung von einem ewigen Leben, einem Leben ohne Ende, bewirkt durch die Errungenschaften einer künftigen Biologie und Medizin. Hier wäre es nicht die Maschine, der wartungsfreie Roboter, der an die Stelle des (sterblichen) Menschen tritt, sondern ein Leben ohne „Lebenszeiten", gemeint sind die zeitlichen Gestalten der Kindheit, der Jugend, des Erwachsenseins und des Alters, ohne Krankheit und Verluste an „Lebenskraft", ohne, damit verbunden, die Erfahrung der Kontingenz, die immer auch, im Sinne des Heideggerschen „Vorlaufens" oder „Seins zum Tode", Erfahrung des Todes ist, und insofern ohne die Erfahrung der Endlichkeit, die den Grund aller unserer Erfahrungen ausmacht. Ein Leben ohne Tod, ein unsterbliches Wesen wäre, noch einmal, „ein Wesen ohne Lebensphasen, ohne Lebensgeschichte, ohne Identität durch die Differenz des Wandels. Ein unsterblicher Mensch wäre ein Nicht-Mensch. Deswegen wäre es nicht nur unrealistisch, sondern vor allem widermenschlich, wenn die Visionen von einem Leben ohne Krankheiten oder menschenwürdigem hohen Alter sozusagen unmerklich überglitten in die Vision eines endlosen, durch keinerlei Kontingenzerfahrungen angefochtenen Lebens. Ein endloses Leben wäre ein Leben, in dem alle Erfahrungen immer noch gemacht werden könnten – also nie gemacht zu werden brauchen –, ein Leben, in dem alle Entscheidungen immer noch getroffen werden könnten – also nie getroffen werden müßten."[15] Der Mensch wäre weder Maschine noch Gott, und doch hätte er sein Wesen verloren.

Die anthropologischen Einsichten, von denen zuvor die Rede war, betreffen denn auch nicht die Überwindung der menschlichen Endlichkeit, sondern einen

---

[13] Vgl. C. F. Gethmann, „Heilen: Können und Wissen. Zu den philosophischen Grundlagen der wissenschaftlichen Medizin".

[14] V. v. Weizsäcker, *Der Arzt und der Kranke. Stücke einer medizinischen Anthropologie*, 12.

[15] C. F. Gethmann, „Anthropologische und ethische Grundlagen" (mit J. Mittelstraß), in: C. F. Gethmann u. a., *Gesundheit nach Maß? Eine transdisziplinäre Studie zu den Grundlagen eines dauerhaften Gesundheitssystems*, 14.

vernünftigen Umgang mit dieser, ein gelingendes Leben nicht jenseits aller Endlichkeit, sondern als bejahenden Ausdruck eben dieser Endlichkeit. Zu einem gelingenden Leben aber gehört auch das Sterben. Bevor jedoch von diesem die Rede sein soll, zunächst einige kurze Bemerkungen über das Alter als Lebensform.

2 Alter als Lebensform

Vom Sterben sprechen, heißt auch, vom Alter, vom Alterungsprozeß, der zum Tode führt, sprechen. Und hier herrscht, scheinbar unausrottbar, noch immer die Auffassung vor, es handle sich beim Alter um die Schwundstufe des Lebens, sei Alter im wesentlichen durch Verlust und Verfall charakterisierbar. Wer so denkt, vermag zwar auf unbestreitbare (biologische) Einschränkungen zu verweisen, übersieht aber, daß das Alter, auch das hohe Alter, eine eigene *Lebensform* darstellt, die sich von den anderen Formen des Lebens – Kindheit, Jugend, Erwachsensein – nicht, jedenfalls nicht in erster Linie, als Menschsein im defizienten Modus unterscheidet, sondern als eine andere Form des Menschseins.[16] Jugend, Alter, aber auch Abschied und Glück, sind nicht Eigenschaften des (individuellen) Lebens, sondern Formen, Gestalten, Zeiten, unter die ein Leben tritt. Aus der „Natur" des Lebens bestimmt sich seine Zeit; das Leben ist nicht einfach ein zeitlicher Prozeß. Oder anders formuliert: Die Zeit des Lebens sind seine Zeiten. Das Leben schafft sich unterschiedliche Gestalten; das Alter ist eine dieser Gestalten.[17]

Tatsächlich sind wir weit davon entfernt, das Alter in diesem Lichte zu sehen.[18] Auch stehen sich in der Alternsforschung noch immer im wesentlichen naturwissenschaftliche und geistes- bzw. sozialwissenschaftliche Perspektiven unverbunden gegenüber. Die Unterscheidung selbst liegt nahe, da am Altern nicht nur unsere biologische Natur, sondern auch unsere psychische oder kulturelle Natur teilhat. Naturwissenschaftliche und geistes- bzw. sozialwissenschaftliche Disziplinen stellen das Altern und das Alter in unterschiedlicher Weise dar, wobei sich eine naturwissenschaftliche, im engeren Sinne biologische Forschungsperspektive üblicherweise auf *Abbauprozesse*, d. h. auf Gesichtspunkte schwächer werdender biologischer Kapazitäten und Funktionsfähigkeiten, sowie auf den postreproduktiven Teil des Lebens bezieht. Alterns- und Altersforschung werden so zur Mortalitätsforschung, zur Erforschung des Vergehens, im Unterschied zu der des Werdens, d. h. der Entwicklung, die, wie in Kindheit und Jugend, zukunftsorientiert ist, ohne Zukunft zu verlieren. Eben dagegen wendet sich eine ihrer Herkunft nach geistes- bzw. sozialwissenschaftliche Forschungsrichtung, insofern sie, ohne biologische Abbauprozesse zu leugnen, solche Aspekte des Alterns und des Alters hervorhebt, die Ausdruck ganz anderer Prozesse sind. Damit

---

[16] Vgl. C. F. Gethmann, „Phasenhaftigkeit und Identität menschlicher Existenz. Zur Kritik einiger Visionen vom Altern".
[17] Vgl. J. Mittelstraß, „Zeitformen des Lebens".
[18] Vgl. zum Folgenden J. Mittelstraß, "The Future of Ageing".

ist die Welt des Geistes, der Gefühle, aber auch eine Handlungswelt gemeint, deren physische Grenzen wohl enger, deren kulturelle Grenzen aber durchaus weiter werden können. Hier werden Besonderheiten ins Auge gefaßt, die deutlich machen, daß Entwicklung kein exklusives Moment der Jugend ist. Kulturanthropologisch stellen Entwicklung und Mängel eben keine sich ausschließenden Gegensätze dar, im Gegenteil, es ist, wenn man Gehlen folgt[19], gerade die Wahrnehmung des Mangels, der Einschränkung, die Entwicklung und Fortschritt vorantreibt. „Biologisches Mängelwesen" ist der Mensch eben nicht nur im Alter, auch wenn diese Seite unseres Wesens im Alter ihre definitive Bestimmtheit gewinnt.

Das bedeutet nicht, daß biologisch-medizinische und geistes- bzw. sozialwissenschaftliche Sichtweisen auseinanderfallen müssen, die gegenwärtige Forschungslage den zu erforschenden Sachverhalt angemessen wiedergäbe. Dies macht einerseits das zunehmende Interesse der Medizin an präventiven Forschungsstrategien und Gesichtspunkten aktivierender Rehabilitation deutlich, andererseits der Umstand, daß es ein unterschiedliches („differentielles") Altern gibt, und dieses sowohl biologische als auch psychische und soziale Strukturen betrifft. Ein Beispiel dafür ist der Entwicklungsverlauf der Intelligenz, der selbst für das hohe Alter noch ein (individuelles) Leistungswachstum nachweisen läßt. Nach einer bekannten Studie (Seattle-Längsschnittstudie) zeigten mit 78 Jahren noch acht Prozent der Untersuchten in Intelligenztests ein Leistungswachstum, 52 Prozent waren in ihren Leistungen im Vergleich zum letzten Erhebungszeitpunkt stabil, 40 Prozent zeigten einen Abbau.

Mit anderen Worten: Es gibt offenbar kein einheitliches genetisches Programm, das das Altern zu erklären vermag und differentielles Altern verhindert, weshalb im übrigen auch von biologischer Seite schon geäußert wurde, daß die entscheidende Frage nicht die nach dem Tod, sondern die nach den Ursachen des langen Lebens sei[20], d. h. nach der Existenz einer postreproduktiven Phase, die sich im Genom der folgenden Generation nicht niederschlagen kann. Evolutionäre Gesichtspunkte sprechen also eher gegen das Phänomen des Alterns, die (bisherige) Suche nach postreproduktiven genetischen Selektionsprogrammen bleibt unbefriedigend. Dies ist denn auch die allgemeine Situation, vor der biologisch orientierte Alternstheorien heute stehen. Das Altern bzw. das Alter erscheint wie ein evolutionsbiologisch nicht vorgesehener Zustand oder allenfalls als ein solcher, der sich aus den Defiziten der eigentlichen Lebens- und Entwicklungsprozesse ergibt. Ein Beispiel dafür ist die These von spät wirkenden und vom Leben zu spät erkannten, daher durch Mutation und Selektion nicht eliminierten schädlichen Genen.[21] Für eine geistes- bzw. sozialwissenschaftlich orientierte Analyse des Alterns und des Alters öffnet sich damit ein weites Feld. Die Biologie, die selbst noch mit sehr unterschiedlichen Alternstheorien arbeitet, wird nicht außer Geltung gesetzt, aber sie erklärt nicht alles.

---

[19] A. Gehlen, *Urmensch und Spätkultur. Philosophische Ergebnisse und Aussagen.*
[20] L. Hayflick, „Biological Aging Theories".
[21] Vgl. C. E. Finch, *Longevity, Senescence, and the Genome.*

Im übrigen gehen – und damit wären wir wieder bei der Frage nach der *conditio humana*, aber auch ein wenig in der Nähe unserer Alpträume – optimistische Annahmen davon aus, daß sich Krankheiten in Zukunft derartig „verlangsamen" bzw. verschieben lassen, daß sie erst jenseits des biologischen Maximalalters „auftreten" werden, also nicht mehr innerhalb der üblichen Lebenszeit liegen. Das Alter verlöre seine Krankheit und seine Angst vor der Krankheit.[22] Wir wären alle Achill (oder Helena) bis zu unserem Tod. Pessimistische Annahmen verknüpfen gerade das (wachsende) Alter mit (wachsender) Morbidität.[23] Jedes gesunde Jahr des verlängerten Lebens würde durch viele kranke Jahre erkauft.[24] Vermutlich wird keine dieser Annahmen „rein" bestätigt werden. Die einen nicht, weil sie nicht mit der natürlichen Evolution rechnen, die noch manche böse Überraschung (Stichwort z. B. Aids) für uns bereithalten wird, die anderen nicht, weil sie den wissenschaftlichen Fortschritt, z. B. im Bereich der Alzheimer-Demenz, wohl zu gering einschätzen. Doch auf Klarheit auf diesem (oft prognostischen) Felde kommt es ohnehin nicht an. Entscheidend ist vielmehr, daß das Alter (auch in wissenschaftlicher Hinsicht) wieder als eine Lebensform in den Blick tritt, die sich nicht allein als Ausbleiben von „Wachstum" und als Eintritt von „Verfall" definieren läßt.

Für das Sterben in einer humanen Gesellschaft bedeutet dies, daß mit einer sich wandelnden Sicht des Alters auch das Sterben eine andere Einschätzung gewinnt. Es wäre dann nicht mehr das Ende einer speziellen, allein auf den Tod hin angelegten Lebensphase, sondern das Ende eines Lebens, in dem jede Phase ihre eigene, positive Wirklichkeit besitzt. Noch einmal: Das Leben realisiert sich in zeitlichen Gestalten; die Zeit des Lebens sind seine Zeiten. Zugleich ist der Tod, und mit ihm das Sterben, etwas, um das das ganze Leben weiß – in der Heideggerschen emphatischen Dramaturgie als „Sein zum Tode", in der lebensweltlichen Perspektive als Erfahrung der Endlichkeit und des Unverfügbaren.

3 Das Verfügbare und das Unverfügbare

Verfügen ist das geheime Stichwort der modernen Welt, die ich die *Leonardo-Welt* nenne. Es ist eine Welt, in der der Mensch seine und die Evolution seiner Umwelt in die eigene Hand, in seine wissenschaftliche und technische Hand genommen hat. Längst haben wir uns – auch jenseits der erwähnten Alpträume – an den Gedanken gewöhnt, daß sich – Stichworte sind etwa Gentechnik und Reproduktionsmedizin – die (biologische) Natur des Menschen ebenso verändern läßt wie die physische und die gesellschaftliche Welt. Alles scheint zu etwas Verfügbarem zu werden.

Dies aber ist ein Irrtum, der sich zu einem anthropologischen Irrtum auszuweiten beginnt. Tatsächlich siedelt auch in einer Leonardo-Welt neben allem Verfügbaren das dem Menschen nicht Verfügbare, das Unverfügbare. Damit ist

---

[22] Vgl. J. F. Fries, „The Compression of Morbidity".
[23] E. L. Schneider/J. M. Guralnik, „The Aging of America. Impact on Health Costs".
[24] Vgl. I. C. Siegler, „Developmental Health Psychology", 120.

nicht gemeint, daß wir vieles nicht können und wohl auch in Zukunft nicht können werden, z. B. die 100 Meter unter acht Sekunden laufen oder die Gedanken anderer lesen, sondern daß wir niemals alle Bedingungen unseres Seins und unseres Handelns so in der Hand haben werden, daß sie sich in das Verfügbare verwandelten. Im Gegenteil, die Wirklichkeit, „von der unser Handeln jeweils seinen Ausgang nimmt, ist stets unverfügbar so, wie sie ist"[25]. Daß der Mensch niemals alle Bedingungen seines Handelns in der Hand hat, schließt eben auch die Faktizität, die sein Leben, seine Gegenwart, seine Vorstellungen, Wünsche und Hoffnungen ausmacht, ein. Die Leonardo-Welt, die das Werk des Menschen ist, durchdringt zwar auch die individuelle Existenz, sie gehört zu den Bedingungen, unter denen der moderne Mensch lebt, doch bedeutet auch das nicht, daß sich das Unverfügbare in Verfügbares, eben Machbares, auflöst. An die Stelle eines als naturhaft empfundenen und gedeuteten Bedingungsgefüges ist lediglich (partiell) ein artifizielles Gefüge getreten. Die Grundsituation des Menschen, die sich vor allem in seinen Kontingenz- und Endlichkeitserfahrungen spiegelt, hat sich damit nicht verändert.

In diesem Zusammenhang empfiehlt sich – auch und gerade im Hinblick auf das Sterben als das Ende aller Verfügbarkeiten – die Unterscheidung zwischen einer absoluten und einer kontingent gegebenen Unverfügbarkeit. Während eine absolut gegebene Unverfügbarkeit den genannten Umstand bedeutet, daß eine gegebene Wirklichkeit zugleich die Grenze einer (theoretisch durchaus vorstellbaren) absoluten Verfügbarkeit darstellt, bestehen kontingent gegebene Unverfügbarkeiten in der Abhängigkeit allen menschlichen Handelns von selbst nicht herstellbaren Bedingungen seines Gelingens. Auch eine zweckrational geplante Handlungsstruktur[26] ist davon abhängig, daß eine gegebene Wirklichkeit „Raum gibt", daß sie „mitspielt", daß das als verfügbar Geplante sich nicht einer in der Planung liegenden Rationalität entzieht. Das (dem Willen und der Intention nach) Verfügbare verhält sich in diesem Falle wie etwas Unverfügbares, der geplante Handlungszusammenhang kommt nicht zustande. Das ist im übrigen der Punkt, an dem z. B. Kants Begriff des vernünftigen Glaubens[27] ansetzt. Dieser bildet nach Kant die Grundlage aller Moral. Er ist verfügbar in dem Sinne, daß er tatsächlich moralische Überzeugungen („moralische Gewißheit") trägt, unverfügbar in dem Sinne, daß er nicht selbst auf den Wegen und mit den Mitteln eines zweckrationalen Handelns herstellbar ist.

In der Philosophie tritt hier an die Stelle eines Willens zur unbedingten Verfügbarkeit der nunmehr auf die Vernunft bezogene Begriff der *Gelassenheit*: „Vernunft wird (...) *gelassen* dadurch, daß sie sich auf das hin orientiert, was, indem wir es tun, bereits gelungen und insofern unenttäuschbar ist, *auf das je*

---

[25] F. Kambartel, „Über die Gelassenheit. Zum vernünftigen Umgang mit dem Unverfügbaren", 92.
[26] Vgl. F. Kambartel, a.a.O., 92 f.
[27] I. Kant, „Was heißt: sich im Denken orientieren?", 277 (A 319 f.); vgl. ders., „Kritik der reinen Vernunft", 693 (B 856).

gegenwärtig mögliche vernünftige Handeln."²⁸ Das vernünftige Leben, das einem vernünftigen Glauben folgt, ist insofern immer das Leben „in der Gegenwart", nicht das sich seiner Zukunft sichere Leben. Verwiesen sei in diesem Zusammenhang auf klassische Positionen wie die Ethik des Aristoteles, in der derjenige vernünftig handelt, der in seinem Handeln – ganz gleich, wie es um dessen Erfolgsaussichten bestellt ist – einer ethisch bestimmten Klugheit folgt, oder das Handeln desjenigen, der „Gott vertraut" und insofern zwar (in einem konkreten Handlungskontext) enttäuscht, nicht aber in seinem das eigene Leben tragenden Glauben erschüttert werden kann.²⁹ Gelassen ist in diesem Sinne ein Leben, das in seinem gelingenden Charakter nicht von dem Gelingen seines Zukünftiges (in einem zweckrationalen Sinne) intendierenden Handelns abhängig ist, oder, in den Worten Friedrich Kambartels: „In einer *gelassenen* Praxis sind wir der unendlichen vergeblichen Anstrengung enthoben, über die unabänderlichen Bedingungen unseres Lebens (Handelns), über die anderen und über uns selbst zu verfügen."³⁰

Es ist klar, daß dies in einem eminenten Sinne auf eine Situation, nämlich die des Sterbens, zutrifft, in der alle Verfügbarkeiten zurücktreten, es nur noch eine „unabänderliche Bedingung" des Lebens gibt, den Tod – es sei denn, wir meinten, daß wir mit unseren Apparaten auch jenseits aller Grenzen, die das sterbende Leben durch sich selbst deutlich macht, Verfügbarkeiten aufrechtzuerhalten hätten. Das wäre dann in Wahrheit nicht die Verfügung des Sterbenden über das Leben, sondern die Verfügung der Welt über den Sterbenden.

4 Wem gehört das Sterben?

Der verfügende Gestus, mit dem die Welt über den Sterbenden zu herrschen sucht, kommt auch in der Verwandlung der Medizin zur High-Tech-Medizin zum Ausdruck. Diese folgt dem Gesetz der Leonardo-Welt, und sie hat ihren Preis. Er lautet Spezialisierung, Apparatisierung und Entpersönlichung des Arzt-Patienten-Verhältnisses. Spezialisierung führt aus der Sicht des Arztes in die „Zerlegung" des Patienten in seine Leiblichkeitsteile, aus der Sicht des Patienten in eine Aggregatvorstellung seiner selbst. Apparatisierung führt aus der Arzt- und Patientenperspektive noch einmal zu einem Maschinenbild des Menschen, in dessen Rahmen sich auch der gesunde Mensch nur noch als eine gut gehende Maschine versteht. Entpersönlichung folgt dieser Entwicklung und führt in die Anonymisierung von Krankheit, Heilung und Tod.

Am unbarmherzigsten kommt dies in der Intensivmedizin zum Ausdruck, insofern hier die Überantwortung des Patienten an den wissenschaftlichen und technischen Fortschritt, an die Leonardo-Welt, ihren definitiven Ausdruck findet. In der Intensivmedizin kompensiert die medizinische Technik den Ausfall lebens-

---

[28] F. Kambartel, „Über die Gelassenheit. Zum vernünftigen Umgang mit dem Unverfügbaren", 96.
[29] Ebd.
[30] A.a.O., 99.

notwendiger organischer Funktionen wie Herz-Kreislauf, Atmung und Niere. Sie überbrückt, wo diese Funktionen nur auf Zeit ausfallen, d. h. durch und nach der Intensivtherapie wieder aufgenommen werden können; sie wird zum tragischen Verlust aller Menschlichkeit der Medizin, wenn bereits irreparable Schäden eingetreten sind. Wo Letzteres vorliegt, verliert die Medizin ihren Sinn, der im Begriff der Heilung liegt, mehr noch, sie wendet sich gegen natürliche Prozesse, die in diesem Falle dem Menschen gegenüber nicht feindlich, sondern barmherzig wirken. Die Medizin berührt, anders als dies in ihrem Alltag der Fall ist, den Tod, indem sie diesem sein Recht verweigert – und dem Kranken, der eigentlich schon ein Toter ist, auch. Intensivmedizin und das Recht auf den eigenen Tod, über das allein wissenschaftlich oder medizinisch nicht entschieden werden kann, verbinden sich miteinander. Zugleich wird in dieser Verbindung die Menschlichkeit der Medizin auf eine dramatische, das Maschinenparadigma einer High-Tech-Medizin weit hinter sich lassende Weise angemahnt.

Der Autonomiegedanke, den wir der Aufklärung verdanken und der ein Recht auf Selbstbestimmung bedeutet, schließt auch das *Recht auf den eigenen Tod* ein. Das ist z. B. von dem Freiburger Mediziner Wolfgang Gerok prägnant und eindringlich hervorgehoben worden: „In einer freien Gesellschaft muß jeder frei sein, eine ärztliche Behandlung zu suchen, und ebenso frei, eine geplante oder begonnene Behandlung abzulehnen. Wenn ein unheilbarer, entscheidungsfähiger Patient durch therapeutische Maßnahmen nur eine Lebensspanne gewinnen kann, die er für nicht mehr lebenswert erachtet, so hat niemand das Recht, geschweige denn die Pflicht, ihm diese Selbstbestimmung zu verweigern und ihm das verweigerte Leben durch ärztliche Maßnahmen aufzuzwingen. Dies setzt freilich eine freie Entscheidung des vollständig informierten, d. h. über seinen Zustand aufgeklärten Patienten voraus. Es ist das Recht des Patienten, dem herannahenden Ende mit der Würde des Wissenden entgegenzutreten. Es ist sein Recht auf den eigenen Tod, das dem Grundrecht zum Leben komplementär ist."[31] Zum eigentlich *ethischen* Problem wird dieses Recht, wenn es von den Betroffenen nicht mehr wahrgenommen werden kann, also etwa dem unheilbaren Kranken im irreversiblen Koma. Das sensible Stichwort lautet passive Euthanasie.

Doch auch hier, auf dem vielleicht schwierigsten Felde der Medizin, auf dem sich Wissenschaft, Medizin und Ethik konflikthaft begegnen und häufig Glaubens- und Weltanschauungskriege ausgefochten werden, ist mittlerweile, nicht nur im Blick auf das Sterbehilfegesetz in den Niederlanden, größere Klarheit eingekehrt. So erfolgt z. B. in den im Juli 1995 veröffentlichten Schweizer „Medizinisch-Ethischen Richtlinien für die ärztliche Betreuung sterbender und zerebral schwerstgeschädigter Patienten" eine Rechtfertigung passiver Euthanasie im Hinblick auf das Unterlassen nicht mehr gebotener, da unverhältnismäßiger ärztlicher Maßnahmen zur Lebenserhaltung. Dies schließt auch einen Behandlungsabbruch im so genannten vegetativen Zustand ein. Die Bedeutung dieses Schrittes wird erkennbar, wenn man sich klarmacht, daß in der Regel noch im-

---

[31] W. Gerok, „Erkenntnissuche und Handeln in der Medizin – Möglichkeiten und Grenzen", 215.

mer der Eintritt des Hirntods die Rechtfertigungsbasis für einen Behandlungsabbruch darstellt. Das aber ist für den „behandelnden" Arzt eine wenig hilfreiche Regelung; sie läßt ihn mit dem bewußtlosen, nicht-regenerierfähigen Patienten allein.[32] Und dieses Alleinsein kann mit den wachsenden Möglichkeiten und Fähigkeiten der technischen Medizin lange währen. Der Arzt fragt und die Gesellschaft schweigt, weil sie sich in vieler Hinsicht als unfähig erweist, den ethischen Dialog mit der Wissenschaft und der Medizin zu führen.

Das betrifft im Grunde schon die Unterscheidung zwischen aktiver und passiver Sterbehilfe. Diese Unterscheidung schafft nur eine Scheinklarheit. So hat Dieter Birnbacher darauf aufmerksam gemacht, daß auf der einen Seite „nicht alle Formen von passiver Sterbehilfe, d. h. Sterbehilfe, die im wesentlichen auf Verzicht oder auf Beendigung von lebensverlängernden Maßnahmen beruhen, (...) per se ethisch unproblematisch (sind), vor allem dann nicht, wenn sie erfolgen, ohne daß der Patient seine Zustimmung gegeben hat", und daß auf der anderen Seite „nicht alle Formen der Lebensverkürzung, die ein Tun auf Seite eines Arztes oder eines Helfers beinhalten, als von vornherein unzulässig (gelten), insbesondere dann nicht, wenn die Leidenslinderung nicht auf die Beschleunigung des Todes zielt, sondern diesen nur billigend in Kauf nimmt", was seit langem zulässig ist.[33] Das gleiche gilt für die Unterscheidung zwischen Palliativmedizin und Sterbehilfe, insofern auch palliative Maßnahmen zur Sterbehilfe werden, wenn sie den Verzicht auf lebensverlängernde Maßnahmen nach sich ziehen, und Sterbehilfe in den meisten Fällen doch nichts anderes als eine andere Form der Leidensminderung ist.[34] Dabei rede ich hier nicht einer sich aufdrängenden und verführerischen Analogie zwischen Geburtshilfe und Sterbehilfe das Wort. Damit würde nicht nur eine falsche Symmetrie zwischen Auf-die-Welt-Kommen und Aus-der-Welt-Gehen eingeführt, sondern auch das Expertenmodell, dem unsere Gesellschaft so bereitwillig auf allen Ebenen des privaten und des öffentlichen Lebens folgt und das Ausdruck einer technischen Kultur ist, in die sich die modernen Gesellschaften zunehmend verwandeln, unüberlegt auf Leben und Sterben übertragen. Anders ausgedrückt: Der gute Geist schütze uns vor Experten des Sterbens, also säkularisierten Todesengeln und ihren Handbüchern.

Recht auf den eigenen Tod, das heißt auf dem Hintergrund der Idee eines selbstbestimmten Lebens immer: Recht auf einen *selbstbestimmten* Tod. Recht hier nicht im rechtlichen, kodifizierten oder (im engeren) ethischen Sinne verstanden, sondern als Konsequenz aus dem Begriff der Selbstbestimmung selbst. Dieser bezieht sich – ganz gleich, ob man dabei z. B. an Sokrates oder Kant und damit an die anthropologischen Imperative der griechischen oder der europäischen Aufklärung denkt – auf das ganze Leben; er bezeichnet das, was uns als vernünftige Wesen ausmacht. Und dies nicht partikular, als Maxime von eingeschränkter Gültigkeit, und nicht auf Zeit in dem Sinne, daß Selbstbestimmung

---

[32] Vgl. H.-B. Wuermeling, „Zuletzt ist der Arzt immer allein".
[33] „Probleme um die Sterbehilfe. Eine Diskussion zwischen Dieter Birnbacher und Anselm W. Müller", 116.
[34] D. Birnbacher, a.a.O.

selbst eine zeitliche Grenze hätte, sondern universell, als Ausdruck des universellen Wesens des Menschen.

Das Recht auf den selbstbestimmten Tod, fundiert im Begriff der Selbstbestimmung, wäre so verstanden das Recht auf den *eigenen* Tod. Auch dieser ist Ausdruck des selbstbestimmten Wesens des Menschen, in letzter Konsequenz. Denn Selbstbestimmung bedeutet immer auch Grenzen, selbstbestimmte Grenzen setzen; und der Tod ist die äußerste Grenze. Der selbstbestimmte Wille begrenzt sich selbst. Der Gegensatz eines selbstbestimmten Willens aber ist die *Natur*. Wir wählten, wenn wir uns nicht auch in dieser äußersten Situation selbst bestimmten, nicht uns selbst, sondern die Natur. Der Mensch hörte auf, Mensch zu sein, nicht weil er die Ethik hinter sich ließe, aufhörte, ein moralisches Wesen zu sein, sondern weil er sich als selbstbestimmtes Wesen aufgäbe. Und zu diesem Recht auf den selbstbestimmten Tod gehört auch die Entscheidung, sich *helfen* zu lassen. Eine derartige Entscheidung kann selbstverständlich auch vorweggenommen werden, d. h. hier: dem Sterben vorweggenommen, wirklich selbstbestimmt getroffen werden. Im Eintrittsfalle, das wissen wir alle (und darauf macht auch Gerok aufmerksam), ist sie oft nicht mehr möglich oder wird sie als freie Entscheidung unerkennbar.

Was heißt Helfen, wo Heilen nicht mehr möglich ist? Es ist allemal ein *Helfen zum Tod*, ganz gleich, ob es den Tod noch einmal, für begrenzte Zeit, aufzuhalten sucht oder ihn näher bringt, d. h. sein Eintreten beschleunigt. In beiden Fällen – und das wird zur entscheidenden ethischen Frage – kann dieses Letzte, das die Medizin für den Sterbenden zu tun vermag, aus der Sicht des Sterbenden selbstbestimmt oder fremdbestimmt sein. *Selbstbestimmt*, das heißt: Was immer der Arzt in dieser Situation tut – Aufhalten oder Beschleunigen –, stimmt mit seinem Willen, dem Willen des Sterbenden überein. *Fremdbestimmt*, das heißt: Es gilt nur noch der Wille des Arztes oder – und darauf wird sich der Arzt im Regelfalle beziehen – der Wille des Gesetzgebers. So ist der Sterbende in seiner letzten Stunde (und den Stunden davor) in doppeltem Sinne allein: entweder mit seinem Willen, den nun andere realisieren, oder mit einem fremden Willen, der handelt, ohne zu fragen.

Und das, weil er oft auch gar nicht fragen kann bzw. sein Fragen ohne Antwort bleibt. Ohne Antwort, weil der Sterbende nicht mehr zu antworten vermag, weil er aufgehört hat, ein *dialogisches Wesen*, dieses definiert über symmetrische Verhältnisse in Kommunikationszusammenhängen, zu sein. Der Sterbende schweigt, weil seine Natur, die er als vernünftiges Wesen ist, schweigt. In diesem Falle ist Fremdbestimmung unvermeidlich. Die ethische Situation wechselt von der Seite des Sterbenden auf die Seite der das Sterben Begleitenden. Das ist der Arzt, das ist die ärztliche Kunst, das sind alle, vor allem die Angehörigen, die dem Sterbenden nahe sind. Hilfe wird hier zum letzten Dienst des Lebens am fremden Tod.

Welche Regeln, welche Normen, welche Moral und, mittelbar, welche Ethik sollen hier gelten? Im Grunde geht es hier immer auch um die Alternative zwischen dem allgemeinen und dem individuellen Tod. Welcher Tod wird hier gestorben? Wem gehört das Sterben?

Die Frage so stellen, bedeutet, sie – wenn nicht in jenem allgemeinen Sinne, in dem hier von Selbstbestimmung die Rede war – unbeantwortbar machen. Deshalb ist sie aber nicht sinnlos. Sie macht deutlich, daß es hier nicht nur einen Aspekt gibt. *Das Sterben gehört dem Sterbenden?* Damit ist gemeint, daß das Sterben Teil eines individuellen Lebens ist. Im Tod sterben nicht alle, sondern stirbt der Einzelne. Er stirbt seinen eigenen Tod. Deshalb gehört ihm auch sein Sterben. *Das Sterben gehört der Medizin?* Damit ist gemeint, daß es kein medizinfreies Sterben mehr gibt. Der Arzt ist, wenn es dem Ende zugeht, allgegenwärtig, und die medizinische Kunst auch. Man muß nicht gleich an die moderne Apparatemedizin, vor allem, wie zuvor erwähnt, im Intensivfalle, denken, um zu wissen, was hier gemeint ist. Die Medizin wirft einen langen Schatten, unter dem alles Sterben steht. *Das Sterben gehört der Gesellschaft?* Die Gesellschaft regelt mit ihren Gesetzen nicht nur das Leben, sondern auch den Tod, damit auch das Sterben. Sie hat Institutionen geschaffen, denen niemand entgeht, auch nicht im Sterben. Sie macht die ethische Frage zur rechtlichen Frage und nimmt ihr damit alle Spielräume, auch die eines individuellen selbstbestimmten Wesens. Die gesellschaftliche Selbstbestimmung, die in der Demokratie zu ihrem Wesen findet bzw. diesem Ausdruck verschafft, wendet sich im Falle des Todes und des Sterbens zum Tode gegen das selbstbestimmte Individuum. Die Gesellschaft läßt nicht los, auch nicht den Sterbenden. *Das Sterben gehört Gott?* Damit ist gemeint, daß das Sterben niemandem gehört, weder dem Sterbenden, noch der Medizin, noch der Gesellschaft. Das Sterben steht am Rande der Welt, es ist – in jedem individuellen Fall – das Ende der Welt. Deshalb gehört es der Welt nicht, weder dem Sterbenden, noch der Medizin, noch der Gesellschaft. Das Sterben ist Ausdruck des schlechterdings Unverfügbaren. Dafür aber sagen wir Gott; dafür steht Gott.

Das Sterben gehört dem Sterbenden, ohne den Charakter der Unverfügbarkeit, des Unverfügbaren zu verlieren. Die Medizin und die Gesellschaft sind dem Sterbenden nah, aber dieser gehört ihnen nicht. Das ist vielleicht der äußerste Ausdruck der Idee der Selbstbestimmung, und es ist wohl die einzig angemessene Weise, die Würde des Menschen und sein Sterben zusammenzudenken. Es wäre fatal und verkehrte den Würdebegriff geradezu in sein Gegenteil, wenn der Wunsch, in Würde zu sterben, als krankhafter Wille zur Selbsttötung gedeutet und damit – im Sinne einer Herrschaft der Gesellschaft über den Sterbenden – am Ende noch kriminalisiert würde.[35] Die Menschenwürde wird schließlich nicht dadurch verletzt, daß ein Mensch, Träger dieser Würde, in Würde sterben will, sondern dadurch, daß man ihm diesen würdevollen, nämlich Würde bewahrenden Wunsch bzw. dessen Realisierung verweigert. Sterben in einer humanen Gesellschaft – das ist so verstanden ein Sterben in Würde in einer Gesellschaft, die sich weder an die Stelle des selbstbestimmten Willens des Sterbenden noch an die Stelle des Unverfügbaren zu setzen sucht und eben darin ihren humanen Charakter gewinnt.

---

[35] Vgl. W. Uhlenbruck, „Der Wille des Sterbenden".

Literatur

Brooks, Rodney A.: „Das Fleisch und die Maschine. Wie die neuen Technologien den Menschen verändern werden", *Frankfurter Allgemeine Zeitung* (FAZ), 4.9.2000, Nr. 205, 49.

Descartes, René: *Oeuvres*, I–XII, ed. Ch. Adam/P. Tannery, Paris 1897–1910, XI, 120.

Finch, Caleb E.: *Longevity, Senescence, and the Genome*, Chicago 1990.

Fries, James F.: „The Compression of Morbidity", *Milbank Memorial Fund Quarterly*, 61 (1983), 397–419.

Gehlen, Arnold: *Urmensch und Spätkultur. Philosophische Ergebnisse und Aussagen*, Bonn 1956.

— *Anthropologische Forschung. Zur Selbstbegegnung und Selbstentdeckung des Menschen*, Reinbek b. Hamburg 1961.

— *Der Mensch. Seine Natur und seine Stellung in der Welt* (1940), 9. Aufl., Wiesbaden 1972.

Gerok, Wolfgang: „Erkenntnissuche und Handeln in der Medizin – Möglichkeiten und Grenzen". In: Berlin-Brandenburgische Akademie der Wissenschaften. *Jahrbuch 1995*, Berlin 1996.

Gethmann, Carl Friedrich: „Heilen: Können und Wissen. Zu den philosophischen Grundlagen der wissenschaftlichen Medizin". In: J. P. Beckmann (Hg.), *Fragen und Probleme einer medizinischen Ethik*, Berlin/ New York 1995, 86–90.

— „Phasenhaftigkeit und Identität menschlicher Existenz. Zur Kritik einiger Visionen vom Altern, in: Biomolecular Aspects of Aging – The Social and Ethical Implications". In: Max-Planck-Gesellschaft/Ernst Schering Research Foundation: Forum im Harnack-Haus, Berlin 8.–9. Dezember 2000, München 2002 (Max Planck Forum 4), 50–61.

— „Anthropologische und ethische Grundlagen" (mit J. Mittelstraß), in: C. F. Gethmann u. a., *Gesundheit nach Maß? Eine transdisziplinäre Studie zu den Grundlagen eines dauerhaften Gesundheitssystems*, Berlin 2004, 9–73.

Hayflick, Leonard: „Biological Aging Theories". In: G. L. Maddox (ed.), *The Encyclopedia of Aging*, New York 1987, 64–68.

Joy, Bill: „Warum die Zukunft uns nicht braucht. Die mächtigsten Technologien des 21. Jahrhunderts – Robotik, Gentechnik und Nanotechnologie – machen den Menschen zur gefährdeten Art", *Frankfurter Allgemeine Zeitung* (FAZ), 6.6.2000, Nr. 130, 49–51.

Kambartel, Friedrich: „Über die Gelassenheit. Zum vernünftigen Umgang mit dem Unverfügbaren". In: ders., *Philosophie der humanen Welt. Abhandlungen*, Frankfurt a.M. 1989.

Kant, Immanuel: „Kritik der reinen Vernunft". In: *Werke in sechs Bänden*, hg. v. W. Weischedel, Darmstadt 1958, Bd. II.

- „Was heißt: sich im Denken orientieren?" In: *Werke in sechs Bänden*, hg. v. W. Weischedel, Darmstadt 1958, Bd. III.
- Kurzweil, Ray: „Der Code des Goldes", *Frankfurter Allgemeine Zeitung* (FAZ), 17.6.2000, Nr. 139, 49.
- Lorenz, Kuno: *Einführung in die philosophische Anthropologie*, Darmstadt 1990.
- Mittelstraß, Jürgen: „Zeitformen des Lebens". In: P. B. Baltes/ J. Mittelstraß (Hg.), *Zukunft des Alterns und gesellschaftliche Entwicklung*, Berlin/New York 1992, 386–407.
- „The Future of Ageing", *European Review: Interdisciplinary Journal of the Academia Europaea*, 10 (2002), 345–355.
- Plessner, Helmuth: *Die Stufen des Organischen und der Mensch. Einleitung in die philosophische Anthropologie*, Berlin/Leipzig 1928.
- „Probleme um die Sterbehilfe. Eine Diskussion zwischen Dieter Birnbacher und Anselm W. Müller", *Information Philosophie*, 30 (2002), H. 2.
- Rentsch, Thomas: „Philosophische Anthropologie und Ethik der späten Lebenszeit". In: P. B. Baltes/ J. Mittelstraß (Hg.), *Zukunft des Alterns und gesellschaftliche Entwicklung*, Berlin/ New York 1992 (Akademie der Wissenschaften zu Berlin. Forschungsbericht 5), 283–304.
- Scheler, Max: *Die Stellung des Menschen im Kosmos*, Darmstadt 1927.
- Schneider, Edward L./ Guralnik, Jack M.: „The Aging of America. Impact on Health Costs", *Journal of the American Medical Association*, 263 (1990), 2335–2340.
- Siegler, Ilene C.: „Developmental Health Psychology". In: M. Storandt/ G. R. VandenBos (eds.), *The Adult Years. Continuity and Change*, Washington D. C. 1989.
- Uhlenbruck, Wilhelm: „Der Wille des Sterbenden", *Frankfurter Allgemeine Zeitung* (FAZ), 3.4.2002, Nr. 77, 13.
- Weizsäcker, Victor v.: *Der Arzt und der Kranke. Stücke einer medizinischen Anthropologie*, hg. v. P. Achilles u. a., Frankfurt a. M. 1987 (= Gesammelte Werke V).
- Wuermeling, Hans-Bernhard: „Zuletzt ist der Arzt immer allein", *Frankfurter Allgemeine Zeitung* (FAZ), 10.8.1995, Nr. 184, 27.

Klaus Kutzer

Die gegenwärtige Rechtslage der Behandlung Schwerstkranker bei irreversiblen Schäden

Das Thema umfasst den weiten Bereich der Sterbehilfe, zu dem auch die Behandlung im Vorfeld des eigentlichen Sterbeprozesses gerechnet wird. In Deutschland gibt es keine gesetzliche Regelung des Arztrechts und damit auch keine Regelung der Sterbehilfe. Es gibt lediglich eine Strafvorschrift, welche die Tötung auf Verlangen in § 216 StGB mit Freiheitsstrafe von sechs Monaten bis zu fünf Jahren bedroht. Die Juristen streiten darüber, ob wir eine gesetzliche Regelung der Sterbehilfe brauchen. Der im September 2000 in Leipzig veranstaltete 63. Deutsche Juristentag hat sich mit dieser Thematik befasst und mit unterschiedlichen Mehrheiten umfangreiche Thesen verabschiedet. Da diese Thesen kein geltendes Recht schaffen, müssen wir uns vorerst mit den fragmentarischen Ergebnissen der Rechtsprechung begnügen, wenn wir die rechtlichen Rahmenbedingungen, innerhalb derer ärztliche und pflegerische Sterbebegleitung sich vollzieht, ermitteln wollen.

1 Das Selbstbestimmungsrecht des Patienten

Ausgangspunkt jeder Überlegung, wie weit ärztliches Handeln und Unterlassen gehen darf, ist das grundrechtlich abgesicherte Selbstbestimmungsrecht des Patienten. Noch so gut gemeintes paternalistisches Handeln der Ärzte, das sich über den rechtlich erheblichen Willen des Patienten hinwegsetzt, ist mit dem Grundrecht des Art. 2 Abs. 2 des Grundgesetzes auf körperliche Unversehrtheit nicht vereinbar und in der Regel als Körperverletzung strafbar. Das Bundesverfassungsgericht hat schon 1979 ausgeführt: „Das Verhältnis zwischen Arzt und Patient ist ... weit mehr als eine juristische Vertragsbeziehung ... Weit mehr als sonst in den sozialen Beziehungen des Menschen fließt im ärztlichen Berufsbereich das Ethische mit dem Rechtlichen zusammen ... Die Beachtung des Selbstbestimmungsrechts des Patienten ist wesentlicher Teil des ärztlichen Aufgabenbereichs ... Verlangt werden muss, soweit möglich, der auch von Seiten des Patienten mitverantwortlich geführte Dialog, soll nicht im Hinblick auf die Folgen beruflicher Haftung ... die Tätigkeit des Arztes in eine Defensivrolle gedrängt werden, die dem Sozialauftrag der Medizin nicht mehr gerecht werden kann."[1]

Der 4. Strafsenat des Bundesgerichtshofs hat schon 1957 ausgesprochen,[2] dass selbst ein lebensgefährlich Kranker triftige und sowohl menschlich wie sittlich achtenswerte Gründe haben kann, eine Operation abzulehnen, auch wenn er durch sie und nur durch sie von seinem Leiden befreit werden könnte. Der VI. Zivilsenat des Bundesgerichtshofs hat dies 1984 wie folgt formuliert: „Das Selbstbestimmungsrecht des Patienten schützt auch eine Entschließung, die aus medizinischen Gründen unvertretbar erscheint."[3]

Aus dem grundrechtlich verbürgten Selbstbestimmungsrecht des Patienten folgt also auch für die ärztliche Behandlung des dem Tode geweihten Menschen, und zwar unabhängig davon, ob der Tod unmittelbar bevorsteht oder nicht, dass jeder ärztliche Eingriff in die körperliche Integrität des Patienten, der von diesem nicht oder nicht mehr gewollt wird, rechtswidrig ist. Die – auch in Form einer konkretisierten Patientenverfügung vorweg – erteilte oder versagte Einwilligung ist maßgeblich, wenn der Patient einwilligungsfähig und über die Bedeutung des Eingriffs hinreichend aufgeklärt ist.

Ist der Patient zur Abgabe einer den rechtlichen Erfordernissen genügenden Einwilligung nicht in der Lage, so kommt es für das ärztliche Handeln auf die Einwilligung des Vertreters des Patienten an. Vertreter des Patienten kann sein der vom Vormundschaftsgericht bestellte Betreuer in gesundheitlichen Angelegenheiten oder der vom geschäftsfähigen Patienten durch eine schriftliche Vollmacht bestellte Bevollmächtigte. Die Befugnis des potenziellen Patienten zur Erteilung einer sogenannten Vorsorgevollmacht auch in gesundheitlichen Angelegenheiten, Gesundheitsvollmacht genannt, ist nach dem Inkrafttreten des Betreuungsrechtsänderungsgesetzes[4] am 1. Januar 1999 nicht mehr in Frage gestellt. Die rechtliche Institution der Betreuung und des vom Vormundschaftsgericht zu bestellenden Betreuers ist unter Ärzten allgemein bekannt. Dagegen ist die neu geschaffene Rechtsfigur des privatrechtlichen Gesundheitsbevollmächtigten unter Ärzten und Patienten noch vielfach unbekannt. Die Vollmacht muss schriftlich erteilt sein, braucht aber nicht notariell beurkundet oder beglaubigt zu werden. Soll die Vollmacht auch die Bevollmächtigung zur Entscheidung über ärztliche Maßnahmen einschließen, die zum Tode des Vollmachtgebers oder zu schweren und länger dauernden gesundheitlichen Schäden führen können, muss die Vollmacht diese Maßnahmen ausdrücklich umfassen. Dies ergibt sich aus § 1904 Abs. 2 BGB. Das Bayerische Staatsministerium der Justiz schlägt in einer im April 2001 herausgegeben Broschüre u. a. folgenden Wortlaut vor:

> „Die Vertrauensperson darf in allen Angelegenheiten der Gesundheitssorge entscheiden, ebenso über alle Einzelheiten einer ambulanten oder (teil-)stationären Pflege. Sofern ich eine Patientenverfügung

---
[1] *Bundesverfassungsgericht* (BVerfGE), 52, 131, 169 f.
[2] *Entscheidungen des Bundesgerichtshofes in Strafsachen* (BGHSt), 11, 111, 114.
[3] *Entscheidungen des Bundesgerichtshofes in Zivilsachen* (BGHZ), 90, 103, 111.
[4] *Bundesgesetzblatt* (BGBl), I, 1580.

erstellt habe, muss diese beachtet werden. Die Vertrauensperson darf insbesondere in sämtliche Maßnahmen zur Untersuchung des Gesundheitszustandes und in Heilbehandlungen einwilligen, auch wenn ich an einer solchen Behandlung sterben könnte oder einen schweren und länger dauernden gesundheitlichen Schaden erleiden könnte (§ 1904 Abs. 1 BGB). Sie darf die Einwilligung zum Unterlassen oder Beenden lebensverlängernder Maßnahmen erteilen. Sie darf Krankenunterlagen einsehen und deren Herausgabe an Dritte bewilligen. Ich entbinde alle mich behandelnden Ärzte und nichtärztliches Personal gegenüber meiner bevollmächtigten Vertrauensperson von der Schweigepflicht."

Der wirksam schriftlich Bevollmächtigte entscheidet ebenso wie der vom Vormundschaftsgericht bestellte Betreuer für den Patienten mit den Arzt bindender Wirkung. Dem Arzt ist dann der Rückgriff auf einen von ihm angenommenen davon abweichenden mutmaßlichen Willen des Patienten versagt. Der Bevollmächtigte ist allerdings ebenso wie der Betreuer gehalten, bei seiner Entscheidung dem mutmaßlichen Willen des Betreuten bzw. Vollmachtgebers Rechnung zu tragen. Hat der Arzt Zweifel an der patientengerechten Ausübung der Betreuung oder Bevollmächtigung, so muss er versuchen, den Vertreter des Patienten zu überzeugen, und notfalls das Vormundschaftsgericht zwecks Überprüfung des Vertreterhandelns einschalten, darf sich aber nicht aus eigenem Recht über den Willen des Vertreters des Patienten hinwegsetzen. Bezieht sich die für den Patienten abgegebene Erklärung des Bevollmächtigten oder Betreuers auf ärztliche Maßnahmen, bei denen die begründete Gefahr besteht, dass der Patient aufgrund der Maßnahme stirbt oder einen schweren und länger dauernden gesundheitlichen Schaden erleidet, so bedarf die Entscheidung des Bevollmächtigten oder Betreuers der Genehmigung des zuständigen Vormundschaftsgerichts. Ob die Einschaltung des Vormundschaftsgerichts auch bei der Beendigung lebenserhaltender Maßnahmen im Vorfeld der Sterbephase – z. B. bei der Einstellung der künstlichen Ernährung von Wachkoma-Patienten – erforderlich ist, ist in der Rechtsprechung noch nicht abschließend geklärt.[5] Der 1. Strafsenat des Bundes-

---

[5] Inzwischen hat der XII. Zivilsenat des Bundesgerichtshofes auf Vorlage des Oberlandesgerichtes Schleswig am 17. März 2003 folgendes entschieden (*Neue Juristische Wochenzeitschrift*, 2003, 1588): „a) Ist der Patient einwilligungsfähig und hat sein Grundleiden einen irreversiblen tödlichen Verlauf angenommen, so müssen lebenserhaltende oder -verlängernde Maßnahmen unterbleiben, wenn dies seinem zuvor – etwa in Form einer sog. Patientenverfügung – geäußerten Willen entspricht. Dies folgt aus der Würde des Menschen, die es gebietet, sein in einwilligungsfähigem Zustand ausgeübtes Selbstbestimmungsrecht auch dann noch zu respektieren, wenn er zu eigenverantwortlichem Entscheiden nicht mehr in der Lage ist. Nur wenn ein solcher erklärter Wille des Patienten nicht festgestellt werden kann, beurteilt sich die Zulässigkeit solcher Maßnahmen nach dem mutmaßlichem Willen des Patienten, der dann individuell – also aus dessen Lebensentscheidungen, Wertvorstellungen und Überzeugungen – zu ermitteln ist. b) Ist für einen Patienten ein Betreuer bestellt, so hat dieser dem Patientenwillen gegenüber Arzt und Pflegepersonal in eigener rechtlicher Verantwortung und nach Maßgabe des § 1901 BGB Ausdruck und Geltung zu verschaffen. Seine Einwilligung in eine ärztlicherseits angebotene lebenserhaltende oder -verlängernde Behandlung kann der

gerichtshofes[6] und das Oberlandesgericht Frankfurt[7] halten die Genehmigung für erforderlich, während viele Landgerichte und Amtsgerichte die Auffassung vertreten, dass eine Rechtsgrundlage dafür fehle, dass sie ermächtigt seien, durch die Erteilung oder Versagung einer Genehmigung über Tod oder Leben des Patienten zu entscheiden.

In dem Streit der Gerichte kommt einer neuen Entscheidung des Oberlandesgerichts Karlsruhe vom 29. Oktober 2001 eine besondere Bedeutung zu, weil der Beschluss besonders sorgfältig und unter Auseinandersetzung mit den bisher vertretenen verschiedenen juristischen Meinungen ausführlich begründet worden ist. Worum ging es?

Der 65 Jahre alte Betroffene erlitt am 2.8.1996 eine Lungenembolie mit Herzkreislaufstillstand. Seit der sofort durchgeführten Notoperation befand er sich in einem Wachkoma (sog. apallisches Syndrom). Vom Koma abgesehen, war sein Zustand, der seit über fünf Jahren unverändert war, stabil. Er konnte hören, aber nicht kommunizieren. Er wurde in einem Heim gepflegt. Ernährt wurde er über eine Magensonde durch die Bauchdecke. Eine eigenständige Nahrungsaufnahme war ihm nicht möglich. Er atmete selbständig, hatte jedoch eine Tracheal-Kanüle. Das Vormundschaftsgericht hatte seine Ehefrau als Betreuerin bestellt, auch für den Bereich der Gesundheitsfürsorge. Am 20.9.2000 stellte sie den Antrag, ihr eine vormundschaftsgerichtliche Genehmigung dahingehend zu erteilen, dass es ihr erlaubt sei, die künstliche Ernährung des Betroffenen einzustellen bzw. einstellen zu lassen. Das Amtsgericht und das Landgericht haben die Erteilung einer Genehmigung abgelehnt, weil der Abbruch der Ernährung, um den Patienten sterben zu lassen, nicht genehmigungsfähig sei. Auf die Beschwerde des Verfahrenspflegers hat das Oberlandesgericht Karlsruhe die Entscheidungen der Vorinstanzen aufgehoben und folgende Auffassung vertreten:

1. Die Einwilligung in den Abbruch der künstlichen Ernährung bzw. der Widerruf der Einwilligung in die künstliche Ernährung mit der sicheren Folge des Todes des Patienten ist eine Entscheidung, die dem Betreuer übertragen werden kann und die dem Aufgabenbereich der Gesundheitsfürsorge unterfällt. – Diese Klarstellung erscheint mir wichtig, weil bisher mehrere Gerichte die Auffassung vertreten haben, die Gesundheitsfürsorge erfasse niemals Maßnahmen, die zum sicheren Tode führten, da dies mit der Fürsorge um die Gesundheit des Betreuten nichts zu tun habe. Dieser Argumentation erteilt das Oberlandesgericht Karlsruhe, wie ich meine, mit Recht eine Absage.

Betreuer jedoch nur mit Zustimmung des Vormundschaftsgerichts wirksam verweigern. Für eine Einwilligung des Betreuers und eine Zustimmung des Vormundschaftsgerichts ist kein Raum, wenn ärztlicherseits eine solche Behandlung oder Weiterbehandlung nicht angeboten wird – sei es dass sie von vornherein medizinisch nicht indiziert, nicht mehr sinnvoll oder aus sonstigen Gründen nicht möglich ist. Die Entscheidungszuständigkeit des Vormundschaftsgerichts ergibt sich nicht aus einer analogen Anwendung des § 1904 BGB, sondern aus einem unabweisbaren Bedürfnis des Betreuungsrechts."

[6] *Entscheidungen des Bundesgerichtshofes in Strafsachen* (BGHSt), 40, 257, 261 f.
[7] *Neue Juristische Wochenzeitschrift* (NJW), 1998, 2747.

2. Das Vormundschaftsgericht muss im Wege der Amtsermittlung feststellen, also sich davon überzeugen, dass der Betreute unfähig ist, seinen Willen zu äußern (krankheitsbedingte Entscheidungsunfähigkeit), sein Zustand nach ärztlicher Erfahrung mit hoher Wahrscheinlichkeit irreversibel ist und sein mutmaßlicher Wille dahin geht, nicht länger behandelt und künstlich ernährt zu werden, sondern dem natürlichen Gang der Dinge seinen Lauf zu lassen. An die Voraussetzungen für die Annahme eines solchen mutmaßlichen Einverständnisses des entscheidungsunfähigen Betroffenen sind im Interesse des Schutzes menschlichen Lebens in tatsächlicher Hinsicht strenge Anforderungen zu stellen. – Dass das Oberlandesgericht eine hohe Wahrscheinlichkeit der Irreversibilität des Krankheitszustandes genügen lässt und nicht mehr die Sicherheit der Irreversibilität verlangt, erscheint mir für die Praxis besonders wichtig. Denn Ärzte trauen sich in den angesprochenen Fällen meistens nicht, mit Sicherheit oder mit an Sicherheit grenzender Wahrscheinlichkeit eine, wenn auch nur geringfügige Besserung auszuschließen.

Der Rückgriff auf den vom Arzt in eigener Verantwortung zu ermittelnden mutmaßlichen Willen des Patienten kommt erst dann in Frage, wenn weder aktuell bindende Erklärungen des Patienten noch solche seines gesetzlichen oder rechtsgeschäftlich bestellten Vertreters vorliegen oder rechtzeitig, gegebenenfalls unter Einschaltung des Vormundschaftsgerichts, beschafft werden können. Erst und nur bei der Ermittlung des mutmaßlichen Willens gewinnt für den Arzt die Befragung einer Vertrauensperson des Patienten, die nicht dessen förmlicher Vertreter ist, Bedeutung.

Der 5. Strafsenat des Bundesgerichtshofes hat in dem Urteil vom 4. Oktober 1999 zum mutmaßlichen Willen ausgeführt:

„Die mutmaßliche Einwilligung bildet einen eigenständigen Rechtfertigungsgrund (für ärztliches Handeln). Im Hinblick auf den Vorrang des Selbstbestimmungsrechts ist der Inhalt des mutmaßlichen Willens in erster Linie aus den persönlichen Umständen des Betroffenen, aus seinen individuellen Interessen, Wünschen, Bedürfnissen und Wertvorstellungen zu ermitteln ... Liegen keine Anhaltspunkte dafür vor, dass sich der Patient anders entschieden hätte, wird allerdings davon auszugehen sein, dass sein (hypothetischer) Wille mit dem übereinstimmt, was gemeinhin als normal und vernünftig angesehen wird."[8]

Für die Ermittlung des mutmaßlichen Willens sind insbesondere auch Patientenverfügungen, oft auch Patiententestamente genannt, wichtig. In einer Patientenverfügung kann der potentielle Patient schriftlich im Voraus für den Fall der eigenen Entscheidungsunfähigkeit seinen Willen zu Art und Weise einer

---

[8] *Entscheidungen des Bundesgerichtshofes in Strafsachen* (BGHSt), 45, 219, 221.

ärztlichen Behandlung niederlegen. Bei einem späteren Verlust der Entscheidungsfähigkeit kann mit Hilfe der Patientenverfügung auf den Patientenwillen hinsichtlich einer in Betracht kommenden ärztlichen Maßnahme geschlossen werden. Patientenverfügungen binden Bevollmächtigte, Betreuer, Arzt und Vormundschaftsgericht um so eher, je konkreter sie auf die jeweilige Entscheidungssituation bezogen sind. In der Regel darf von ihnen nur abgewichen werden, wenn bestimmte Umstände dafür erkennbar sind, dass sie der Patient in der Entscheidungssituation nicht mehr gelten lassen würde, z. B. weil sich dies aus verbalen oder nonverbalen Äußerungen unmittelbar vor Eintritt seiner Entscheidungsunfähigkeit entnehmen lässt oder weil inzwischen neue Medikamente oder Verfahren zur Verfügung stehen, die dem Patienten bei der Abfassung seiner Verfügung noch nicht bekannt waren und deren Anwendung er wahrscheinlich gewünscht hätte.

Wie wichtig die Ausrichtung des ärztlichen Handelns nicht an eigenen ärztlichen Beurteilungsmaßstäben, sondern grundsätzlich an dem Willen des über die Bedeutung und Tragweite der medizinischen Maßnahme aufgeklärten Patienten ist, wird daran deutlich, dass auch in der Charta der Grundrechte der Europäischen Union, die Ende 2000 in Nizza von den Ministerpräsidenten der EU proklamiert worden ist, ein eigener Artikel den biomedizinischen Grundrechten gewidmet ist. Art. 3 der Grundrechte-Charta der EU betrifft das Recht auf körperliche und geistige Gesundheit. Dessen Absatz 2 lautet auszugsweise: „Im Rahmen der Medizin und Biologie muss insbesondere Folgendes beachtet werden: die freie Einwilligung der betroffenen Person nach vorheriger Aufklärung entsprechend den gesetzlich festgelegten Modalitäten."

2 Zulässigkeit der passiven Sterbehilfe

Spätestens seit dem Urteil des 3. Strafsenats des Bundesgerichtshofes vom 8. Mai 1991, dem ich bis vor einem halben Jahr angehört habe, gibt es keine Zweifel mehr an der Zulässigkeit der sogenannten passiven Sterbehilfe.[9] Der Leitsatz unserer Entscheidung lautet:

„Auch bei aussichtsloser Prognose darf Sterbehilfe nicht durch gezieltes Töten, sondern nur entsprechend dem erklärten oder mutmaßlichen Patientenwillen durch die Nichteinleitung oder den Abbruch lebensverlängernder Maßnahmen geleistet werden, um dem Sterben – ggf. unter wirksamer Schmerzmedikation – seinen natürlichen, der Würde des Menschen gemäßen Verlauf zu lassen."

Trotz medizinischer Indikation haben daher lebensverlängernde Maßnahmen zu unterbleiben, wenn sie der Moribunde nicht oder nicht mehr will. Dies nennen wir herkömmlicher Weise passive Sterbehilfe. Auf die Unterscheidung zwischen Tun (Abbruch von bereits eingeleiteten Maßnahmen) oder Unterlassen (von vornherein kein Einsatz lebensverlängernder Maßnahmen) kommt es also nicht an.

---

[9] Ebd., 37, 376.

Nicht mehr zur eigentlichen passiven Sterbehilfe gehört der Abbruch von lebenserhaltenden Maßnahmen, z. B. der Sondenernährung, wenn der Sterbevorgang noch nicht eingesetzt hat. Dieses Problem ist vor allem bei der Behandlung von Wachkoma-Patienten von Bedeutung, die bei künstlicher Ernährung noch Monate und Jahre auch ohne Wiedererlangung des Bewusstseins weiter leben können, bei denen also nicht die Rede davon sein kann, dass es sich um Sterbende handelt, auf welche die Regeln der passiven Sterbehilfe anzuwenden sind. Der Bundesgerichtshof hat in einem strafrechtlichen Revisionsurteil auch in einem solchen Fall unter engen Voraussetzungen den Abbruch der lebenserhaltenden Sondenernährung für zulässig gehalten. Es handelt sich um das viel diskutierte Urteil des 1. Strafsenats vom 13.9.1994[10] zum sogenannten Kemptener Fall. Dass das Oberlandesgericht Karlsruhe – ebenso wie zuvor das Oberlandesgericht Frankfurt – diese strafrechtliche Entscheidung auch für den Bereich des Zivilrechts, hier also der sog. freiwilligen Gerichtsbarkeit in wesentlichen Punkten übernommen hat, ist bereits oben geschildert worden.

Dem Strafurteil des Bundesgerichtshofes lag folgender Sachverhalt zugrunde: Die 70jährige Patientin litt an einem ausgeprägten hirnorganischen Psychosyndrom im Rahmen einer präsenilen Demenz mit Verdacht auf Alzheimer-Krankheit. Durch einen Anfang September 1990 erlittenen Herzstillstand mit anschließender Reanimation war sie irreversibel schwerst cerebral geschädigt. Auf Grund darauf beruhender Schluckunfähigkeit war sie auf künstliche Ernährung durch Sondennahrung angewiesen, zunächst über eine Nasensonde, wegen der dabei aufgetretenen Komplikationen ab Ende 1992 über eine Magensonde. Die Patientin war seit Ende 1990 nicht mehr ansprechbar, geh- und stehunfähig und reagierte auf optische, akustische und Druckreize lediglich mit Gesichtszuckungen oder Knurren. Trotz Krankengymnastik kam es zu sogenannten Grobkontrakturen an den Gliedmaßen. Anfang 1993, also nach gut zwei Jahren unveränderten Zustands, beschlossen der behandelnde Arzt und der als Betreuer eingesetzte Sohn der Patientin, die Sondennahrung abzusetzen und statt dessen lediglich Tee zu verabreichen. Dadurch sollte der Tod ohne Leiden der Patientin in etwa zwei bis drei Wochen eintreten. Zur Absetzung der Sondennahrung kam es nicht, weil der Pflegedienstleiter wegen rechtlicher Bedenken das Vormundschaftsgericht einschaltete. In erster Instanz hat das Landgericht Kempten den Arzt und den Sohn wegen versuchten Totschlags zu Geldstrafen verurteilt. Der Bundesgerichtshof hat die Verurteilung aufgehoben und seinem Grundsatzurteil folgende Leitsätze vorangestellt:

1. „Bei einem unheilbar erkrankten, nicht mehr entscheidungsfähigen Patienten kann der Abbruch einer ärztlichen Behandlung oder Maßnahme ausnahmsweise auch dann zulässig sein, wenn die Voraussetzungen der von der Bundesärztekammer verabschiedeten Richtlinien für die Sterbehilfe nicht vorliegen, weil der Sterbevorgang noch nicht eingesetzt hat. Entscheidend ist der mutmaßliche Wille des Kranken.

---
[10] Ebd., 40, 257.

2. An die Voraussetzungen für die Annahme eines mutmaßlichen Einverständnisses sind strenge Anforderungen zu stellen. Hierbei kommt es vor allem auf frühere mündliche oder schriftliche Äußerungen des Patienten, seine religiöse Überzeugung, seine sonstigen persönlichen Wertvorstellungen, seine altersbedingte Lebenserwartung oder das Erleiden von Schmerzen an.

3. Lassen sich bei der gebotenen sorgfältigen Prüfung konkrete Umstände für die Feststellung des individuellen mutmaßlichen Willens des Kranken nicht finden, so kann und muss auf Kriterien zurückgegriffen werden, die allgemeinen Wertvorstellungen entsprechen. Dabei ist jedoch Zurückhaltung geboten; im Zweifel hat der Schutz menschlichen Lebens Vorrang vor persönlichen Überlegungen des Arztes, eines Angehörigen oder einer anderen beteiligten Person."

Bei der Neuverhandlung der Sache hat das Landgericht nach erneuter Beweisaufnahme ausreichende Anhaltspunkte dafür festgestellt, dass es in der Tat dem mutmaßlichen Willen der Patientin entsprach, unter den gegebenen Umständen nicht auf unabsehbare Zeit durch PEG am Leben erhalten zu werden, sodass die Angeklagten freigesprochen wurden.

Dieses „Kemptener Urteil" des Bundesgerichtshofes hat noch keine endgültige Klärung der Rechtslage gebracht.[11] Insbesondere die Frage der Einschaltung des Vormundschaftsgerichts und das subsidiäre Abstellen auf allgemeine Wertvorstellungen sind heftig umstritten. Das Oberlandesgericht Karlsruhe ist in der bereits erwähnten Entscheidung dem Bundesgerichtshof in der Frage der vormundschaftsgerichtlichen Genehmigungsbedürftigkeit gefolgt, nicht aber darin, dass hilfsweise, also wenn keine ausreichenden Anhaltspunkte für einen entsprechenden mutmaßlichen Willen zu finden sind, auf allgemeine Wertvorstellungen abzustellen ist. Dem kann ich mich nur mit Nachdruck anschließen. Sonst könnten allzu schnell Kostengründe dazu führen, dass die künstliche Ernährung alter und kranker Menschen nach einer gewissen Vorlaufzeit eingestellt wird. Das Problem ist von erheblicher praktischer Bedeutung. Denn die Zahl der sogenannten Wachkoma-Patienten, also der Kranken mit apallischem Syndrom, deren Zustand sich während der Akutbehandlung oder Frührehabilitation nicht gebessert hat, liegt nach Schützungen des Bundesministeriums für Gesundheit bei rund 5000, von denen etwa 70 % in der häuslichen Umgebung versorgt wer-

---

[11] Dies gilt auch für den neuen Beschluss des XII. Zivilsenats des BGH vom 17. März 2003 (vgl. Anm. 5). Der Beschluss des XII. Zivilsenats hat zu einer erheblichen Verunsicherung der Betroffenen geführt u. a., weil er die Gültigkeit von Patientenverfügungen, die unter bestimmten Voraussetzungen den Abbruch lebenserhaltender Maßnahmen anordnen, auf den sicher feststellbaren irreversibel tödlichen Krankheitsverlauf beschränkt. Im Juni 2003 hat die Bundesministerin der Justiz eine interdisziplinäre Arbeitsgruppe „Patientenautonomie am Lebensende" unter Leitung des Verfassers berufen, die auch prüfen soll, inwieweit gesetzliche Regelungen zu Patientenverfügungen und zur Durchsetzung des Patientenwillens erforderlich erscheinen. Der Bericht der Arbeitsgruppe ist der Bundesministerin im Juni 2004 übergeben worden und im Internet unter „www.bmj.bund.de" abrufbar.

den. Dies ergibt sich aus der Antwort der Bundesregierung vom 27. März 2001 auf eine Anfrage der PDS im Deutschen Bundestag.[12]

3 Zulässigkeit der indirekten Sterbehilfe.

Der 3. Strafsenat des Bundesgerichtshofs hat in seinem Urteil vom 15. November 1996 zur indirekten Sterbehilfe ausgeführt:[13]
„Eine ärztlich gebotene schmerzlindernde Medikation entsprechend dem erklärten oder mutmaßlichen Patientenwillen wird bei einem Sterbenden nicht dadurch unzulässig, dass sie als unbeabsichtigte, aber in Kauf genommene unvermeidbare Nebenfolge den Todeseintritt beschleunigen kann." Zur Begründung heißt es u. a.: „Die Ermöglichung eines Todes in Würde und Schmerzfreiheit gemäß dem erklärten oder mutmaßlichen Patientenwillen ist ein höherwertiges Rechtsgut als die Aussicht, unter schwersten, insbesondere sog. Vernichtungsschmerzen noch kurze Zeit länger leben zu müssen." Der Entscheidung des 3. Strafsenats hat sich der 5. Strafsenat des Bundesgerichtshofs Anfang 2001 ausdrücklich angeschlossen.[14]

Der Zielrichtung unserer Entscheidung zur indirekten Sterbehilfe entspricht es, die ärztliche Verpflichtung zur rigorosen Schmerzbekämpfung besonders hervorzuheben. Die Ausschöpfung sämtlicher moderner und auch fachbereichsübergreifender Verfahren zur Reduzierung schwerer Schmerzen entspricht dem Willen jedes Patienten, wenn nicht ausnahmsweise gegenläufige Anzeichen vorhanden sind. Da der Bundesgerichtshof bei Urteilen, die neue Wege weisen, vorsichtig formuliert und sich in Richtung auf das gewünschte Ergebnis dogmatisch vortastet, haben wir damals in unserem Leitsatz darauf abgehoben, dass die Schmerzlinderung nicht dadurch unzulässig wird, dass sie als unbeabsichtigte und nur in Kauf genommene Nebenfolge den Todeseintritt beschleunigen kann. „In Kauf genommen" bedeutet für einen Strafjuristen bedingter Vorsatz, also kein Wissen um den sicheren Eintritt des Erfolgs, sondern nur ein Wissen um die Möglichkeit des Erfolgseintritts, mit der sich der Täter eines anderen Handlungsziels willen billigend abfindet. Wir haben die Verkürzung des Lebens durch tätige Schmerzmedikation bei bedingtem Tötungsvorsatz nach § 34 StGB gerechtfertigt, weil der auf Schmerzlinderung zielende Handlungswert sich deutlich von dem Handlungsunwert der aktiven Sterbehilfe abgrenzen lässt, die auf Tötung gerichtet ist. Man muss sich jedoch fragen: Soll der Arzt, der in Anbetracht des Krankheitsbildes nicht nur in Kauf nimmt, sondern ausnahmsweise weiß, dass die Schmerzmedikation als Nebenfolge den schnelleren Tod herbeiführen wird, nicht gerechtfertigt sein? Eine Unterscheidung zwischen den Rechtsfolgen bei nur bedingtem Tötungsvorsatz und den Rechtsfolgen bei direktem Tötungsvorsatz halte ich aus inhaltlichen und beweisrechtlichen Gründen für nicht durchführbar. Ist zur ausreichenden Schmerzbekämpfung eine Höchstgabe von Morphinen erforderlich,

---
[12] *Bundestag-Drucksache* (BTDrucks.), 14/5659.
[13] *Entscheidungen des Bundesgerichtshofes in Strafsachen* (BGHSt), 42, 301.
[14] *Neue Zeitschrift für Strafrecht* (NStZ) 2001, 324, 326.

so wird sie nicht dadurch unzulässig, dass der Arzt weiß, dass sie beim terminal geschwächten und nicht daran gewöhnten Patienten zur tödlichen Atemlähmung führt. Diese Folgerung hat die Rechtsprechung aus den genannten Entscheidungen des 3. und 5. Strafsenats zur indirekten Sterbehilfe allerdings noch nicht gezogen. Sie ist meines Erachtens aber unabweisbar, weil der gewissenhafte Arzt sonst zu der Ausrede gezwungen würde, er habe die Lebensverkürzung nur für wahrscheinlich, aber nicht für sicher gehalten. Deshalb habe ich mit Interesse die im Internet abrufbare Rede der Bundesjustizministerin Professor Däubler-Gmelin vom 5. Oktober 2001 gelesen, in der sie die indirekte Sterbehilfe mit folgenden Worten umschreibt: „Richtig, das deutsche Recht verbietet Tötung und auch die Tötung auf Verlangen – aber es legt eben auch fest, dass jeder Mensch das Recht auf wirksame Schmerztherapie hat, auch dann, wenn nur noch schwerste Medikamente helfen, die zugleich lebensverkürzend wirken." In dieser Fassung ist von einer nur möglicherweise eintretenden Lebensverkürzung und einem insoweit gegebenen bedingten Vorsatz – wie ich meine: mit Recht – nicht mehr die Rede. Formuliert man so, wie es die Bundesjustizministerin getan hat, entfällt die Notwendigkeit der Zulassung der aktiven Sterbehilfe aus Gründen der Schmerzbekämpfung. Eine Unterscheidung zwischen zulässiger indirekter Sterbehilfe bei Wissen um deren lebensverkürzende Wirkung und unzulässiger aktiver Sterbehilfe bei gezielter Tötung kann in diesen Fällen vom äußeren Erscheinungsbild des ärztlichen Tuns her ohnehin kaum getroffen werden. Sie liegt nur in der unterschiedlichen Handlungsintention: Zulässigkeit, wenn in erster Linie der anders nicht zu unterdrückende Schmerz oder die unerträgliche Angst und die peinigende Unruhe im Verlaufe des Sterbeprozesses ausgeschaltet werden sollen; Unzulässigkeit, wenn in erster Linie getötet werden soll. Die bereits erwähnte Broschüre des Bayerischen Staatsministeriums der Justiz nennt als Zweck der Inkaufnahme einer Verkürzung der Lebenszeit nicht nur die Bekämpfung von Schmerzen, sondern formuliert in meines Erachtens rechtlich durchaus zulässiger Weise viel allgemeiner. Dort heißt es: „... verlange ich: Lindernde pflegerische Maßnahmen, insbesondere Mundpflege zur Vermeidung des Durstgefühls sowie lindernde ärztliche Maßnahmen, im Speziellen Medikamente zur wirksamen Bekämpfung von Schmerzen, Luftnot, Angst, Unruhe, Erbrechen und anderen Krankheitserscheinungen. Die Möglichkeit einer Verkürzung meiner Lebenszeit durch diese Maßnahmen nehme ich in Kauf."

4   Unzulässigkeit der aktiven Sterbehilfe

Von singulären sich mit indirekter Sterbehilfe überlappenden Grenzsituationen abgesehen, sollte der Forderung nach gesetzlicher Zulassung der aktiven Sterbehilfe nach wie vor entschieden entgegengetreten werden. Ich möchte nur das für mich wichtigste Argument nennen. Bei Zulassung der aktiven Sterbehilfe könnte sich jeder Kranke, der ohne Aussicht auf Besserung eine aufopfernde und hohe Kosten verursachende Pflege benötigt, zumindest dem indirekten Druck oder der ausgesprochenen oder unausgesprochenen Erwartung ausgesetzt sehen, seine Angehörigen oder die Allgemeinheit oder beide durch die Bitte um die Tod bringende Medikation zu entlasten. Dieses an sich auch bei passiver und indirekter Sterbehilfe mögliche Argument gewinnt in den Fällen der aktiven Sterbehilfe ausschlaggebende Bedeutung, weil diese nicht – wie jene – an objektiv feststellbare enge medizinische Voraussetzungen gebunden ist, sondern den früheren Tod in einer viel größeren, gesellschaftlich relevanten Anzahl freigeben würde. Das Verbot der aktiven Sterbehilfe versagt dem Einzelnen zwar die Erfüllung seines Begehrens, gibt aber der großen Mehrheit der Sterbenskranken die Gewissheit, nicht vorzeitig aus der Gemeinschaft ausgestoßen zu werden, und sichert deren Recht, bis zuletzt wirksam und einfühlsam betreut zu werden. Bundespräsident Rau hat das im Mai 2001 wie folgt ausgedrückt: „Wo das Weiterleben nur eine von zwei legalen Optionen ist, wird jeder rechenschaftspflichtig, der anderen die Last seines Weiterlebens aufbürdet."

Im engen Zusammenhang mit dem Verbot der aktiven Sterbehilfe steht die Frage nach der Zulässigkeit ärztlicher Assistenz beim Suizid. Nach deutschem Recht ist die Beihilfe zum freiverantwortlichen Suizid straflos. Dies hat der Bundesgerichtshof erst kürzlich bestätigt, als er durch Urteil vom 7. Februar 2001[15] den Schweizer Generalsekretär der Vereinigung „Ex-International" Dr. Sigg nicht wegen eines Tötungsdelikts, sondern nur wegen unerlaubter Einfuhr und Überlassung eines Betäubungsmittels bestraft hat. Dr. Sigg, früherer evangelischer Gemeindepfarrer und Psychologe, hatte einer an multipler Sklerose mit progredientem Verlauf leidenden Ärztin das dem deutschen Betäubungsmittelrecht unterliegende Natrium-Pentobarbital verschafft und nach Deutschland mitgebracht. In Abwesenheit des Ehemanns löste der Angeklagte 10 g dieses Mittels in einem Glas Wasser auf und reichte es der Kranken zur sofortigen Einnahme. Sie war bereits nach drei Minuten bewusstlos. Rettungsversuche wären zu dieser Zeit erfolglos verlaufen. Der Tod trat binnen der nächsten halben Stunde ein.

Schon im Jahre 1987 hatte das Oberlandesgericht München[16] Professor Hackethal außer Verfolgung gesetzt, obwohl er seiner schwer krebskranken Patientin Zyankali für ihren Suizid beschafft hatte. Trotz der strafrechtlichen Irrelevanz solcher Beihilfehandlungen, die eine Rettungschance nach Eintritt der Bewusstlosigkeit des Suizidenten ausschließen, verstößt ein Arzt, der solches tut, jedoch in aller Regel gegen das für ihn geltende Standesrecht. Ob er wegen Verletzung seiner Garantenpflicht auch für das Leben des freiverantwortlich handelnden Patienten ein Tötungsdelikt begeht, was denkbar wäre, wenn zumindest auch er die Tatherrschaft über das suizidale Geschehen gehabt hätte, oder inwieweit die Strafvorschrift wegen unterlassener Hilfeleistung eingreift, soll hier nicht weiter untersucht werden. Sicher aber ist, dass der Arzt strafrechtlich haftet, wenn der Suizid begehende Patient infolge seiner Krankheit nicht mehr voll entscheidungsfähig ist und der Arzt den Suizid hätte verhindern können.

---
[15] Ebd., 324.
[16] *Neue Juristische Wochenzeitschrift* (NJW) 1987, 2940.

Wenden wir uns wieder der erlaubten, wenn nicht vermeidbar auch lebensverkürzenden Schmerzbekämpfung oder terminalen Sedierung zu. Sie ist nicht nur zulässig, sondern rechtlich geboten, wenn sie der Patient oder sein Vertreter verlangt. Die Nichterfüllung dieser Rechtspflicht kann zur Strafbarkeit wegen Körperverletzung durch Unterlassen und auch zur Strafbarkeit wegen eines in der Regel fahrlässigen Tötungsdelikts führen. Letzteres gilt nicht nur, wenn die schuldhaft unzureichende Linderung schwerster Schmerzen einen früheren Tod verursacht, als es beim fachgerechten Einsatz von Morphinen oder andern sedierenden Maßnahmen der Fall wäre. Es kommt vielmehr fahrlässige Tötung auch dann in Betracht, wenn der schwere Schmerzen leidende Patient aus diesem Grund Suizid begeht. In Deutschland begehen nach einem Bericht der *Münchener Medizinischen Wochenschrift* vom September 1994[17] pro Jahr etwa 2000 bis 3000 Menschen Selbstmord wegen unerträglicher Schmerzen. Zu ähnlichen Zahlen kommt das *Deutsche Ärzteblatt* anlässlich eines Berichts über den deutschen Schmerzkongress 1995.[18] Es ist also durchaus vorhersehbar und durch Einsatz der modernen Verfahren der Schmerzbekämpfung in aller Regel auch vermeidbar, dass ein Patient Suizid begeht, weil er mit seinen quälenden Schmerzen allein gelassen wird. Allerdings wird die Kausalität des ärztlichen Verschuldens im strafrechtlichen Sinn abgebrochen, wenn der Patient in freier Selbstbestimmung seinem Leben ein Ende setzt. Von einer freiverantwortlichen Suizid-Entscheidung kann aber dann nicht gesprochen werden, wenn die Dauerschmerzen zu Angst, Isolation und schließlich schwerer Depression geführt haben. Die Tötung eines inkurablen Patienten durch ihn selbst oder durch Dritte ist meist die Folge ärztlicher Inkompetenz in den Bereichen Schmerztherapie, Symptomkontrolle und psychologischer Führung. So die zutreffende Auffassung des Palliativkongresses 2001 in Palermo.[19]

5 Unverzichtbare Maßnahmen der Basisbetreuung

Nach den Grundsätzen der Bundesärztekammer zur ärztlichen Sterbebegleitung[20] hat der Arzt auch dann, wenn Therapieziel nicht mehr Lebensverlängerung oder Lebenserhaltung, sondern palliativ-medizinische und pflegerische Maßnahmen sind, auf jeden Fall für eine sogenannte Basisbetreuung zu sorgen. Dazu gehören u. a. menschenwürdige Unterbringung, Zuwendung, Körperpflege, Linderung von Schmerzen, Atemnot und Übelkeit sowie Stillen von Hunger und Durst. Dieser Auslegung ist auch von Rechts wegen zuzustimmen, wenn unter Stillen von Hunger und Durst die Unterdrückung der entsprechenden Empfindungen verstanden wird. Genauso wie der Patient verlangen kann, unter bestimmten Voraussetzungen das Beatmungsgerät abzuschalten oder die Ernährung einzustellen, kann er auch verlangen, die Flüssigkeitszufuhr einzu-

---

[17] Beilage Nr. 36/94.
[18] Ausgabe vom 10.11.95, B-2216.
[19] Vgl. *Deutsches Ärzteblatt* (DÄrzteBl.) 2001, B-1425.
[20] Ebd., 25.9.1998, A-2366.

schränken. Dies verstößt nicht gegen den Grundsatz menschenwürdigen Sterbens und das ärztliche Ethos, sofern sichergestellt ist, dass ein drängendes Durstgefühl während des Sterbeprozesses nicht auftritt oder durch medizinische Maßnahmen wirksam unterdrückt wird. Die plakative Argumentation, es sei menschenunwürdig und verboten, Kranke verhungern oder verdursten zu lassen, ist irreführend, berücksichtigt nicht das Selbstbestimmungsrecht und kann, wie im Falle der dauerhaften PEG (perkutanen Magensonde) ihrerseits zu menschenunwürdigen Zuständen führen, wenn der Patient sich dagegen wehrt.

Ich komme zum Schluss. Gelingt es uns nicht, den alten und kranken Menschen die Angst vor schweren Schmerzen durch ein flächendeckendes Angebot effektiver Schmerztherapie zu nehmen, so wird die Anzahl derjenigen in beängstigender Weise wachsen, welche die Erlösung im Suizid oder der aktiven Euthanasie suchen, so wie sie in den Niederlanden bereits legale Praxis ist und demnächst auch in Belgien gesetzlich zugelassen werden wird.[21] Die Justiz ist aufgerufen, ihren – zugegebenermaßen bescheidenen – Beitrag zur Lösung dieses wichtigen gesellschaftlichen Problems zu leisten. Die einschlägigen kassenrechtlichen, zivilrechtlichen und strafrechtlichen Bestimmungen müssen so ausgelegt werden, dass der Anspruch des Patienten gesichert wird, dass lebensverlängernde Maßnahmen nicht gegen seinen Willen eingesetzt oder gegen seinen Willen abgesetzt und die Möglichkeiten effektiver Schmerztherapie auch in Zeiten knapper gewordener Geldmittel ausgeschöpft werden. Nicht die möglichst lange Erhaltung eines zu Ende gehenden Lebens um jeden Preis, sondern die Wahrung der Würde und des Selbstbestimmungsrechts des Sterbenden ist das vorrangig zu schützende Rechtsgut.

---

[21] Dies ist inzwischen durch das Gesetz vom 28.Mai 2002 geschehen.

Friedhelm Hufen

In dubio pro dignitate.
Selbstbestimmung und Grundrechtsschutz am Ende des Lebens*

Die aktuelle juristische Diskussion um die „Sterbehilfe" wird vor allem von Zivilrechtlern und Strafrechtlern geführt; sie hat aber auch erhebliche verfassungsrechtliche Implikationen. So ist der Vorrang des erklärten Patientenwillens vor der bloßen Durchsetzung der medizinischen Indikation durch Art. 2 I und 2 II GG grundrechtlich verbürgt. Auch der mutmaßliche Wille hat seinen klaren verfassungsrechtlichen Stellenwert. Kaum hinreichend ausgeprägt ist der Schutz von Ehe und Familie in den Grenzsituationen des Lebens und Sterbens. Art. 2 II GG kommt allerdings auch als Schranke individueller Selbstbestimmung in den Blick, wenn der Staat den Wert des Lebens gegenüber Bestrebungen zur Ermöglichung aktiver Sterbehilfe durchsetzt. Oberster Wert aber ist die Menschenwürde, die gerade den todkranken Patienten davor bewahrt, zum leidenden Objekt der Apparatemedizin zu werden. Nüchterne Grundrechtsdogmatik muß hier wie bei anderen Grenzfragen von Medizin, Ethik und Recht zur Rationalisierung einer historisch und ethisch überfrachteten Debatte beitragen.

1 Problemstellung – der verfassungsrechtliche Rahmen einer aktuellen Diskussion.

Es sind Anfang und Ende des menschlichen Lebens, an denen sich derzeit gravierende ethische und rechtliche Debatten entzünden. Der Fortschritt der medizinischen Wissenschaft bei der Entschlüsselung des menschlichen Genoms und die sich in diesem Zusammenhang eröffnenden Möglichkeiten pränataler Diagnostik und Therapie auf der einen Seite und die Fortschritte der Medizin bei der Lebenserhaltung auch des schwerstkranken Patienten auf der anderen Seite werden vielfach nicht als Segen empfunden. Angst im Hinblick auf eugenische Selektion und Genomforschung, aber auch Angst vor einem „unwürdigen Sterben", vor hilflosem Ausgeliefertsein an die „Apparatemedizin" und vor einer „Lebensverlängerung um jeden Preis" auf der anderen Seite bestimmen das Den-

---
* Erstveröffentlichung 2001 (Stand der wissenschaftlichen Dokumentation nicht aktualisiert).

ken vieler Menschen – was sie freilich nicht veranlaßt, die generelle Verdrängung des Todes aus dem Alltag aufzugeben und selbst durch eine klare Patientenverfügung rechtzeitig vorzusorgen. Dagegen erscheint die derzeitige Debatte um die Sterbehilfe vielen nur als eines von mehreren Zeichen einer beängstigenden Relativierung des einst selbstverständlichen Vorrangs des Lebensschutzes. Warnungen vor „Dammbrüchen" und „schiefen Ebenen" – jüngst erst wieder heftig entbrannt durch die gesetzliche Freigabe der aktiven Sterbehilfe in den nahen Niederlanden und des therapeutischen Klonens in Großbritannien- überlagern vielfach die nüchterne juristische Problemlösung.

Dabei sind die juristischen Fragen ganz klar: Kann der Patient den Abbruch einer Behandlung („passive Sterbehilfe") oder sogar aktive Hilfe zum Sterben (z. B. durch ein schmerzlos wirkendes Gift) verlangen? Hat er Anspruch auf Schmerzmittel auch dann, wenn deren Konzentration das Leben verkürzen kann („indirekte Sterbehilfe")? Welche Wirkung hat bei einem nicht einwilligungs- oder artikulationsfähigen Patienten die vorherige Verfügung („Patiententestament")? Welche Bedeutung hat der „mutmaßliche Willen", wenn sich der Patient nicht mehr erklären kann, und wer ist befugt, diesen Willen anhand welcher Maßstäbe zu interpretieren? Dürfen Betreuer und Angehörige im Zusammenwirken mit dem Arzt allein über den Behandlungsabbruch entscheiden oder muß das Vormundschaftsgericht die Entscheidung genehmigen?

Klare juristische Fragen – gewiß. Aber auch vielfach belastete Fragen: Wenn der BGH in einer viel diskutierten Entscheidung[1] bei irreversiblem bewußtlosem Zustand passive Sterbehilfe auch vor Einsetzen des eigentlichen Sterbeprozesses ermöglichen, und dabei den mutmaßlichen Patientenwillen anhand von „Wertvorstellungen der Gemeinschaft" interpretieren will, dann wird das als „lebensgefährliches Urteil" bezeichnet[2] oder gar ein Einfallstor zur Euthanasie und zur Vernichtung nicht lebenswertem Lebens beschworen[3]. Bejahen Gerichte die Frage, ob das Vormundschaftsgericht in analoger Anwendung von § 1904 BGB die Interpretation des mutmaßlichen Willens des einwilligungsunfähigen Patienten durch Betreuer oder Eltern nicht nur bei der Aufnahme medizinischer Behandlung, sondern auch bei deren Ende kontrollieren soll[4], so wird dies für manche bereits zum Fanal, dass sich der Staat zum „Richter über Leben und Tod" aufwerfe[5].

So sehr es schon aus historischen Gründen angebracht ist, gerade die schwerwiegenden Probleme des Lebensschutzes in Deutschland mit Behutsamkeit anzugehen[6] und so wichtig die ethische Kontrolle des technisch Machbaren und

---

[1] BGHSt. 40, 257 = NJW 1995, 204.
[2] *Laufs*, NJW 1998, 3399.
[3] So der Vizepräsident der Bundesärztekammer *Hoppe* lt. Frankfurter Rundschau vom 19.11.1998; ähnlich scharfe Kritik von *Dörner*, ZRP 1996, 87 und 93ff.
[4] So OLG Frankfurt, NJW 1998, 2747; LG Duisburg, NJW 1999, 2744; Gegenpositionen bei OLG Brandenburg, NJW 2000, 2361; *LG Augsburg*, NJW 2000, 2363.
[5] *Alberts*, NJW 1999, 835; weitere Nachweise zur Kritik unten Fn. 75.
[6] So zu den historischen Gefahren etwa *Steffen*, NJW 1996, 1581; H. *Dreier*, in: ders. (Hrsg.), GG-Kommentar, Bd. 1 (1996), Art. 1, Rdnr. 46, *Hesse*, Grundzüge des Verfassungsrechts der Bundesrepublik Deutschland, 20. Aufl. (1995), Rdnr. 364.

des individuell Gewollten gerade im Umgang mit den höchsten Rechtsgütern der Gemeinschaft ist, so deutlich wird doch gerade hier der Bedarf an der rationalisierenden und konfliktlösenden Kraft der Verfassung[7]. Die Diskussion kann also nicht allein unter zivil- oder strafrechtlichen Vorzeichen sondern nur im Zusammenwirken von Zivilrecht, Strafrecht und Verfassungsrecht geführt werden[8].

Menschenwürdiges Sterben, Selbstbestimmung des Patienten, Lebensschutz, körperliche und Stellung der Angehörigen: Sie verdeutlichen schon auf den ersten Blick, daß die Entscheidungen sich in den Schutzbereichen wichtiger Grundrechte abspielen. Die Verfassung setzt hier einen verbindlichen Rahmen für den Gesetzgeber und die Gerichte. Subsumtionen und Abwägungen sind in diesem Bereich fast immer zugleich auch Konkretisierungen oder sogar Eingriffe in Grundrechtspositionen und Zuordnungen paralleler oder konfligierender Grundrechte. Natürlich geht es dabei nicht darum, des Gesamtbereich der Fragestellung in den Bannkreis des Öffentlichen Rechts zu ziehen. Da aber in Streitfällen letztlich immer *staatliche* Richter über die Rechtmäßigkeit und damit Grundrechtskonformität der Entscheidungen der Beteiligten, also der Ärzte, Betreuer, Eltern usw., entscheiden, haben wir es mit nichts anderem als einem Anwendungsfeld „mittelbarer Drittwirkung" – man kann es auch „Ausstrahlungswirkung der Grundrechte" nennen – zu tun[9].

Methodische Eckpunkte dieses Rahmens und zugleich Grundstruktur der folgenden Untersuchung sind dabei die Prüfungsschritte: „Schutzbereich des Grundrechts", „Eingriff" und „verfassungsrechtliche Rechtfertigung des Eingriffs" bzw. „Schranken des Grundrechts". Schon diese Einteilung rückt manche Fragestellung in die richtige Richtung: Macht sie doch deutlich, daß es primär nicht um die abstrakte Frage geht, *„Ist Sterbehilfe erlaubt"?*, sondern dass es im Kern um den Schutz der Selbstbestimmung und der körperlichen Integrität des Patienten und gerechtfertigte bzw. nicht gerechtfertigte Eingriffe in diese Rechte geht. Die „richtige" verfassungsrechtliche Frage lautet dann also: *„Ist die Fortsetzung der Behandlung erlaubt?"*[10].

Angesichts der Vielfalt, Schwere und Nachhaltigkeit der Probleme sind bei der Ausfüllung dieses verfassungsrechtlichen Rahmens Hilfestellungen von Seiten der derzeit geradezu florierenden Branche der Medizinethik ebenso erforderlich wie willkommen: Sie dürfen aber die klare verfassungsrechtliche Fragestellung und Problemstellung nicht unkontrolliert überlagern oder verfälschen[11]. Erscheinen – um nur ein Beispiel zu nennen – einer katholisch geprägten Ethik

---

[7] *Hesse* (o. Fußn. 6), Rdnr. 4 und 190.
[8] Ausnahmen bislang etwa *Höfling*, JuS 2000, 111; *Fink*, Selbstbestimmung und Selbsttötung (1992).
[9] Dazu *Hesse* (o. Fn. 6); *Pieroth/Schlink*, Grundrechte, 15. Aufl. (2000), Rdnr. 181 ff.
[10] So zu Recht *Füllmich*, Der Tod im Krankenhaus und das Selbstbestimmungsrecht des Patienten (1990), S. 9 ff.; umgekehrt Frage nach einer Behandlungspflicht bzw. einer Lebenserhaltungspflicht etwa *Opderbecke/ Weißbauer*, MedR 1998, 395 und *Eser*, Lebenserhaltungspflicht und Behandlungsabbruch in rechtlicher Sicht, in: Auer/Menzel/Eser, Zwischen Heilauftrag und Sterbehilfe (1977).
[11] Gegen einen vorschnellen Rückgriff auf Ethik und Naturrecht in diesen Fragen auch *Höfling*, JuS 2000, 111.

der Grundwert des Lebens und die Person als solche „inkommensurabel" (Spaemann)[12], so gilt es im verfassungsrechtlichen Rechtsstaat darauf hinzuweisen, daß mit Ausnahme der Menschenwürde *alle* grundrechtlichen Positionen mit jeweils konfligierenden Rechtsgütern in Bezug zu setzen, also insofern durchaus „kommensurabel" sind. Kein Grundrecht kann – abgesehen von der Menschenwürde – dabei von vornherein einen absoluten Vorrang beanspruchen.

2   Schutzbereiche berührter Grundrechte

2.1   Die Menschenwürde (Art. 1 GG)

Im Mittelpunkt der verfassungsrechtlichen Fragestellung steht der einzelne Mensch, also hier der Patient. Dessen vornehmstes und unantastbares, in vieler Hinsicht aber auch „schwierigstes, Grundrecht ist die Menschenwürde (Art. 1 GG)[13]. Gerade bei ethisch umstrittenen Problemen sind bei der Interpretation „Wertneutralität" oder gar „Wertungsfreiheit" nicht erreichbar[14]. Vielmehr findet man sich stets in einer 2000 Jahre alten Philosophiegeschichte und einer bestimmten philosophischen Tradition wieder[15]. Mit Recht wird daher gewarnt, die Menschenwürde „zu kleiner Münze zu schlagen" und für und gegen alles und jedes in Stellung zu bringen. Was die Stellung des Patienten angeht, stehen Selbstbestimmung und körperliche Unversehrtheit eher im Mittelpunkt; der Lebensschutz ist nicht durch Art. 1, sondern primär durch Art. 2 II GG gewährleistet. Nicht jede Beendigung von Leben ist zugleich ein Eingriff in die Menschenwürde[16].

Selbst wenn es aber nur um Kernbereiche der Menschenwürde geht, wird aber deutlich, dass schon die „klassischen" Formulierungen wie die „Objektformel" und „Erniedrigungsverbot" im Bezug auf heutige Erscheinungsformen des menschlichen Sterbens von geradezu beklemmender Aktualität sind. So soll der Mensch gewiß nicht nur davor bewahrt werden, Objekt *staatlicher* Gewalt zu sein[17]; seine Würde ist auch verletzt, wenn er zum willenlosen, passiven Objekt der Intensivmedizin gemacht wird, ohne daß der Fortsetzung der Behandlung noch irgendein seinerseits durch Lebensschutz und Menschenwürde gerechtfertigter Sinn abzugewinnen ist[18].

---

[12] Zitiert nach *Laufs*, NJW 1996, 763.
[13] Mit der wohl heute h. L. wird davon ausgegangen, daß die Menschenwürde jedenfalls nicht *nur* Grundprinzip der Verfassung, sondern auch Individualgrundrecht ist. Zu den Positionen umfassend informierend *Enders*, Die Menschenwürde in der Verfassungsordnung (1997); *Dreier* (o. Fußn. 6), Rdnr. 67 ff. (Grundprinzip, nicht Grundrecht); für Grundrechtscharakter dagegen *Pieroth/Schlink* (o. Fußn. 9), Rdnr. 380; *Höfling*, JuS 1995, 857; vermittelnd *Häberle*, in: Isensee/Kirchhof (Hrsg.), HdbStaatsR Bd. 1 (1987), § 20 Rdnr. 72 ff.
[14] So aber z. B. *Hoerster*, JuS 1983, 93 ff.
[15] So zu Recht *Pieroth/Schlink* (o. Fn. 9), Rdnr. 353.
[16] Ähnlich *Dreier* (o. Fn. 6), Rdnr. 48ff.; *Hofmann*, AöR 118 (1993), 353, 376; *Höfling*, JuS 2000, 114; *Fink* (o. Fn. 8), S. 65.
[17] BVerfGE 9, 89, 95 (nicht in NJW); 30, 187, 228 = NJW 1971, 1645.
[18] Ähnlich *Höfling*, JuS 2000, 114.

Wenn ferner die Menschenwürde auch und gerade etwas mit zwischenmenschlicher Zuwendung zu tun hat, dann ist z.B. die voreilige Einführung einer den Fütterungsvorgang ersetzenden Magensonde keine gerechtfertigte Sparmaßnahme, sondern ein Eingriff in die Menschenwürde[19]. Nimmt man das Menschenwürdegebot als Verbot der Verächtlichmachung und der Erniedrigung wörtlich, dann wird deutlich, daß eine unterlassene Schmerzbehandlung nicht nur Körperverletzung, sondern auch eine besondere Form der menschlichen Erniedrigung sein kann. Die Verbindung von Menschenwürde und Schmerzfreiheit[20] und der unmittelbar aus Art. 1 GG abgeleitete Anspruch auf Leidensminderung[21] werden dann plausibel. Schmerz kann so weit gehen, dass er die elementare personale Funktion der Menschenwürde („Mensch sein an sich") beeinträchtigen. Schmerzlinderung wird oberstes Gebot der Medizin, auch wenn das aus medizinischer Sicht Risiken beinhalten mag.

Angesichts solcher Fragen ist niemand berechtigt, der subjektbezogenen Definition des Grundrechts die „objektive Definition" einer gleichsam vor- oder mitgegebenen Menschenwürde aufzuoktroyieren. Primär ist es vielmehr der Einzelne, der über seine Würde bestimmt. Selbstbestimmung ist der Kern der Menschenwürde[22]. Mag man von einer bestimmten Werteposition aus auch dem menschlichen Leid eine Würde zumessen, das auf sich zu nehmende Kreuz als Kern der christlichen Botschaft betrachten oder den Menschen insgesamt zum Lebensschutz „um jeden Preis" verpflichten: Für das Verfassungsrecht gilt der Schutz des Menschen vor Fremdbestimmung auch und gerade in den Grenzsituationen des Lebens und am Lebensende. Der apriorische Eigenwert des Einzelnen und die Selbstbestimmung sind aufeinander angewiesen; sie schließen sich nicht aus. Im Klartext: Menschenwürde schützt den Menschen auch davor, zum Objekt der Menschenwürdedefinition eines anderen zu werden.

So gesehen können der gewünschte Abbruch der Therapie, die Verweigerung der Nahrungsaufnahme und das Verlangen nach einer Höherdosierung von Schmerzmitteln Ausdruck menschenwürdiger Selbstbestimmung, die zwangsweise Ernährung und die allein auf die Lebensverlängerung zielende Verweigerung starker Schmerzmittel durch nichts zu rechtfertigende Eingriffe in die Menschenwürde sein.

2.2 Selbstbestimmung und allgemeine Handlungsfreiheit des Patienten (Art. 2 I GG)

Einigkeit besteht darin, daß gerade im Kernbereich des menschlichen Lebens die Selbstbestimmung grundrechtlich geschützt ist. Unterschiedlich ist nur die Zuordnung zu den einzelnen Grundrechten: Während das BVerfG Art. 2 Abs. 2

---

[19] Allgemein zum Problem der Apparatemedizin in diesem Zusammenhang *Damm*, JZ 1998, 926.
[20] Angedeutet bei BGHSt 42, 301 = NJW 1997, 807.
[21] LG Karlsruhe, NJW 1992, 756.
[22] Zum Autonomieprinzip *Jarass*, in: Jarass/Pieroth, GG-Kommentar, 5. Aufl. (2000), Art. 1, Rdnr. 9; *Fink* (o. Fußn. 8), S. 53.

GG auch als Grundrecht der Selbstbestimmung über den eigenen Körper interpretiert[23], also das Grundrecht auf Leben und körperliche Unversehrtheit als lex specialis zu Art. 2 I GG betrachtet, rückt die zivilrechtliche Diskussion das allgemeine Persönlichkeitsrecht in den Mittelpunkt[24]. Beide Konzeptionen haben den Nachteil, daß sie die Selbstbestimmung nicht als eigenständiges Grundrecht schützen, sondern jeweils mit einem anderen Grundrecht verbinden. Das kann zu Mißverständnissen führen: So ist die durch den Patienten gewünschte „aktive Sterbehilfe" mit Sicherheit ein Eingriff in Art. 2 II GG, nicht aber in Art. 2 I GG. Auch sollte man das traditionsreiche Grundrecht aus Art. 2 I GG nicht zum „Auffanggrundrecht" für das „Reiten im Walde" oder das „Taubenfüttern" verharmlosen, sondern es als das sehen, was es ist: Das zentrale Grundrecht menschlicher Selbstbestimmung.

Im Ergebnis aber kommt es auf die exakte Zuordnung zu einem der beiden in Art. 2 GG enthaltenen Grundrechte nicht an. Das Recht zur Selbstbestimmung über den eigenen Körper gehört in den Kernbereich der durch Art. 1 und 2 GG insgesamt geschützten menschlichen Würde und Freiheit. Diese setzen der Interventionsbefugnis und auch wohlmeinender Fürsorge strikte Grenzen: Der Patient ist nicht Objekt der ärztlichen Heilkunst, sondern selbstbestimmter und selbst bestimmender Partner des Arztes[25]. Sein erklärter Wille geht dem ärztlichen Heilauftrag vor und es ist grundsätzlich ausgeschlossen, dem subjektiven Willen einen objektivierten „eigentlichen Willen" zur medizinischen Indikation entgegenzusetzen, der durch den Arzt, einen Betreuer oder wen auch immer definiert und durchgesetzt werden könnte.

Dieses Recht auf Selbstbestimmung enthält auch ein Recht zur Selbstgefährdung bis hin zur Selbstaufgabe[26] und damit ein subjektives Recht auf Ablehnung lebensverlängernder und gesundheitserhaltender Maßnahmen[27]. Der Wille, sich *nicht* behandeln zu lassen, wird durch das Freiheitsrecht ebenso geschützt wie der Wille, sich behandeln zu lassen[28]. In den Schutz des Grundrechts einbezogen ist dabei auch das Recht, solche Äußerungen der Selbstbestimmung für den Fall nicht mehr bestehender Erklärungsfähigkeit im vorhinein festzulegen, also eine „Testierfreiheit" für den Fall späterer Unfähigkeit der Grundrechtsausübung[29].

Grundsätzlich geschützt ist auch das Verfügungsrecht über das eigene Leben[30]. Die Vermutung für die Freiheit geht im freiheitlichen Rechtsstaat also

---

[23] BVerfGE 52, 131, 171 = NJW 1979, 1925; ähnlich *Fink* (o. Fußn. 8), S. 72 ff.
[24] So *Damm*, JZ 1998, 926; *Taupitz*, Empfehlen sich zivilrechtliche Regelungen zur Absicherung der Patientenautonomie am Ende des Lebens?, Gutachten A für den 63. Deutschen Juristentag (2000), S. A12; *Voll,* Die Einwilligung im Arztrecht (1995), S. 49.
[25] *Fink* (o. Fußn. 8), S. 199; *Taupitz* (o. Fußn. 24), S. A11 f.; *Voll* (o. Fußn. 24), S. 3.
[26] BVerwGE 82, 45, 48 = NJW 1989, 2960; *Schulze-Fielitz*, in: H. Dreier (Hrsg.), GG-Kommentar, Bd. 1 (1996), Art. 2, Rdnr. 26.
[27] So ausdrücklich *Füllmich* (o. Fußn. 10), S. 32.
[28] So zu Recht *Schulze-Fielitz* (o. Fußn. 26), Rdnr. 45.
[29] Zur Vorsorge für die Zeit nach dem Tode BVerfGE 50, 256, 262 = NJW 1979, 1493; zur Anwendung der Freiheit zur Selbstbestimmung auf Verfügungen vor dem Tode *Scheffen*, ZRP 2000, 316.
[30] Umstritten; dafür z. B. *Kunig*, in von Münch/Kunig, GG-Kommentar, Bd. 1, 5. Aufl. (2000), Art. 2 Rdnr. 50; *Wassermann*, DRiZ 1986, 293; *Pieroth/Schlink* (o. Fußn. 9), Rdnr. 332;

sogar bis zum Recht auf Selbstaufgabe und Selbstzerstörung. Soll in diesen Vorgang allerdings ein anderer – also z. B. ein Arzt – einbezogen werden so ist dieses Recht nicht nur durch *dessen* Selbstbestimmung und Gewissensfreiheit beschränkt; der auf den Lebensschutz verpflichtete Staat darf auch das Seine tun, den nach einem Selbstmordversuch nicht mehr Erklärungsfähigen zu retten und die Tötung durch Dritte zu verbieten.

Im übrigen aber ist der Verfassungsstaat aufgefordert, das Erwachsensein seiner Bürger anzuerkennen, auch wenn sie sich selbst schädigen. Das gilt in Extremsituationen wie schweren Krankheiten nicht weniger als im „Normalzustand". Auch der Schwerkranke darf nicht in die Rolle des Betreuungsobjekts gedrückt werden. Sein Wille, nicht qualvoll zu sterben, ist nach entsprechender Beratung unbedingt zu akzeptieren[31], und zwar unabhängig davon, ob der eigentliche Sterbeprozeß schon eingesetzt hat.

Unklar ist bisher allerdings der genaue verfassungsrechtliche Stellenwert des *„mutmaßlichen Willens"*. Dieser ist gegenüber dem wirklich erklärten Willen stets nur „Hilfskonstrukt"[32], da er gerade nicht auf der geäußerten Selbstbestimmung beruht, sondern letztlich durch einen Dritten – den Arzt, einen Betreuer, einen Familienangehörigen – ermittelt und damit in gewissem Umfang auch definiert wird. Gleichwohl ist der aus der Sicht des nicht mehr äußerungsfähigen Subjekts zu interpretierende mutmaßliche Wille aber durch Art. 2 I GG verfassungsrechtlich geschützt. Träger des Grundrechts des Art. 2 I GG ist also neben dem (jedenfalls potentiell) Einwilligungsfähigen auch derjenige, der seinen Willen nicht (mehr) äußern kann. An seine Stelle tritt gleichsam treuhänderisch der gesetzliche oder rechtsgeschäftliche Vertreter, treten aber auch Ärzte, Seelsorger und letztlich auch die Gerichte, die bei jeder Entscheidung den mutmaßlichen subjektiven Willen interpretieren – nicht etwa kraft eigenen Rechts bestimmen. Auch Schwerstkranke und Schwerstbehinderte haben insofern das Recht zur Selbstbestimmung[33]. Wenn der Mensch selbst frei entscheiden kann, dann ist derjenige, der bei fehlender eigener Entscheidungsfähigkeit an seiner Stelle entscheidet, immer verpflichtet, sich zu fragen, wie der nicht mehr Entscheidungsfähige selbst entscheiden würde, wenn er gefragt werden könnte. Auch hier geht es also keineswegs um einen „objektivierten Willen" oder gar um „allgemeine Wertvorstellungen der Gemeinschaft"[34], sondern um den vermuteten Ausdruck des eigenen Selbstbestimmungsrechts. Das ist gemeint, wenn hier vom durch Art. 2 Abs. 1 GG geschützten Selbstbestimmungsrecht des nicht einwilligungsfähigen Patienten die Rede ist.

---

dagegen z. B. *Lorenz*, in: Isensee/Kirchhof (Hrsg.), HdbStR Bd. 6 (1989), § 128 Rdnr. 35ff.; *Schittek*, BayVBl 1990, 137; *Knemeyer*, VVDStRL 35 (1977), 253ff.; BayVerfGH, NJW 1989, 1790.

[31] *Höfling*, JuS 2000, 112; *Taupitz* (o. Fußn. 24), S. A13.
[32] Grundsätzlich zweifelnd *Höfling*, Jus 2000, 111, 116.
[33] Zum Selbstbestimmungsrecht des psychisch Kranken etwa *BVerfG*, NJW 1998, 1774.
[34] Insofern berechtigt die Kritik an BGHSt 40, 257 = NJW 1995, 204.

2.3 Das Grundrecht auf Leben und körperliche Unversehrtheit (Art. 2 II GG)

Unstreitig schützt das Grundrecht des Art. 2 II GG das Leben als „Höchstwert innerhalb der verfassungsrechtlichen Ordnung"[35]. Dieses Grundrecht darf dabei aber nicht auf den Schutz des „Lebens im biologischen Sinne" reduziert werden. Der einwilligungsfähige Patient kann vielmehr grundsätzlich über die Art und die Schwerpunkte des Lebens- und Gesundheitsschutzes verfügen. Insbesondere kann er den reinen Lebensschutz zugunsten des gleichfalls in Art. 2 II GG als Ausdruck körperlicher Unversehrtheit geschützten Rechts auf Leidensfreiheit zurückstellen und eine entsprechende Behandlung durch den Arzt – bis hin zur passiven und indirekten Sterbehilfe – verlangen. Aus Art. 2 II GG ist deshalb auch kein absolutes Verbot der Sterbehilfe im Falle eines nicht (mehr) einwilligungsfähigen Patienten oder des schwerstgeschädigten und leidenden Neugeborenen abzuleiten. Körperliche Unversehrtheit steht nämlich nicht umsonst in unmittelbarer Nachbarschaft zu den Persönlichkeitsrechten, zur Menschenwürde und zur Selbstbestimmung. Die Freiheit von Leid und der Schutz vor Schmerz hindern den Staat daran, durch seine Gesetzgebung und Rechtsprechung den Schutz der bloßen biologischen Existenz so weit zu treiben, dass buchstäblich unwürdiges menschliches Leiden verlängert wird. Das gilt um so mehr, wenn mit dieser Lebensverlängerung ein Eingriff in die körperliche Integrität verbunden ist – wie z. B. bei einer Magensonde, aber auch bei der künstlichen Beatmung des nicht lebensfähigen, von schwersten Schmerzen geplagten Neugeborenen[36]. Art. 2 II GG schützt eben nicht nur das Leben als solches, sondern auch die körperliche und seelische Integrität vor einem nicht konsentierten oder mutmaßlich nicht gewollten ärztlichen Eingriff[37]. Wer hierin bereits Ansätze zur Euthanasie oder zur „gesellschaftsnützlichen Selektion" sieht, der hat den Zusammenhang von Lebensschutz, körperlicher Unversehrtheit, Selbstbestimmung und Menschenwürde nicht begriffen und der interpretiert das Freiheitsrecht des Art. 2 II GG um in eine Pflicht zum Leben, und zwar in eine Pflicht zu einem Leben unter entwürdigenden Schmerzen oder anderen erniedrigenden Umständen.

2.4 Der Schutz von Ehe und Familie/Elternrecht (Art. 6 I und II GG)

Betrachtet man die Rechtsprechung und Teile der Literatur, so ist man überrascht, wie gering der Stellenwert des Art. 6 GG bei den heiklen Fragen der Betreuung, Einwilligung in Heilbehandlungen bzw. deren Versagung ist. Eher entsteht der Eindruck, Ehepartnern und Kindern werde vor allen mit Misstrau-

---

[35] BVerfGE 39, 1, 42 = NJW 1975, 573; 46, 160, 164 = NJW 1977, 2255; 49, 24, 53 = NJW 1978, 2235.
[36] Extrembeispiel (erbliche Epidermolysis mit Schmerzen, die Verbrennungen dritten Grades entsprechen, bei einem Säugling, der in diesem Zustand mehrere Tage am Leben erhalten wurde) bei *Merkel*, JZ 1996, 1146.
[37] BVerfGE 91, 1, 29ff. = NJW 1995, 1077.

en begegnet, – gerade so, als sei es der Normalfall, dass sie aus eigennützigen Motiven auf einen vorzeitigen Behandlungsabbruch drängen. So wird die Bestellung eines nicht verwandten Betreuers in der Praxis offenbar bereits dann vorgezogen, wenn die Verwandten eines nicht mehr einwilligungsfähigen Patienten die Einwilligung in bestimmte lebensverlängernde Maßnahmen verweigern. Schon diese Weigerung wird dann ungeachtet ihrer Beweggründe und ihrer Berufung auf den mutmaßlichen Willen des Patienten als Missbrauch eingestuft. Ehepartner und nächste Verwandte müssen dann oft hilflos zusehen, wie der Lebenspartner, der Vater oder das schwerstverletzte Kind künstlich am Leben erhalten oder durch eine PEG-Sonde „satt und sauber" gestellt werden, – und das, obwohl sie schon aus der Nähe der Lebensgemeinschaft heraus gewiss am besten den mutmaßlichen Willen des Patienten kennen. Den Hintergrund für das Übergehen der Familie bildet wieder jenes paternalistische Menschenbild bestimmter Vertreter von Medizin und Ethik, das das Patientenwohl und den mutmaßlichen Willen des Menschen in jedem Fall und unter allen Umständen als Willen zum Überleben interpretiert und damit die Grundrechte aus Art. 1 und 2 GG gleichsam auf die Vitalfunktionen des Menschen reduziert.

Wie bei anderen Grundrechten ist es aber auch bei Art. 6 GG gänzlich unangebracht, den Schutzbereich und die Schranken von vornherein gleichsam aus der „Mißbrauchsperspektive" zu definieren. Ehe und Familie stehen auch und gerade in den Grenzsituationen des Lebens und im Krankenhaus „unter dem besonderen Schutze staatlicher Ordnung". Pflege und Erziehung sind auch hier „das natürliche Recht der Eltern und die ihnen zuvörderst obliegende Pflicht". Insbesondere umfasst Art. 6 I GG das primäre Fürsorgerecht der Familie und damit auch den Vorrang des jeweils nächsten Verwandten bei der Ermittlung des mutmaßlichen Patientenwillens.

Auch wenn Rechtsprechung und Literatur zu Art. 6 GG im Hinblick auf die Spezialfragen der Behandlung im Krankenhaus wenig herzugeben scheinen, so lassen sich die maßgeblichen „Obersätze", die das *BVerfG* bei der Interpretation von Art. 6 entwickelt hat, im oben entfaltenden Sinne interpretieren. Wie anders soll Art. 6 GG denn „wertentscheidende Grundsatznorm für die Institution der Familie"[38] sein, wenn diese Institution gerade dann „kaltgestellt" wird, wenn es um die Entscheidung über Schmerz, Leben und Tod geht? Der Schutz der privaten Lebensgestaltung im Rahmen der „im Prinzip unauflöslichen Lebensgemeinschaft Ehe"[39], endet jedenfalls nicht an den Türen des Krankenhauses oder des Pflegeheimes. So richtig es ist, dass auch der Ehepartner nicht einfach über das Leben des nicht mehr einwilligungsfähigen Ehegatten bestimmen kann, so deutlich muss ein, dass ihm im Regelfall eine Priorität bei der Bestellung eines Betreuers und ein Interpretationsvorrang bei der Ermittlung des mutmaßlichen Willens zukommt. Dagegen müssen schon konkrete Anhaltspunkte für einen Missbrauch vorliegen, um einen fremden Betreuer zu bestellen und diesem

---

[38] BVerfGE 6, 55, 72 = NJW 1957, 417; 80, 81, 92 = NJW 1989, 2195.
[39] BVerfGE 10, 59, 66 = NJW 1959, 1483; 21, 329, 353 = NJW 1967, 1851; 62, 323, 331 = NJW 1983, 511.

die Entscheidung über die Art und die Dauer der medizinischen Behandlung einzuräumen. Absurd ist es geradezu, dem Ehepartner das Totensorgerecht zuzusprechen[40], ihm aber grundlos die Vorsorge für den noch lebenden aber nicht mehr selbst entscheidungsfähigen Partner zu entziehen. Was hier unbestritten für das Sorgerecht der Eltern (Art. 6 II GG) gilt, gilt im Prinzip nichts anders für die grundsätzliche Lebens- und Fürsorgegemeinschaft der Ehe (Art. 6 I) und für die Familie insgesamt (Art. 6 I GG).

Das zivilrechtlich geprägte Betreuungs- und Vertretungsrecht ist also verfassungskonform zu interpretieren. Der Schutz des Art. 6 GG äußert sich vor allem auf zweierlei Weise: Zum einen haben die nahen Angehörigen, insbesondere Ehepartner, Kinder und Eltern einen grundsätzlichen Vorrang bei der *Bestellung zum Betreuer* (§1896 V BGB). Im Rahmen der Betreuung sind Ärzte und andere Außenstehende an ihre Interpretation des mutmaßlichen Willens des eigentlich Betroffenen gebunden – es sei denn, es gäbe Anhaltspunkte für einen Fall des Missbrauchs vor. „Missbrauch" in diesem Sinne kann dabei nicht schon jede Verweigerung der Einwilligung in eine bestimmte lebenserhaltende Maßnahme sein – dies vor allem dann, wenn der Zustand des Patienten darauf schließen lässt, dass er auch bei Vorliegen der Einwilligungs- und Artikulationsfähigkeit selbst nicht anders entscheiden würde[41].

2.5 Gewissens- und Religionsfreiheit (Art. 4 GG)

Nicht unerwähnt bleiben soll Art. 4 GG. Die in diesem enthaltenen Grundrechte der Gewissens- und individuellen Religionsfreiheit kommen sowohl aufseiten des Patienten selbst, der Eltern, als auch aufseiten des Arztes in den Blick. Wünscht der Patient die Fortsetzung der Behandlung, so kann dieser Wunsch neben Art. 2 II GG auch durch Art. 4 GG geschützt sein. Geschützt ist grundsätzlich auch das Elternrecht im Blick auf die religiöse Motivation – letzteres freilich mit den bekannten Schranken, die sich aus den eigenständigen Grundrechten des Kindes ergeben[42].

Interessant ist die Stellung des Arztes: Kann sich dieser z. B. auf seine Religions- oder die Gewissensfreiheit berufen, wenn es darum geht, ob ein mit seinem ärztlichen Ethos oder seinen religiösen Bindungen nicht zu vereinbarendes Patiententestament oder die am mutmaßlichen Willen des Patienten orientierte Interpretation des Betreuers Beachtung findet? Ein in der Praxis häufiges Beispiel scheint auch hier die künstliche Ernährung zu sein. Die Nichteinwilligung in das

---

[40] Vgl. etwa *OLG Oldenburg*, NJW-RR 1990, 1460.
[41] Kein Raum ist hier, um auf die schwierige Frage der Zuordnung von Elternrecht einerseits und (wachsendem) Selbstbestimmungsrecht des Kindes andererseits einzugehen. Die schwierigsten Probleme stellen sich wohl im Falle des „todkranken Kindes zwischen Eltern und Arzt" – dazu *Rixen*, MedR 1997, 351 –, in dem oft auch ein mutmaßlicher Wille nicht äußerbar oder nicht vorhanden ist, in dem aber auch davon ausgegangen werden kann, daß auch ein todkrankes Kind keinen Willen zu einem Leben unter jeder Hoffnung ausschließenden menschenunwürdigen Bedingungen hat.
[42] BVerfGE 59, 360 (387 f.) = NJW 1982, 1375; 72, 122 (137) = NJW 1986, 3129.

Legen einer PEG – Sonde erscheint manchem Arzt auch beim sterbenskranken Patienten offenbar immer noch ethisch verwerfliches „Verhungernlassen".

Richtig daran ist, dass der Arzt in keinem Fall zu unerlaubten Handlungen gezwungen werden darf. Es bedarf deshalb keines Rückgriffs auf die Gewissensfreiheit, um z. B. die aktive Sterbehilfe oder die Beihilfe zum Selbstmord auszuschließen. Im übrigen aber verleiht die Gewissensfreiheit dem Arzt kein Recht oder verbürgt gar eine Pflicht zu ungewollten Eingriffen in die Rechte des Patienten. Das Gewissen des Arztes steht nicht über der verfassungsmäßigen Ordnung, und der Arzt kann in diesem Fall sehr wohl gezwungen werden, eine nicht gewünschte Heilbehandlung auch gegen sein eigenes Gewissen abzubrechen. Allenfalls ist dann denkbar, dass er die ärztliche Betreuung an einen Kollegen überträgt[43].

3 Grundrechtseingriffe

3.1 Eingriffe in die körperliche Integrität – Leiden durch Lebensverlängerung

Betrachtet man die Debatte um die Sterbehilfe, so will es gelegentlich scheinen, als bedürfe nicht die medizinische Behandlung, sondern deren partielle oder völlige Einstellung verfassungsrechtlicher Rechtfertigung. Grundrechtsdogmatisch gesehen ist es exakt umgekehrt: Jeder Eingriff in die körperliche Integrität des Patienten ist ein rechtfertigungsbedürftiger Eingriff in das Grundrecht des Art. 2 II GG.

Für das Strafrecht ist das nichts Ungewöhnliches, weil hier jedenfalls die Schmerzen bereitende oder gefährdende Behandlung auch dann als tatbestandsmäßiger Eingriff gilt, wenn sie einen Heilungszweck verfolgt[44]. Für das Verfassungsrecht gilt nichts anderes: Ohne Einwilligung ist jede Heilbehandlung als Eingriff in Art. 2 II GG zu werten[45]. Nicht in der Unterlassung der Behandlung liegt also der Eingriff, sondern in deren ungerechtfertigter oder nicht erwünschter Fortsetzung.

Keine Eingriffe sind dagegen die medizinische Grundversorgung, die menschenwürdige Unterbringung, Pflege, Zuwendung, Körperpflege und Linderung von Schmerzen sowie das Stillen von Hunger und Durst *auf natürlichem Wege*[46]. Eindeutig eine Form der einwilligungsbedürftigen Behandlung ist dagegen

---

[43] Zu vergleichbaren Fällen der Verletzung der Dienstpflicht aus Gewissensgründen vgl. etwa BVerwGE 41, 261, 268 = NJW 1973, 576 – ärztlicher Bereitschaftsdienst; *BVerwG*, NJW 2000, 88 – Postbeamter und DVU-Werbung; BVerwGE 56, 227 (nicht in NJW) – Pflicht zum Tragen einer Dienstwaffe.
[44] Seit RGSt 25, 375 ff.; *Schönke/Schröder/Eser*, StGB § 223, Rdnr. 1; *Eisenbart*, Patienten-Testament und Stellvertretung in Gesundheitsangelegenheiten (1998), S. 47.
[45] BVerfGE 52, 171, 174 = NJW 1979, 1925; BGH, NJW 1984, 1807; *Jarass* (o. Fußn. 22), Art. 2 Rdnr. 58.
[46] So die Präambel der Grundsätze der Bundesärztekammer zur ärztlichen Sterbebegleitung vom 11.9.1998, abgedr. in NJW 1998, 3406.

jede Form der künstlichen Ernährung durch eine Magensonde, ob enteral (d. h. durch die Speiseröhre) oder parenteral (also durch PEG-Sonde durch die Bauchdecke)[47]. Beide Formen künstlicher Ernährung sind mit erheblichen Schmerzen und Risiken verbunden, also – soweit es sich nicht um die Überbrückung vorübergehender Notsituationen handelt – nur mit dem Willen oder kraft Legitimation durch einen an den mutmaßlichen Willen gebundenen Betreuer einsetzbar. Gerade im Endstadium des Lebens kann auch nicht der Willen unterstellt werden, eine künstliche Ernährung in jedem Fall zuzulassen. Die Zwangsernährung – und um nichts anderes würde es sich in einem solchen Fall handeln – ist nicht nur ein Eingriff in Art. 2 II GG; sie tangiert auch die Menschenwürde: Die Nahrung zu verweigern ist oft der letzte und verzweifelte Ausdruck der Selbstbestimmung, die – sozusagen von der Kindheit bis ins höchste Alter – eine zentrale Lebensäußerung des Menschen ausmacht[48].

3.2 Eingriff in das Selbstbestimmungsrecht (Art. 2 I GG)

Die Nichtbeachtung eines erklärten oder mutmaßlichen Patientenwillens stellt aus Grundrechtssicht ferner einen Eingriff in das Selbstbestimmungsrecht des Patienten dar – selbst wenn dies in seinem objektiven medizinischen Interesse geschieht[49]. Bei einem klar geäußerten Willen besteht kein Anlaß, an dessen Ernsthaftigkeit zu zweifeln und dem Einzelnen – möglicherweise unter Einschaltung eines Betreuers oder gar des Vormundschaftsgerichts – zu seinem „medizinischen Glück" zu verhelfen. Die Fortsetzung der Behandlung ist wie jeder medizinische Eingriff auch im verfassungsrechtlichen Sinne legitimationsbedürftig[50].

Es sind letztlich diese Überlegungen, die die verfassungsrechtliche Beurteilung der *passiven Sterbehilfe* bestimmen. Passive Sterbehilfe – definiert als Unterlassen lebensverlängernder medizinischer Maßnahmen – kann nicht nur erlaubt, sie kann sogar *geboten* sein, wenn sich der Patient entsprechend erklärt, seinen Willen für den Fall des Wegfalls der Einwilligungsfähigkeit wirksam niedergelegt hat[51] oder wenn die Unterlassung lebensverlängernder Maßnahmen dem durch den Betreuer oder nahen Angehörigen glaubhaft gemachten mutmaßlichen Willen entspricht. Nicht entscheidend ist, ob der Sterbeprozess bereits irreversibel ist. Auch der Patient mit „infauster Prognose", der die Fortsetzung einer lebens-

---

[47] Anders im Hinblick auf die enterale Ernährung *Opterbecke/Weishauer*, MedR 1998, 395; *Laufs*, NJW 1998, 3400; wie hier *Taupitz* (o. Fn. 24), S. A 48.
[48] Lehrreich die Diskussion um die Zwangsernährung von Terroristen: *Podlech*, in: Alternativkommentar zum GG, Bd. 1, 2. Aufl. (1989), Art. 2 GG, Rdnr. 24; *Pieroth/Schlink* (o. Fn. 9), Rdnr. 392; *Weichbrodt*, NJW 1983, 311.
[49] So auch ausdrücklich BGHSt 37, 376 (378) = NJW 1991, 2357.
[50] *Taupitz* (o. Fn. 24), S. A 18.
[51] *Jarass* (o. Fußn. 22), Art. 2 Rdnr. 71; *Zippelius*, Bonner Kommentar zum GG (Stand: Dezember 1999), Art. 1 Rdnr. 94, 96; *Lorenz* (o. Fußn. 30), Rdnr. 66; *Schulze-Fielitz* (o. Fußn. 26), Rdnr. 43.

erhaltenden Krebsbehandlung nicht wünscht, ist hier in seinem Grundrecht auf Selbstbestimmung geschützt[52].

Die *aktive Sterbehilfe* – definiert als direkter, auf Tötung zielender Eingriff zur Lebensbeendigung eines Todkranken – ist ein Eingriff in das Grundrecht auf Leben, der jedenfalls nach geltendem Recht auch durch die Einwilligung des Patienten nicht gerechtfertigt werden kann[53] und deshalb auch strafrechtlich verboten ist[54]. Ob der Staat allerdings aus grundrechtlicher Sicht *gezwungen* ist, aktive Sterbehilfe weiterhin strafrechtlich zu sanktionieren, ist eine andere Frage. „Töten" und „Sterben lassen" – aktive und passive Sterbehilfe – mögen für den Mediziner auf das gleiche Ergebnis hinauslaufen. Für das Recht besteht hier ein grundlegender Unterschied: Ob der Desintegrationsprozeß des Todes lediglich hingenommen oder selbst in Gang gesetzt wird, ist derzeit strafrechtlich wie verfassungsrechtlich sogar von entscheidender Bedeutung[55]. Im ersteren Fall sind lebensverlängernde Maßnahmen wie jede andere Heilbehandlung gegen den Willen des Patienten nicht gerechtfertigt, und der Abbruch der Therapie ist nicht nur erlaubt, sondern möglicherweise sogar geboten. Im zweiten Fall liegt dagegen eine aktive Beendigung des Lebens vor, die selbst (nach geltendem Recht nicht gerechtfertigter) Eingriff in das Leben ist.

Bei der *indirekten Sterbehilfe* (z. B. schmerzstillenden Maßnahmen) ist schon der Eingriffscharakter fraglich. Indirekte Sterbehilfe ist definiert als medizinische Behandlung, insbesondere zur Schmerzbekämpfung, die nur unbeabsichtigt lebensverkürzend oder den medizinischen Zustand verschlechternd wirkt. Sie ist strafrechtlich zulässig[56], wenn sie dem wirklichen oder dem mutmaßlichen Willen des Patienten entspricht. Grundrechtliche gesehen fehlt es in der Regel schon am Eingriff. Im Gegenteil: Die Schutzpflicht aus Art. 2 II GG wird verletzt, wenn das erwünschte und medizinisch mögliche Maß an schmerzlindernden Medikamenten verweigert wird[57].

3.3 Eingriffe in Art. 6 GG

Ist der Patient einwilligungsfähig oder hat er rechtzeitig Entscheidungen über die ärztliche Behandlung getroffen, stellt sich das Problem von Art. 6 GG nur im Verhältnis von Minderjährigem, Arzt und Eltern. Geht es aber um den mutmaßlichen Willen, dann kann die Bestellung eines familienfremden Betreuers eine staatliche Maßnahme sein, „die Ehe und Familie stört oder sonst beeinträchtigt"[58]. Sind Ehepartner, Eltern oder Kinder bereit und geeignet, die Be-

---

[52] So im Ergebnis auch BGHSt 40, 257 = NJW 1995, 204; kritisch insofern *Höfling*, JuS 2000, 112; anders auch die Richtlinien der Bundesärztekammer, NJW 1998, 3406, 3407.
[53] *Jarass* (o. Fußn. 22), Art. 2 Rdnr. 71; *Schulze-Fielitz* (o. Fußn. 26), Rdnr. 50.
[54] BGHSt 32, 367, 371 ff. = NJW 1984, 2639; *Taupitz* (o. Fn. 24), S. A47; *Laufs*, NJW 1999, 1761 (m. rechtsvergl. Hinweisen zur Lage in Frankreich, den Niederlanden und Deutschland).
[55] *Höfling*, JuS 2000, 113, 118.
[56] BGHSt 42, 301 = NJW 1997, 807; BGH NJW 1979, 807.
[57] So auch *Laufs*, NJW 1986, 763; *Herzberg*, NJW 1996, 3043.
[58] BVerfGE 6, 55, 76 = NJW 1957, 417; 55, 114, 126 = NJW 1981, 107; 81, 1, 6 = NJW 1990, 175.

treuung zu übernehmen, dann ist § 1897 V BGB verfassungskonform praktisch als Mussvorschrift zugunsten des jeweils nächsten Angehörigen zu interpretieren – es sei denn, dass die Gefahr von Interessenkonflikten oder Anhaltspunkte für einen Missbrauch bestehen[59]. Ist ein „familienfremder" Betreuer bestellt, so ist dieser zwar grundsätzlich entscheidungsbefugt, bleibt aber verpflichtet, bei der Interpretation des mutmaßlichen (und stets maßgeblichen) Willens des Patienten die Bekundungen der nächsten Angehörigen zu beachten, wenn diese rechtzeitig eingeholt werden können.

Besonders geschützt ist das elterliche Sorgerecht (Art. 6 II GG) bei Minderjährigen. Je auswirkungsreicher die Entscheidungen sind, je geringer die Einsichtsfähigkeit des Minderjährigen, desto wichtiger ist der Schutz des elterlichen Sorgerechts, in das wiederum nur bei erkennbarem Mißbrauch im Interesse des Minderjährigen eingegriffen werden kann[60].

4 Rechtfertigung des Eingriffs / Grundrechtsschranken

4.1 Der verfassungsrechtliche Auftrag zur „praktischen Konkordanz"

Für alle hier behandelten Grundrechte gilt: Mit Ausnahme der Menschenwürde sind sie verfassungsrechtlich durch Gesetz oder durch gleichrangiges Recht beschränkbar. Die Menschenwürde (Art. 1 GG) ist das einzige „absolute" und damit uneingeschränkt geltende Recht. Eingriffe in die Würde des Patienten sind verfassungsrechtlich nicht legitimierbar. Das gilt auch dann, wenn sie wirklich oder vermeintlich geschehen, um das Leben des Patienten zu erhalten. Im Hinblick auf ein solches Ziel darf es nicht zu unwürdigen Schmerzzuständen kommen, darf der Patient nicht zum Objekt der Medizin erniedrigt werden, geht Zuwendung vor „Pflegeleichtigkeit", muss die Würde auch des irreversibel Bewußtlosen gewahrt werden.

Außer der Menschenwürde aber kennt das Verfassungsrecht keine „unabwägbaren" Rechte und Werte. Alle Grundrechte, auch der Schutz des Lebens in Art. 2 II GG, stehen unter dem Vorbehalt verfassungsimmanenter Schranken. Konflikte mit anderen Rechtsgütern von Verfassungsrang sind nach dem Grundsatz „praktischer Konkordanz"[61] unter Beachtung des Verhältnismäßigkeitsgrundsatzes zu lösen. Mit dem Rechtsgut Leben läßt sich also kein Übergehen des Grundrechts der Selbstbestimmung oder gar der Menschenwürde rechtfertigen. Man muß nicht Fälle wie den gezielten Todesschuss, die medizinische Indikation beim Schwangerschaftsabbruch oder die schwierigen Fragen der „Zuerstbehandlung" bei Katastrophen zitieren, um zu verdeutlichen, daß es auch im Hinblick auf

---

[59] Dazu BVerfG (KammerE), NJW 1994, 1209; zum Vorrang der Verwandten auch *Dodegge*, NJW 2000, 2708.
[60] Zur Rechtfertigung solcher Eingriffe s. u. IV 5.
[61] Dazu *Hesse* (o. Fußn. 6), Rdnr. 317.

das Rechtsgut Leben zu Abwägungsprozessen kommen kann, in denen staatliche Entscheidungsträger oder Ärzte gezwungen sind, auch höchste Rechtsgüter der Gemeinschaft gegeneinander abzuwägen. Nicht anders ist es, wenn es um den Konflikt zwischen Lebenserhaltung und Selbstbestimmung, zwischen physischer Existenz und menschenunwürdigem Leid geht.

4.2 Rechtfertigung ärztlicher Eingriffe durch den erklärten oder den mutmaßlichen Willen des Patienten

Für die ärztliche Heilbehandlung gilt aus verfassungsrechtlicher Sicht ein einfaches Prinzip: Sie ist – auch soweit sie Eingriffe in die körperliche Integrität des Patienten mit sich bringt – in der Regel durch die wirkliche oder mutmaßliche Einwilligung des Patienten legitimiert. Dagegen ist sie nicht gerechtfertigt, wenn sie nicht durch den erklärten oder den mutmaßlichen Willen des Patienten gedeckt ist.

Liegt eine konkrete Willensäußerung nicht vor oder kann sie nicht mehr erfolgen, dann ist ein Betreuer zu bestellen der dann im Rahmen seiner Kompetenzen dieselbe Legitimation vermittelt. Das Grundrecht der Selbstbestimmung wird dann durch den bestellten Betreuer gleichsam treuhänderisch ausgeübt, an dessen Interpretation des mutmaßlichen Willens auch der Arzt gebunden ist. Der Betreuer ist nach dem zuvor Gesagten freilich seinerseits nur Vollzieher des mutmaßlichen Willens des Betreuten und hat neben dessen Grundrechten auch Art. 6 GG zu beachten. Der Arzt hat kein Recht, sich über den Willen des gesetzlichen oder vertraglichen Bevollmächtigten oder der nächsten Angehörigen des Patienten hinwegzusetzen. Diese repräsentieren jedenfalls im Normalfall für ihn den mutmaßlichen Willen des Patienten, an den er ebenso gebunden ist, als wenn der Patient noch selbst entscheiden könnte. Nur bei erkennbaren Anhaltspunkten eines Missbrauchs hat der Arzt das Recht und die Pflicht, durch Einschaltung des Vormundschaftsgerichts den Patienten zu schützen. Dabei stellt keinesfalls schon jede Verweigerung einer Zustimmung zu lebenserhaltenden Maßnahmen einen Missbrauch dar. Der Betreuer und die Familie wissen in der Regel besser, ob solche Maßnahmen im mutmaßlichen Willen des Patienten liegen – vor allem dann, wenn eine enge Lebensgemeinschaft mit diesem bestand.

Kann beim nicht einwilligungsfähigen Patienten auch die Entscheidung des Betreuers nicht eingeholt werden, so muss der Arzt selbst nach dem mutmaßlichen Willen des Patienten handeln. Auch er hat dabei wie Ehepartner, Betreuer und Vormundschaftsgericht keine originäre *Entscheidungs-*, sondern nur eine auf die Subjektivität des konkreten Patienten Bezug nehmende *Ermittlungs*kompetenz. So gesehen, entscheidet – außer dem Patienten selbst – bei der Sterbehilfe niemand „über Leben und Tod". Aufgabe *aller* Beteiligten ist es vielmehr, behutsam nachzuvollziehen, wie der Patient *selbst* entscheiden würde, wenn er gefragt werden könnte. Es geht allerdings auch im Fall höchster Ungewissheit nicht um die bloße Durchsetzung des *medizinisch* Indizierten.

4.3 Schranken des Selbstbestimmungsrechts

Wie jedes Grundrecht ist auch das Selbstbestimmungsrecht (Art. 2 I GG) nicht schrankenlos gewährleistet. Das ist Ausdruck eines Menschenbildes, in dem der Einzelne nicht isoliertes Individuum ist, sondern als Glied der Gemeinschaft Schranken seiner Selbstbestimmung hinnehmen muss[62]. Selbstgefährdung und Selbstaufgabe können dann – aber auch nur dann – verhindert werden, wenn Rechtsgüter der Allgemeinheit oder Rechte Dritter betroffen sind[63]. Zu diesen Rechtsgütern zählt auch die Schutzpflicht des Staates für das Leben und die Achtung des Lebens als Wert der Gemeinschaft[64]. Deshalb sind das Verbot aktiver Sterbehilfe und die Notfallbehandlung des Selbstmordpatienten verfassungsrechtlich gerechtfertigt[65]. Der Gesetzgeber darf hier auch dem „Dammbruch-Argument" oder dem gesellschaftlichen und ethischen „Tötungstabu" Rechnung tragen und dem bei einer Zulassung der aktiven Sterbehilfe wohl drohenden Druck auf Ärzte vorbeugen. Da dem Gesetzgeber aber beim Schutz des Lebens aber ein weiter Beurteilungsspielraum zukommt[66], wäre er nicht unbedingt gehindert, die Strafbarkeit konsentierter aktiver Sterbehilfe für solche – strikt eingegrenzten – Fälle aufzuheben, in denen z. B. ein Todkranker sie bei vollem Bewußtsein verlangt[67].

Im übrigen aber dürfen die objektive Schutzpflicht des Staates und die „Dammbruch-Metapher" nicht dazu führen, daß der verfassungsrechtliche Auftrag zur praktischen Konkordanz und die Selbstbestimmung des Patienten unterlaufen werden. Grundsätze wie „im Zweifel für das Leben"[68] dürfen weder die Selbstbestimmung noch die Würde des Patienten übergehen. Letztere sind nicht lediglich allgemein zu „beachtende" Werte[69], sie haben in der Regel Vorrang. Erreicht der Zustand des Leidens den Grad buchstäblicher Menschenunwürdigkeit – etwa beim nicht lebensfähigen, aber in schwerstem Maße leidenden Neugeborenen[70] –, dann geht die Menschenwürde vor und die Schwergewichtigkeit des Satzes: „Der Arzt darf nicht Herr über Leben und Tod sein" verfälscht nur den Verfassungsauftrag. „Herr über die Menschenwürde" darf der Arzt erst recht nicht sein.

---

[62] BVerfGE 4, 7 (nicht in NJW); *Hesse* (o. Fußn. 6), Rdnr. 116.
[63] BVerfGE 59, 275, 280 = NJW 1982, 1276.
[64] Allgemein dazu *Hesse*, in: FS Mahrenholz (1994), 541; *Hermes*, Das Grundrecht auf Schutz von Leben und Gesundheit (1987); *Seewald*, Gesundheit als Grundrecht (1982), S. 13; zur Schutzpflicht des Staates für das Leben BVerfGE 39, 1, 41 = NJW 1975, 573.
[65] Statt weiterer Nachweise *Jarass* (o. Fußn. 22), Rdnr. 71; *Schulze-Fielitz* (o. Fußn. 26), Rn. 50; *Taupitz* (o. Fußn. 24), S. A49; aus der Rechtsprechung BGHSt 32, 367, 371 = NJW 1984, 2639.
[66] BVerfGE 46, 160, 164 = NJW 1977, 2255 – Schleyer; *BVerfG* (KammerE), NJW 1996, 651; BVerfGE 77, 170, 219 = NJW 1988, 1651 – Giftgasprävention.
[67] So auch *Schulze-Fielitz*, in: Dreier, GG, Art. 2, Rn. 43; *Pieroth/Schlink* (o. Fußn. 9), Rdnr. 451.
[68] *Laufs*, NJW 1986, 763.
[69] In diesem Sinne die Grundsätze der *Bundesärztekammer*, NJW 1998, 3406.
[70] Fälle bei *Merkel*, JZ 1996, 1153.

In dubio pro dignitate

Soweit sich mit der „Dammbruch-Metapher" und mit dem Hinweis auf historische Belastungen reale Risiken und Gefahren für die Achtung des Lebens und andere Verfassungsgüter in dieser Gesellschaft ergeben, können diese im Rahmen der Verhältnismäßigkeitsprüfung ihr Gewicht erlangen. Sie stehen aber nicht außerhalb oder gar „oberhalb" derselben. So darf daran erinnert werden, daß die verbrecherische Praxis der Euthanasie im Nationalsozialismus gerade nichts mit der Selbstbestimmung der Patienten zu tun hatte, sondern die Menschen gegen ihren Willen aus einer zutiefst verwerflichen rassistischen Ideologie heraus vernichtete[71].

Es bleibt also dabei: Bei der passiven und der indirekten Sterbehilfe ist der Vorrang des erklärten Patientenwillens auch verfassungsrechtlich verbürgt[72]. Das gilt für die Selbstbestimmung über den eigenen Körper nicht weniger als für die Testierfreiheit bezüglich des Eigentums. Der zeitliche Abstand oder eine vermutete zeitbedingte Depression rechtfertigen als solche kein Übergehen des erklärten Willens. Der Arzt trägt vielmehr die Argumentations- und Beweislast für angenommene Fälle des Irrtums oder „geänderte Tatsachen". Der autoritäre „Schutz des Patienten vor sich selbst" unterläuft dessen Selbstbestimmung und macht den Menschen zum Objekt fremder Interpreten seines eigenen Willens. Anders formuliert: Passive Sterbehilfe kann nicht unterbunden werden, wenn der Betroffene zu selbstverantwortlicher Entscheidung noch in der Lage ist bzw. wenn er in einem solchen Zeitpunkt eindeutig verfügt hat, welche Arten von Behandlungen er wünscht. Allenfalls durch Beratung und Information, nicht aber durch Übergehen des Willens des Patienten kann der Arzt in diesen Fällen etwa abweichenden medizinischen Gründen zur Geltung verhelfen[73]. Dagegen ist die Erklärung des Patienten auch gültig, wenn sie ohne vorherige Beratung und Information abgefaßt wurde[74]. Der Vorrang der Selbstbestimmung ist im übrigen nicht auf den eigentlichen Sterbevorgang beschränkt[75].

4.4 Vorrang auch des *mutmaßlichen* Willens

Liegen keine Erklärung des Patienten oder seines Betreuers vor, dann ist – gleichfalls durch Art. 2 I und Art. 2 II GG verfassungsrechtlich verbürgt – auf den *mutmaßlichen* Willen des Patienten abzustellen. Auch hier wäre es ein nicht gerechtfertigter Eingriff, wenn der Arzt in jedem Fall die Lebensverlängerung oder medizinische Indikationen als vorrangig betrachten würde. Der Grundsatz „in dubio pro vita" hat als solcher keinen legitimierenden verfassungsrechtlichen Stellenwert und er kann auch nicht in jedem Fall als mutmaßlicher Wille unterstellt werden. Ist der Weg zum Tod irreversibel, hat der Sterbeprozess eingesetzt oder steht dem Komapatienten ohne jede Aussicht auf „Rückkehr" ein möglicherweise jahrelanges Dahinvegetieren in einem menschenunwürdigen

---

[71] Ähnlich auch *Taupitz* (o. Fußn. 24), S. A49.
[72] *BVerfG* (KammerE), NJW 1998, 1774; *Taupitz* (o. Fußn. 24), S. A12.
[73] *Taupitz* (o. Fußn. 24), S. A33 ff.
[74] Anders aber wohl *Taupitz* (o. Fußn. 24), S. A33 ff.
[75] BGH, NJW 1995, 204.

Zustand bevor, so sind dies Fälle, in denen unterstellt werden kann, daß der mutmaßliche Wille nicht auf das „biologische Leben um jeden Preis" geht. Wird hier die Behandlung abgebrochen, so macht sich der Arzt auch nicht zum „Herrn über Leben und Tod"; er interpretiert lediglich den mutmaßlichen Willen eines Sterbenden. Entlastende Argumentations- und Beweisregeln, die auf jeden anderen Fall anwendbar wären, existieren hier nicht. Wenn schon, dann gilt der Grundsatz: „in dubio pro dignitate", und es ist davon auszugehen, daß kein Mensch freiwillig leiden möchte. So gesehen stellt es auch einen Eingriff in die Selbstbestimmung des Patienten dar, wenn der Betreuer, der Arzt oder auch das Gericht aus eigenem Recht und nach seinen eigenen Wertvorstellungen handelt, statt den mutmaßlichen Willen des Patienten zu beachten[76].

4.5 Schranken der Grundrechte aus Art. 6 GG

Der Vorrang naher Angehöriger bei der Bestellung zum Betreuer und bei der Interpretation des mutmaßlichen Patientenwillens ist (selbstverständlich) gleichfalls nicht schrankenlos gewährleistet. Er steht unter dem Vorbehalt des Patientenwillens ebenso wie unter der Aufsicht des staatlichen Vormundschaftsgerichts, wenn begründeter Mißbrauchsverdacht gegeben ist. Auch der Arzt hat hier eine berechtigte Kontrollfunktion.

Ist der Patient ein Minderjähriger, dann haben die Eltern für das Kind zu entscheiden; das Kindeswohl geht zwar vor[77]; auch hier darf das Kindeswohl aber nicht in jedem Fall im Sinne des schlichten Lebensschutzes interpretiert werden. Es ist vielmehr auch ein Eingriff in das Elternrecht, wenn der Arzt bei einem kaum lebensfähigen Frühgeborenen gegen den elterlichen Willen intensivmedizinische Mittel einsetzt, obwohl wegen schwerster Behinderungen und größten Leidens ein menschenwürdiges Leben nicht möglich ist[78].

4.6 Staatliche Genehmigung des Behandlungsabbruchs?

Kaum ein Problem beschäftigt die Gerichte und die Literatur im Umkreis unseres Themas derzeit so sehr wie die Frage, ob in analoger Anwendung des § 1904 BGB das staatliche Vormundschaftsgericht nicht nur Heilbehandlungen, sondern gerade deren Abbruch, also die passive Sterbehilfe, genehmigen kann[79] oder gar genehmigen muss. Gegenüber diese Frage bejahenden Gerichtsentscheidungen wurde eingewandt, dass in der Analogie ein Verstoß gegen Art. 20 III GG liege[80], weil nur der Gesetzgeber selbst insofern eine Entscheidungsbefugnis des Vormundschaftsgerichts begründen könne und die Zustimmung zum Behandlungsabbruch das krasse Gegenteil der Zustimmung zur Heilbehandlung sei.

---

[76] Dazu *Füllmich*, Tod, S. 80; ähnlich *Taupitz* (o. Fußn. 24), S. A69.
[77] BVerfGE 75, 201, 218 = NJW 1988, 125; 79, 203, 211 = NJW 1989, 1275.
[78] *Hanack*, MedR 1985, 33 (38).
[79] So vor allem *OLG Frankfurt*, NJW 1998, 2747; ähnlich *LG Duisburg*, NJW 1999, 2744; dagegen *OLG Brandenburg*, NJW 2000, 2362; *LG Augsburg*, NJW 2000, 2363.
[80] *Alberts*, NJW 1999, 835.

Diese Argumentation scheint jedoch aus verfassungsrechtlicher Sicht mehr als zweifelhaft. Die Rechtsordnung ist voller Beispiele dafür, daß auch beim Fehlen einer gesetzlichen Grundlage Grundrechtspositionen abgewogen, eingeschränkt bzw. in praktische Konkordanz zueinander gesetzt werden[81]. Insofern unterliegt auch Art. 2 II GG verfassungsimmanenten Schranken, insbesondere der Selbstbestimmung des Patienten und deren Durchsetzung durch Angehörige und Betreuer. Ob das Genehmigungsverfahren vor dem Vormundschaftsgericht praktikabel ist, kann nicht beurteilt werden. Verfassungsrechtlich zulässig ist es in jedem Fall.

Im übrigen ist auch hier daran zu erinnern: Das Vormundschaftsgericht entscheidet nicht „über Leben und Tod". Das moralische Schwergewicht solcher Formulierungen darf auch hier nicht den Auftrag zur nüchternen verfassungskonformen Interpretation verschleiern. Es geht nicht um Fremdbestimmung oder gar „Euthanasie", sondern gerade um die Selbstbestimmung des Patienten, die im konkreten Einzelfall und unter Berücksichtigung der Schwere der Krankheit, des zu erwartenden Leidens, der Aussichtslosigkeit weiterer Behandlung usw. gegen die Schutzpflicht für das menschliche Leben aus Art. 2 II GG abzuwägen ist.

Fraglos aber ist das Problem der Genehmigung des Abbruchs lebenserhaltender Maßnahmen so wichtig und für die betroffenen Grundrechte gleichermaßen „wesentlich", daß es der Regelung durch den Gesetzgeber bedarf[82].

5 Schlussfolgerungen

Der Beitrag sollte zeigen, daß die Abwägungsprozesse im Zusammenhang mit der Sterbehilfe schwierig, aber keineswegs unlösbar sind. In der Sache geht es um die verhältnismäßige Zuordnung unterschiedlicher, wenn auch ranghoher Rechtsgüter, die um die wesentlichen verfassungsrechtlichen Pole „Menschenwürde", „Lebensschutz", „Selbstbestimmung" und „Schutz von Ehe und Familie" kreist. Nicht beschränkbar ist allein die Menschenwürde. Der Lebensschutz ist von grundsätzlicher Bedeutung, darf aber nicht gegen die Menschenwürde und die Selbstbestimmung ausgespielt werden. Art. 2 I GG schützt den erklärten Willen ebenso wie den mutmaßlichen Willen. Ihm zu folgen ist Auftrag der Medizin ebenso wie Grundlage der Überwachungspflicht des Staates. Befürchtungen vor ethischen „Dammbrüchen" und einem Herabsetzen der Schwelle ebenso wie historische Belastungen sind ernst zu nehmen, dürfen aber die rationale Konfliktlösung nicht zu Lasten des konkreten Patienten verfälschen.

Je schwieriger die Lösung der Grundrechtskonflikte und die verfassungskonforme Auslegung von Gesetzen und Verträgen sind, desto wichtiger wird im

---

[81] *Winkler*, Kollisionen verfassungsrechtlicher Schutznormen (2000), S. 288 ff.
[82] Zur „Wesentlichkeitstheorie" BVerfGE 47, 46, 79 = NJW 1978, 807; *Schmidt-Aßmann*, in: Isensee/Kirchhof (Hrsg.), HdbStR Bd. 1 (1987), § 24 Rdnr. 63 f.

übrigen der *Grundrechtsschutz durch Verfahren*[83]. Dieser gewährleistet die rechtzeitige Beratung und Anhörung des (noch) einwilligungsfähigen Patienten ebenso wie die Einbeziehung der Familie. Er fordert aber vor allem Information aller Beteiligten – nicht zuletzt über die zu gewährenden und die möglicherweise gefährdeten Rechte.

Wenn Ärzte, Betreuer und Vormundschaftsgerichte erkennen, dass ihr Tun und Unterlassen immer zugleich auch eine verfassungsrechtliche Dimension hat, dann ist das vielleicht schon ein entscheidender Schritt zur Verbesserung des Grundrechtsschutzes am Ende des Lebens. Schließlich üben Sie ihre Aufgaben stets im Lichte der maßgeblichen Grundrechte, vor allem aber im Lichte der unantastbaren Würde des Menschen – auch des sterbenden Menschen – aus.

---

[83] BVerfGE 53, 30, 65 ff. = NJW 1980, 759; *Schmidt-Aßmann* (o. Fußn. 81), § 70 Rdnr. 12 ff.; *Grimm*, NVwZ 1985, 865; *Hufen*, Fehler im Verwaltungsverfahren, 3. Aufl. (1998), Rdnr. 20 ff.

Jeantine E. Lunshof

Lebensbeendigung auf Verlangen – Praxis, Hintergründe und Perspektiven in den Niederlanden[*]

Können die Regelung und die Praxis der Sterbehilfe in den Niederlanden ein Modell für Deutschland sein?

Nein, das können sie, meiner Meinung nach, nicht. Die Gründe dafür sind allerdings vielmehr pragmatischer als grundsätzlicher Natur und betreffen die sozial-kulturellen Rahmenbedingungen. Vertrauen und Transparenz sind hier die prägenden Begriffe und gelten als Eckpfeiler des Diskurses auf individueller wie gesellschaftlicher Ebene. Die Struktur des Gesundheitswesens, die Entwicklung des Gesundheitsrechts und der Gesundheitsethik sowie die Dauer und Kontinuität der öffentlichen Debatte in den Niederlanden sind bedeutsame, nicht ohne weiteres auf andere Länder übertragbare Faktoren. Im Folgenden sollen einige dieser Faktoren näher vorgestellt werden. Zielsetzung ist es, durch eine beschreibende Darstellung ausgewählter Aspekte, mit Betonung der Unterschiede zu Deutschland, einen Einblick in die kulturell bedingten Hintergründe der Praxis der Lebensbeendigung auf Verlangen in den Niederlanden zu geben. Es wird weder ein Versuch der Erklärung noch einer philosophischen Untersuchung unternommen. Das bedeutet auch, dass viele Fragen unbeantwortet bleiben.

1   Die Praxis der Geburtshilfe

Die niederländische Praxis der Lebensbeendigung auf Verlangen lässt sich ebenso wenig wie die niederländische Praxis der Geburts- und Wochenbetthilfe auf Deutschland übertragen. Eine kurze Beschreibung der Geburtshilfepraxis gibt bereits entscheidende Hinweise auf einige für die Niederlande typische Aspekte der Gesundheitsversorgung, die auch am Lebensende eine wesentliche Rolle spielen.

In den Niederlanden wird eine „gesunde Schwangere" (d. h. bei einem physiologischen Verlauf der Schwangerschaft) grundsätzlich „nur" von einer Hebamme betreut. Die Hebamme leistet die gesamte Schwangerenvorsorge. Die normale

---
[*] Dieter Birnbacher, Jim Dibbets, Harry Kuitert und Jaap Visser danke ich für die kritische Durchsicht des Manuskriptes und die konstruktiven Anregungen.

Geburt, d. h. wenn keine Pathologie vorliegt, findet unter der Leitung dieser Hebamme entweder ambulant im Entbindungsraum eines Krankenhauses oder bei der Frau zuhause statt.[1] Nach der Geburt werden Mutter und Kind zuhause von einer Wochenbettpflegerin betreut, die in der Regel auch den Haushalt und ggf. die Versorgung der weiteren Kinder übernimmt. Die Hebamme führt die postnatalen Kontrollen von Mutter und Kind durch und berät über Familienplanung. Das heißt, dass die überwiegende Mehrzahl der Schwangeren in den Niederlanden während Schwangerschaft und Geburt nicht von einem Arzt betreut wird und auch die meisten Neugeborenen direkt nach der Geburt nicht ärztlich untersucht werden. Dies ist ebenso unvorstellbar in wie unübertragbar auf Deutschland. Die Hebamme ist die Fachperson für die physiologische Schwangerschaft und Geburt, ihr Können genießt großes Vertrauen. Auf der individuellen Ebene entsteht ein besonderes Vertrauensverhältnis dadurch, dass eine Frau während der ganzen Schwangerschaft, bei der Geburt und danach von ein und derselben Person (oder ihrer Vertreterin, z.B. in einer Hebammen-Gemeinschaftspraxis) betreut wird. Viele Frauen suchen bei weiteren Schwangerschaften immer wieder „ihre" Hebamme auf.

Dieser kurze Exkurs zum Lebensanfang sollte die besondere Bedeutung des persönlichen Vertrauensverhältnisses als wesentliches Element der niederländischen Gesundheitsversorgung anschaulich machen.

Auch im Standesrecht kommt diese Bedeutung zum Ausdruck: Vertrauen in die Angehörigen der Gesundheitsberufe[2] ist die standesrechtliche Grundnorm, Unterminierung dieses Vertrauens wird als berufliches Fehlverhalten geahndet.

Eine ähnliche Beziehung wie zur Hebamme besteht zum Hausarzt: nahezu jeder hat einen Hausarzt; der Hausarzt betreut in der Regel die ganze Familie, man wechselt den Hausarzt nur im Falle eines Umzugs, bei gravierenden Konflikten oder Unzufriedenheit. Der Hausarzt[3] nimmt eine Schlüsselposition in der Gesundheitsversorgung ein.[4] Viele Niederländer kommen zuhause zur Welt, noch viel mehr sterben auch zuhause. Dank des traditionell sehr umfassenden und für jeden zugänglichen Systems der häuslichen Krankenpflege verbleiben viele auch schwerstkranke Patienten[5] am Lebensende in der eigenen Wohnung oder kehren aus dem Krankenhaus dorthin zurück. Dieser Umstand führt dazu, dass die Lebensbeendigung auf Verlangen überwiegend zuhause stattfindet:

---

[1] In 2000 fanden 30.3% der Geburten zuhause statt. Die Hebammen sind hoch qualifiziert, es besteht eine konstruktive kollegiale Zusammenarbeit mit den Gynäkologen. Eine neue Entwicklung ist die universitäre Ausbildung von Hebammen.

[2] Folgende kammerpflichtigen Gesundheitsberufe sind dem Standesrecht unterworfen: Ärzte, Zahnärzte, Hebammen, Apotheker, Krankenschwester und -pfleger, Physiotherapeuten, klinische Psychologen, Psychotherapeuten.

[3] Im folgenden wird immer die grammatikalisch männliche Form verwendet werden; im Niederländischen gilt der Terminus „arts" für beide Geschlechter.

[4] Diese Schlüsselposition hat auch eine Kehrseite: das „Überweisungsmonopol" der Hausärzte kann im Falle einer Fehlbeurteilung des Zustands des Patienten durch zu späte oder unterbliebene Überweisung gravierende Folgen haben. Unter anderem aus diesem Grunde spielen bei der Beurteilung einer Frage nach Euthanasie die „Konsulenten" eine wichtige Rolle. Siehe dazu 4.1

[5] Es gibt auch sog. „hochtechnisch-spezialisierte Pflege" (auf Intensiv-Pflegeniveau) zuhause.

von den 1882 im Jahr 2002 gemeldeten Fällen von Lebensbeendigung wurde die Lebensbeendigung in 1633 Fällen vom Hausarzt durchgeführt.[6]

2 Die sozial-kulturellen Rahmenbedingungen

2.1 Die Struktur der Gesundheitsversorgung

Die Gesundheitsversorgung in den Niederlanden unterscheidet sich ihrer Struktur nach wesentlich von der in Deutschland. Obwohl beide Länder in vielerlei Hinsicht gut vergleichbar sind, zum Beispiel in bezug auf den allgemeinen Lebensstandard, auf die wissenschaftlichen und technischen Möglichkeiten und auf den Standard der Gesundheitsversorgung, ist die Struktur des Versorgungsangebots dennoch sehr unterschiedlich. Im folgenden werde ich mich auf eine Darstellung der ärztlichen Versorgung beschränken. Das deutsche Gesundheitsversorgungssystem kennt eine strikte Trennung zwischen niedergelassenen und Krankenhausärzten, und damit zwischen ambulanter, sog. primärärztlicher, und stationärer Versorgung. Die Verzahnung dieser beiden Bereiche und die Aufweichung der strikten Grenzen, die durch die medizinisch-technischen Entwicklungen, insbesondere durch die Möglichkeiten der ambulanten operativen Behandlung unumgänglich sind, ist eine der großen Herausforderungen an das System.[7]

Das niederländische System hingegen zieht die Trennlinie zwischen Ärzten für Allgemeinmedizin: den Hausärzten, und den Fachärzten, den „Spezialisten". Die Hausärzte sind immer als niedergelassene Ärzte tätig, einzeln oder mit einem oder mehreren Kollegen in einer Gemeinschaftspraxis. Die fachärztliche Versorgung ist nahezu ausschließlich in den Krankenhäusern lokalisiert: die ambulante Versorgung findet in den sog. Polikliniken der Krankenhäuser, die stationäre Versorgung – geleistet von den gleichen Ärzten – in der Klinik statt. Fachärztliche Hilfe kann grundsätzlich nur nach Überweisung durch einen Hausarzt in Anspruch genommen werden. Deshalb hat bzw. braucht – nahezu – jeder einen Hausarzt, der in seiner Praxis aufgesucht werden kann und der, wenn erforderlich, Hausbesuche macht. Die Hausärzte organisieren innerhalb eines bestimmten Bereichs (z. B. im Stadtviertel) ihre Vertretungsgruppen, d. h. bei Abwesenheit übernimmt ein Kollege aus dieser Gruppe die Vertretung. Ein allgemeines „anonymes" Notarzt-System, wie in Deutschland üblich, ist unbekannt. Der Hausarzt ist zuständig für die gesamte medizinische Grundversorgung, welche u. a. auch die Grundversorgung im Bereich der Gynäkologie und der Kinderheilkunde einschließt. Die Ausbildung der Hausärzte ist dementsprechend lang und umfassend. Dies bedeutet, dass die Fachärzte in den Polikliniken sich überwiegend mit komplexer Diagnostik und schwerwiegender Pathologie befassen. Für alle Ärzte

---

[6] Lt. Jahresbericht der Regionalen Kontrollkommissionen. Regionale Toetsingscommissies Euthanasie, *Jaarverslag 2002*, Den Haag, April 2003

[7] Eine umfassende und äußerst kritische Analyse des deutschen Gesundheitssystems findet sich in dem Gutachten 2000/2001 des *Sachverständigenrates für die Konzertierte Aktion im Gesundheitswesen*, „Bedarfsgerechtigkeit und Wirtschaftlichkeit".

besteht eine stringente Fortbildungspflicht. Hausärzte sind in der Regel freiberuflich tätig, Fachärzte können entweder bei privaten Krankenhausträgern angestellt, im öffentlichen Dienst bei städtischen oder Universitätskliniken oder auch freiberuflich innerhalb einer Krankenhausorganisation tätig sein. Für die Leistungserbringung dem Patienten gegenüber ist das arbeitsrechtliche Verhältnis völlig irrelevant.

Fazit: in dieser Versorgungsstruktur wird der Patient grundsätzlich nur von einer sehr begrenzten Zahl von Ärzten betreut, was sowohl der Kommunikation dient, als auch das Entstehen eines Vertrauensverhältnisses ermöglicht.

Entscheidend ist, dass dieses Vertrauen aus zwei Komponenten besteht: da ist einerseits die von psychologischen Faktoren geprägte interpersonelle Beziehung, in der typischerweise empathische Fähigkeiten und tugendethische Maximen richtungsweisend sind. Komplementär dazu steht das Vertrauen in den Sachverstand des Arztes, das Wissen um professionsinterne und -externe Kontrollen und die gesetzliche Verankerung der Patientenrechte: hier finden die rational begründeten, „nachvollziehbaren" Handlungsanweisungen einer prozeduralen Ethik ihre Anwendung. Das Desiderat der Transparenz wird auf der individuellen Ebene maßgeblich von dieser zweiten Komponente erfüllt. Allgemein, auf der gesellschaftlichen wie auf der individuellen Ebene, gilt, dass das Vertrauen nie blind ist, sondern sich stützt auf Transparenz und auf die Kontrollierbarkeit von Handlungsabläufen.

2.2 Einige Aspekte des Gesundheitsrechts

Die Entwicklung des Gesundheitsrechts nahm ihren Anfang in den frühen 70er Jahren.[8] Die Etablierung von Patientenrechten ist seitdem ein Hauptmotiv dieses juristischen Querschnittsfachs. Auch wenn Leenen, der wichtigste Begründer des niederländischen Gesundheitsrechts, das Fazit zog, die Position des Patienten im Gesundheitswesen lasse noch immer zu wünschen übrig,[9] so lässt sich dennoch feststellen, dass die Rechte und Pflichten im Rahmen der Arzt-Patienten-Beziehung mit dem „Gesetz zum ärztlichen Behandlungsvertrag"[10] weitgehend formalisiert und damit auch „entmythologisiert" sind.[11] Dieses Gesetz hat eine fast ebenso lange Geschichte wie das moderne Gesundheitsrecht, es geht zurück auf eine Anfrage der Regierung an den damaligen Zentralen Rat für die öffentliche Gesundheit im Jahre 1977.[12] Obwohl man sagen kann, dieses Gesetz kodifiziere das Selbstbestimmungsrecht des Patienten, kommt dieser Begriff als solcher im Gesetz nicht vor. Basierend auf den Artikeln 10 und 11 des Grundgesetzes über den Schutz der Privatsphäre bzw. der körperlichen Integrität, regelt

---

[8] An dieser Stelle kann nur ein Aspekt dieses umfassenden Rechtsgebietes vorgestellt werden.
[9] H. J. J. Leenen, „Het patientenperspectief aan het begin van de 21e eeuw", *Tijdschrift voor Gezondheidsrecht*, 2.
[10] „Wet op de geneeskundige behandelingsovereenkomst" (WGBO), in Kraft getreten 1. April 1995 als 5. Abteilung des 7. Buches des Bürgerlichen Gesetzbuches (BW).
[11] L. Markenstein, „The codification in the Netherlands of the principal rights of patients".
[12] 1977 erschien zum ersten Mal die *Zeitschrift für Gesundheitsrecht* (TvGR); Leenen war einer der wichtigsten Initiatoren.

das Gesetz unter anderem die Aufklärung und Einwilligung der Patienten, das Recht auf Nicht-Wissen, das Recht auf Einsichtnahme und den Umgang mit Patientendaten sowie die Position Minderjähriger im ärztlichen Behandlungsvertrag. Tötung auf Verlangen gehört, wie vom Hohen Rat bestätigt,[13] nicht zum „normalen ärztlichen Handeln" und wird daher nicht vom „Gesetz zum ärztlichen Behandlungsvertrag" erfasst.

Dieser Umstand und die ausdrückliche Regelung der Position von Minderjährigen in diesem Gesetz lenkten später bei den Beratungen zum „Gesetz über die Kontrolle der Lebensbeendigung" die Aufmerksamkeit auf die Entscheidungsfindung in bezug auf lebensbeendendes Handeln bei Kindern und Jugendlichen. Es wurde diskutiert, ob und ggf. welcher Regelungsbedarf sich aufgrund der Rechtslage konsequenterweise auch hier ergab.[14]

Ausführliche parlamentarische Beratungen, unter Anhörung von Sachverständigen, insbesondere aus dem Bereich der Kinderonkologie, führten zu der Aufnahme der Absätze 2, 3 und 4 im Artikel 2 des neuen Gesetzes, die die besondere Situation Minderjähriger berücksichtigen.[15]

2.3 Die Euthanasie-Debatte

Die breite öffentliche Debatte über die Tötung auf Verlangen und in geringerem Maße über die Beihilfe zur Selbsttötung hatte ebenfalls in den 70er Jahren ihren Anfang. Bereits 1970 beauftragte die Regierung den Gesundheitsrat mit der Erstellung eines Berichtes über Euthanasie.[16] Ausgelöst wurde die öffentliche Debatte 1973, als der Strafprozess gegen Frau Postma-Van Boven große Aufmerksamkeit erhielt. Frau Postma-Van Boven war eine Ärztin, die ihre eigene Mutter auf deren ausdrückliches Verlangen hin tötete.[17] Im Rahmen dieses Strafprozesses wurden zum ersten Mal Kriterien in bezug auf lebensbeendendes Handeln durch Ärzte formuliert. Frau Postma-van Boven wurde verurteilt zu einer Woche auf Bewährung. Sowohl die Bewertung der Tötung auf Verlangen generell wie auch die in diesem Prozess vorgebrachten Argumente und Kriterien wurden Gegenstand fortlaufender Diskussionen in den Medien und unter den Angehörigen der involvierten Berufsgruppen der Ärzte, Pflegenden, Juristen und Ethiker. Die öffentliche Anteilnahme an dem Strafprozess war überwältigend, das Ehepaar Postma erhielt Sympathiebekundungen aus dem In- und Ausland und die Er-

---

[13] Hoge Raad, 21. Oktober 1986.
[14] Die Bestimmungen in bezug auf Minderjährige unterschiedlicher Altersgruppen sind daher keinerlei Indiz für eine schiefe Ebene im Gesetz zur Kontrolle der Lebensbeendigung, sondern Ausdruck der im WGBO verankerten Anerkennung einer zunehmenden Selbstbestimmungsfähigkeit von Kindern und Jugendlichen.
[15] Seitens der Sachverständigen wurde überzeugend dargelegt, dass unlösbare Konflikte zwischen Eltern und Kindern anlässlich des Wunsches des Kindes nach Lebensbeendigung in der Praxis nicht vorkommen.
[16] Der Bericht erschien 1973: Gezondheidsraad, „Advies inzake Euthanasie".
[17] Rechtbank Leeuwarden, 21. Februar 1973 (NJ 1973, nr. 183). Einen ähnlichen Fall hatte es schon 1952 gegeben: ein Arzt, der seinen schwerkranken Bruder auf dessen ausdrücklichen Wunsch hin tötete, wurde verurteilt auf Bewährung (NJ 1952, nr. 275).

eignisse waren der Anlass für die Gründung der „Niederländischen Vereinigung für Freiwillige Euthanasie" (NVVE) im Jahre 1973.

Die öffentliche Debatte, die ausdrücklich öffentlich ist in dem Sinne, dass sie in erster Linie vollständig in den Medien ausgetragen wird, wird seitdem kontinuierlich weitergeführt und erhält vor allem aus juristischer Kasuistik immer wieder neue Argumente und Impulse. Die große Offenheit auch seitens der Angehörigen der medizinischen Berufsgruppen und der involvierten Staatsorgane, die sich an der Diskussion beteiligen, und die weitgehende Tabu-Freiheit bewirken seit langem ein hohes Maß an gesellschaftlicher Transparenz.

2.4 Euthanasie und andere lebensbeendende Handlungen

Eine Definition von „Euthanasie", die in den Folgejahren zur Grundlage für die Diskussionen und Analysen – rechtlicher wie ethischer Ausrichtung – werden sollte, wurde ebenfalls in den 70er Jahren geprägt: [Euthanasie ist] ein absichtlich lebensverkürzendes Handeln (einschließlich Unterlassen) durch einen Anderen als den Betroffenen auf dessen Verlangen.[18] In der gleichen Publikation legt Leenen fest, was zumindest aus juristischer Sicht nicht unter diesen Begriff fallen sollte:

1. der Abbruch einer aus medizinischer Sicht sinnlosen Behandlung;

2. indirekte Euthanasie, d. h. Schmerzlinderung mit nicht intendierter, aber in kauf genommener Lebensverkürzung;

3. Abbruch sämtlicher Maßnahmen bei einem Hirntoten;

4. Therapieverweigerung durch den Patienten;

5. Notstand infolge mangelnder Interventionsmöglichkeiten und -mittel.

Diese Auflistung von „Scheinformen von Euthanasie" wurde in späteren Diskussionen näher präzisiert und diente in den verschiedenen Vorlagen für Gesetzesentwürfe zur Euthanasie als Ausschlusskriterium für das, was es zu regeln gelte. Nach heutiger Auffassung[19] gehören folgende Entscheidungen bezüglich des Lebensendes zum normalen ärztlichen Handeln und damit nicht zur Euthanasie:

1. das Therapieverbot: wenn ein willensfähiger Patient die Aufnahme oder die Fortsetzung einer medizinischen Behandlung ablehnt, auch wenn dies den Tod des Patienten zur Folge hat;

2. das Abbrechen oder Unterlassen einer aus medizinischer Sicht sinnlosen Behandlung;

3. Schmerzlinderung mit Lebensverkürzung als Nebeneffekt, wenn der Patient diesem zustimmt.

---

[18] H. J. J. Leenen, „Euthanasie in het gezondheidsrecht".
[19] In dieser Formulierung in: Ministerie van Justitie; Ministerie van Volksgezondheid, Welzijn en Sport, *Euthanasie – Zorgvuldig van begin tot einde*.

Die Diskussion über die Relevanz des Unterschieds zwischen sog. aktiver und passiver Euthanasie wurde bereits Ende der 70er, Anfang der 80er Jahre als so gut wie beendet betrachtet: die wichtigsten Protagonisten der Euthanasie-Debatte, darunter der reformierte Theologe Harry Kuitert, hatten die Irrelevanz dieser Unterscheidung überzeugend dargelegt.[20]

Die oben genannte Definition wurde zum Standard bei den Beratungen der diversen Kommissionen und Instanzen, die sich mit der Ermittlung des Regelungsbedarfs bzw. mit der Vorbereitung einer gesetzlichen Regelung befassten. Die weitere Diskussion betraf nicht die Definition, sondern die Bedingungen für die Durchführung von Euthanasie, die für eine gesellschaftlich akzeptable Regelung notwendig seien.

Anfang der 80er Jahre bekam im Rahmen der Euthanasie-Debatte auch das Thema Selbsttötung verstärkt Aufmerksamkeit. Das Buch von Kuitert „Darf ich mir das Leben nehmen?" machte für eine breite Leserschaft eine Enttabuisierung möglich.[21] Hilfe zur Selbsttötung war in den Niederlanden, im Gegensatz zu Deutschland, stets ebenso strafbar wie die Tötung auf Verlangen, wenn auch mit geringerem Strafmaß. Unter der neuen Gesetzgebung bleibt diese Strafbarkeit wirksam; die Bedingungen, deren Einhaltung ein Strafausschließungsgrund darstellen, sind in beiden Fällen identisch.[22]

3 Die gesetzliche Regelung

Seit dem 1. April 2002 gilt das „Gesetz über die Kontrolle der Lebensbeendigung auf Verlangen und der Hilfe bei der Selbsttötung". Es handelt sich dabei um ein eigenständiges Gesetz, das allerdings eng mit dem Strafgesetzbuch verknüpft ist.

Die neue Regelung beinhaltet außerdem Änderungen sowohl im Strafgesetzbuch wie im „Gesetz über das Leichen- und Bestattungswesen".[23]

3.1 Das Strafgesetzbuch: was ist neu?

Zunächst ist fest zu halten, dass Tötung auf Verlangen und Beihilfe zur Selbsttötung nach wie vor *grundsätzlich strafbar* sind. Die Neufassung der Art. 293 bzw.

---

[20] H. M. Kuitert, *Een gewenste dood: euthanasie als moreel en godsdienstig probleem*.
[21] H. M. Kuitert, *Suicide: wat is er tegen?*
[22] Lt. Art. 293 Abs. 1 des Strafgesetzbuches wird „Wer vorsätzlich das Leben eines anderen auf dessen ausdrückliches und ernstes Verlangen hin beendet, [wird] mit Gefängnisstrafe bis zu zwölf Jahren oder mit einer Geldstrafe der fünften Kategorie bestraft." Abs. 2: „Die in Absatz 1 genannte Handlung ist nicht strafbar, wenn sie von einem Arzt begangen wurde, der dabei die in Artikel 2 des Gesetzes über die Kontrolle der Lebensbeendigung auf Verlangen und der Hilfe bei der Selbsttötung genannten Sorgfaltskriterien eingehalten und dem Leichenbeschauer der Gemeinde gemäß Artikel 7 Absatz 2 des Gesetzes über das Leichen- und Bestattungswesen Meldung erstattet hat." Art. 294, Abs. 2: „Wer einen anderen vorsätzlich bei der Selbsttötung behilflich ist oder ihm die dazu erforderlichen Mittel verschafft, wird, wenn die Selbsttötung vollzogen wird, mit Gefängnisstrafe bis zu drei Jahren oder mit einer Geldstrafe der vierten Kategorie bestraft. Artikel 293 Absatz 2 gilt entsprechend."
[23] Ein Überblick über die Gesetzgebungsgeschichte gibt: J. Legemaate, „Legal Aspects of Euthanasia and Assisted Suicide in the Netherlands, 1973–1994".

294 enthält allerdings einen Strafausschließungsgrund. Dieser ist dreigliedrig, die Handlung ist in beiden Fällen nicht strafbar, wenn:

1. sie von einem *Arzt* begangen wurde;

2. der dabei die in Artikel 2 des Gesetzes über die Kontrolle der Lebensbeendigung auf Verlangen und der Hilfe bei der Selbsttötung genannten *Sorgfaltskriterien* eingehalten hat;

3. und der dem Leichenbeschauer der Gemeinde gemäß Art. 7 Absatz 2 des Gesetzes über das Leichen- und Bestattungswesen *Meldung* erstattet hat.

Das Strafmaß im Falle der Nichteinhaltung dieser Bedingungen bleibt, wie bereits erwähnt, unverändert. Die bisherige Regelung sah eine im „Gesetz über das Leichen- und Bestattungswesen" niedergelegte Meldepflicht bei Staatsanwaltschaft und Kontrollkommission vor. Die Entscheidung der Staatsanwaltschaft zur Einstellung des Verfahrens basierte, nach entsprechender Empfehlung der Kontrollkommission, auf der Prüfung des Falles anhand der Kriterien aus der Jurisprudenz.

3.2 Das „Gesetz über die Kontrolle der Lebensbeendigung auf Verlangen und der Hilfe bei der Selbsttötung".

Die Festlegung von Sorgfaltskriterien und die Gestaltung der Kontrolle in bezug auf deren Einhaltung sind die Kernelemente dieses neuen eigenständigen Gesetzes. Im juristischen Sinne ist dabei revolutionär, dass die Staatsanwaltschaft ein Teil ihrer Ermittlungstätigkeit, zumindest bedingt, auf eine andere Instanz überträgt. Diese Instanz sind die insgesamt fünf Regionalen Kontrollkommissionen. Ihre Befugnisse wurden erweitert und nun auch gesetzlich verankert. Aus rechtlicher Sicht ist dies, wenn auch für viele wenig spektakulär, die bedeutendste Neuerung. Ebenfalls neu sind die Berücksichtigung der Position von Minderjährigen und die Bestimmungen in bezug auf den Status von schriftlichen Willenserklärungen.

3.2.1 Die Sorgfaltskriterien

Die Sorgfaltskriterien, die für Tötung auf Verlangen wie für Hilfe bei der Selbsttötung gleichermaßen gelten, lauten:[24]

Wendet sich ein Patient mit der Bitte um Sterbehilfe an einen Arzt, so muss der:

a) sich davon überzeugt haben, dass der Patient seine Bitte freiwillig und nach reiflicher Überlegung gestellt hat;

---

[24] Deutsche Fassung des Ministeriums für auswärtige Angelegenheiten in der Broschüre: *FAQ Sterbehilfe – Fragen und Antworten zum niederländischen Gesetz über die Kontrolle der Lebensbeendigung auf Verlangen und der Hilfe bei der Selbsttötung*; siehe auch: www.minbuza.nl/english, unter „Ethical Issues"

b) sich davon überzeugt haben, dass der Zustand des Patienten aussichtslos und sein Leiden unerträglich ist;

c) den Patienten über seine Situation und über die ärztliche Prognose informiert haben;

d) gemeinsam mit dem Patienten zu der Überzeugung gelangt sein, dass es für seine Situation keine andere annehmbare Lösung gibt;

e) mindestens einen anderen, unabhängigen Arzt zu Rate gezogen haben, der den Patienten untersucht und schriftlich zu den unter a) bis d) genannten Voraussetzungen Stellung genommen hat;

f) bei der Lebensbeendigung auf Verlangen oder der Hilfe bei der Selbsttötung mit medizinischer Sorgfalt gehandelt haben.

Letztere Bestimmung impliziert im Falle der Hilfe bei der Selbsttötung, dass der Arzt anwesend sein muss, wenn der Patient die Mittel einnimmt und bei seinem Patienten bleibt bis der Tod eingetreten ist. Sollte die Selbsttötung durch irgendeine Ursache fehlschlagen, so muss der Arzt seinem Patienten ein anderes Mittel verabreichen, das den Tod mit Sicherheit herbeiführt.

Zu den Kriterien unter b) ist anzumerken, dass „Leiden" nicht notwendig von einem bestimmten Maß an Schmerzen bestimmt wird und dass das Urteil über die „Unerträglichkeit", das nach Auffassung des Hohen Rates unter anderem „Verlust der persönlichen Würde" beinhalten kann,[25] letztendlich bei dem Patienten ruht.

3.2.2 Minderjährige

Sehr viel Aufmerksamkeit erhielten die Absätze des Gesetzes, die die Position von Minderjährigen betreffen.[26] Wie bereits oben ausgeführt, dienen die Absätze 2, 3 und 4 des 2. Artikels im wesentlichen der Konsistenz mit den Bestimmungen zur Rechtsposition Minderjähriger im Gesetz zum ärztlichen Behandlungsvertrag. Da der Wunsch nach Lebensbeendigung immer durch den Patienten selbst geäußert werden muss, können Eltern oder andere gesetzliche Vertreter eines Minderjährigen hier nicht stellvertretend auftreten. Deswegen ist die gesetzliche Festlegung einer Altersgrenze für die Willensfähigkeit, die zur Erfüllung des ersten Sorgfaltskriteriums „... dass der Patient seine Bitte freiwillig und nach reiflicher Überlegung gestellt hat" Voraussetzung ist, notwendig. Das Gesetz sieht in Art. 2, Abs. 4 vor, dass der Arzt in der Bitte nach Lebensbeendigung von einem Jugendlichen im Alter zwischen 12 und 15 Jahren einwilligen kann, wenn die Eltern oder der Vormund zustimmen. Selbstverständlich müssen auch die weiteren Sorgfaltskriterien erfüllt sein. Bei 16 und 17 Jährigen müssen die Eltern zwar

---

[25] HR 27.11.1984; HR 21.10.1986; HR 21.06.1994.
[26] Das belgische Gesetz zur Lebensbeendigung („Wet betreffende de euthanasie / Loi relatif à l'euthanasie"), das am 16.05.2002 vom Parlament verabschiedet wurde, berücksichtigt ebenfalls Minderjährige.

in die Entscheidungsfindung einbezogen werden, ihre Zustimmung ist aber nicht zwingend erforderlich (Art. 2 Abs. 3). Ab 16 Jahren wird auch die schriftliche Willenserklärung wie bei Volljährigen anerkannt. Vertreter der involvierten Bereiche der Pädiatrie, insbesondere der Kinderonkologie, legen überzeugend dar, dass unlösbare Konflikte zwischen Eltern und Kindern anlässlich des Wunsches des Kindes nach Lebensbeendigung in der Praxis nicht vorkommen.

Die Regelung ist besonders wichtig für die Rechtssicherheit aller Beteiligten und ermöglicht es, die Fälle von lebensbeendendem Handeln, die nicht den Kriterien des Strafausschließungsgrundes des Art. 293 Strafgesetzbuch entsprechen, klar zu unterscheiden. In bezug auf Kinder bedeutet das, dass nach lebensbeendendem Handeln bei Kindern unter 12 Jahren – und damit auch im wichtigen Bereich der Neonatologie – grundsätzlich Meldung bei der Staatsanwaltschaft erfolgt.

3.2.3 Willenserklärungen

Die ausdrückliche Anerkennung der Gültigkeit von schriftlichen Willenserklärungen in bezug auf Lebensbeendigung, ist ein gesetzliches Novum. Eine solche Erklärung hat prinzipiell den gleichen Status wie ein konkret geäußertes und bestätigtes Verlangen nach Lebensbeendigung. Der Arzt kann einer schriftlichen Bitte nachkommen, aber er ist niemals dazu verpflichtet – wie auch generell gilt, dass keine Pflicht zur Lebensbeendigung oder der Mitwirkung daran besteht.[27] Auch im Falle einer schriftlichen Willenserklärung müssen die Sorgfaltskriterien eingehalten werden. Das bedeutet unter anderem, dass der Zustand des Patienten nach dem Urteil des Arztes und des Konsulenten aussichtslos und sein Leiden unerträglich sein muss.

In der Praxis aber wird bei einem Patienten, der zu keinerlei Willensäußerung mehr imstande ist, z. B. durch Koma oder bei tiefer Demenz, gerade diese Voraussetzung nicht erfüllt sein.

3.3 Die Leichenschau und das Meldeverfahren

Das „Gesetz über das Leichen- und Bestattungswesen" wurde dahingehend geändert, dass es der neuen Stellung der Kontrollkommissionen entspricht. Der Arzt muss nach wie vor dem amtlichen Leichenbeschauer den nicht-natürlichen Tod des Patienten melden.[28] Der Leichenbeschauer wird nach persönlicher Leichenschau und Durchsicht der Dokumente diese Meldung nun nicht mehr an die Staatsanwaltschaft, sondern direkt an die zuständige Regionale Kontrollkommission weiterleiten. Der Leichenbeschauer wird der Staatsanwaltschaft signalisieren, dass die Leiche trotz Vorliegen eines nicht-natürlichen Todes zur Bestattung freigegeben werden kann.

---

[27] Allerdings besteht die Pflicht, den Patienten an einen Kollegen zu überweisen.
[28] Dies natürlich nur dann, wenn der Tod durch Lebensbeendigung auf Verlangen oder Hilfe bei der Selbsttötung herbeigeführt wurde. Alle anderen Fälle eines nicht-natürlichen Todes werden umgehend an die Staatsanwaltschaft weitergeleitet.

Die Meldung eines nicht-natürlichen Todes ist sozusagen der erste Schritt in die Öffentlichkeit in bezug auf einen ganz bestimmten Todesfall. Sie dient nicht nur der gesellschaftlichen Transparenz, sondern auch dem persönlichen Umgang mit dem Ereignis: Für die Angehörigen ist es wichtig, dass sie keine Straftat verheimlichen müssen und offen über den Tod des Verwandten sprechen können; für den Arzt ermöglicht es die Unterstützung durch den Kollegen und das Risiko von Erpressung ist ausgeschlossen.

4 Die Praxis – einige ausgewählte Aspekte

Eine umfassende Darstellung der Praxis des Handelns am Lebensende ist hier nicht möglich und wäre auch von zweifelhaftem Nutzen. Einige ausgewählte Aspekte sollten aber näher vorgestellt werden. Die Rolle der zu Rate gezogenen Ärzte, der Konsulenten, verdient Erläuterung. Auch die Position des Apothekers soll beschrieben werden.

Das Pflegeangebot in den Niederlanden sowie Optionen und Entwicklung der Palliativmedizin sind Themen für sich und von größter Bedeutung für die tägliche Praxis, sie können hier aber nur kurz erläutert werden.

4.1 Die Konsulenten

Der zweite Arzt, der gemäß den Sorgfaltskriterien zu Rate gezogen werden muss, wird als „Konsulent" bezeichnet. Der Konsulent beurteilt den Zustand des Patienten aus ärztlicher Sicht und berät sich mit seinem Kollegen und mit dem Patienten über eventuell bisher nicht versuchte Maßnahmen, die das Leiden erträglich machen könnten.[29] Aufgabe des unabhängigen Konsulenten ist es, zu überprüfen ob *alle* Sorgfaltskriterien erfüllt sind; dazu wird er auch ein Gespräch unter vier Augen mit dem Patienten führen müssen. Die Beurteilung der Situation wird in einem Bericht niedergelegt, der nach erfolgter Lebensbeendigung dem Leichenbeschauer und der Kontrollkommission vorgelegt werden muss.

Der Konsulent kann seinen Kollegen auch über die praktischen Aspekte der Durchführung der Lebensbeendigung informieren – er darf diese Handlung aber niemals selbst übernehmen. Der behandelnde Arzt trägt immer die volle Verantwortung, was impliziert, dass er nicht an das Urteil des Konsulenten gebunden ist: Rät dieser von der Lebensbeendigung zum vorgesehenen Zeitpunkt ab, kann der Arzt sich trotzdem dazu entschließen.

Die Konsulenten sind in regionale Netzwerke (SCEN) organisiert und müssen an regelmäßiger Fortbildung und Supervision teilnehmen. Das erste Netzwerk in Amsterdam entstand bereits vor vielen Jahren auf Anregung des Ärzteverbandes KNMG und des Berufsverbandes der Hausärzte LHV.[30]

---

[29] Aus diesem Grund ist es notwendig, dass der Konsulent ein Arzt ist. Es geht also nicht um die normative Beurteilung der Bitte des Patienten oder um seelsorgerische bzw. psycho-soziale Unterstützung, wofür ggf. andere Berufsgruppen zuständig wären.

[30] Zur Zeit stehen für die 8.000 niederländischen Hausärzte 460 Kollegen als ausgebildete Konsulenten zur Verfügung. Im fachärztlichen Bereich sind die Strukturen für die Ausbildung

Eine wichtige Funktion der Konsulenten, abgesehen von den gesetzlich vorgeschriebenen Aufgaben, ist die Unterstützung des Kollegen in dieser ausnahmslos sehr schwierigen und belastenden Situation.

Zusammenfassend kann man sagen, dass die Konsultationspflicht sowohl der Transparenz und der Kontrollierbarkeit wie auch der Qualität des ärztlichen Handelns dient. In dem Sinne steht sie auch als Garant für das in die Berufsgruppe gesetzte Vertrauen.

4.2 Der Apotheker

Die für die Tötung auf Verlangen oder für die Selbsttötung benötigten Mittel werden von den Apothekern an die Ärzte geliefert. Diese Mittel dürfen nur dem Arzt selbst ausgehändigt werden, der sie bis zum Moment der Anwendung bei sich behalten muss. Apotheker sind niemals verpflichtet, an der Zubereitung oder Ablieferung von Euthanatica mitzuwirken.[31] Das „Wissenschaftliche Institut der Niederländischen Apotheker" unterhält einen Beratungsdienst für Apotheker (nicht für Ärzte oder andere) in bezug auf Fragen über diese Mittel.

4.3 Pflegeangebot und Palliativmedizin

Zunächst zum Pflegeangebot. In den Niederlanden gibt es seit vielen Jahrzehnten ein umfassendes Angebot an häuslicher Pflege. In den 50er Jahren waren die Träger meist Stiftungen oder Vereine, die in der einen oder anderen Richtung (katholisch oder protestantisch) kirchlich orientiert oder ausdrücklich „neutral" waren. Seit den 70er Jahren sind diese Organisationen in regional tätige, öffentlich-rechtliche Institutionen überführt worden. Das Angebot umfasst häusliche Krankenpflege, Krankenversorgung,[32] Wochenbetthilfe,[33] Altenpflege und Haushalts- und Familienhilfe. Neben diesen öffentlich-rechtlichen Institutionen sind auch viele private Pflegedienste am Markt. Der Begriff „Terminale Thuiszorg" steht für die Hilfe am Lebensende in der eigenen Wohnung; ein wesentlicher Teil dieser Arbeit (z. B. Nachtwachen) wird von ehrenamtlichen Mitarbeitern geleistet. Die Finanzierungsstruktur für diesen Teil des Gesundheitswesens ist im übrigen derart, dass angemessene Hilfe für jeden, der ihrer bedarf, gewährleistet ist – es muss niemand aus finanziellen Gründen der Hilfe entbehren. Patienten, deren Zustand nach ärztlicher Einschätzung „präfinal" ist, haben grundsätzlich Anspruch auf aus allgemeinen Mitteln finanzierte Hilfe nach Bedarf; die Pflegeindikation und die Bedarfsermittlung werden von den Pflegespezialisten einer regionalen

---

und Tätigkeit von Konsulenten bisher weniger weit entwickelt. Eine kurzfristige Verbesserung dieser Situation wird angestrebt und die KNMG führt bereits ein Pilotprojekt durch. (www.knmg.nl)

[31] Der Apotheker ist aber verpflichtet, an einen Kollegen zu verweisen, falls er selbst aus Gewissensgründen nicht an der Herstellung oder Ablieferung von Euthanatica mitwirken kann.

[32] Krankenpflege und Krankenversorgung betrifft zwei unterschiedlich ausgebildete Berufsgruppen. Die Pflegenden sind kammerpflichtig.

[33] Auch die Wochenbettpflegerinnen sind eine eigenständige Berufsgruppe – dies sind *keine* Hebammen!

Instanz (RIO – regionaal indicatie orgaan) gestellt. Das größte und bisher ungelöste Problem ist die Knappheit der Pflege- und Hilfskräfte: zu befürchten ist, dass dieses Problem sich bei demografisch bedingtem steigenden Bedarf noch weiter zuspitzt.

Zur Palliativmedizin bzw. Palliativpflege: diese Begriffe sind zu unterscheiden. Mit Palliativmedizin werden alle medizinischen Handlungen und Behandlungen bezeichnet, die nicht mehr auf Heilung, sondern auf Linderung der Beschwerden eines Schwerkranken gerichtet sind. In diesem Sinne gibt es palliative chirurgische Eingriffe, Bestrahlung und Chemotherapie. Schmerzbehandlung ist nur ein Teil, wenn auch ein wichtiger, der Palliativmedizin. Terminale Sedierung wird regelmäßig angewendet, sowohl in Krankenhäusern und Pflegeheimen als auch von Hausärzten. Bereits Ende der 70er Jahre waren in den meisten Krankenhäusern (d. h. in Klinik und Poliklinik) Schmerzkonsulenten, in der Regel Anästhesisten, tätig. Heute wird ein wesentlicher Teil der Palliativmedizin von den Hausärzten geleistet, die Fortbildung in diesem Bereich hat große Priorität.

Bei der Palliativpflege steht die Förderung des Wohlbefindens eines Patienten, der in absehbarer Zeit sterben wird, im Mittelpunkt. Es werden alle denkbaren pflegerischen, sozialen und, falls gewünscht, seelsorgerischen Maßnahmen unternommen, die die Beschwerden lindern und dem Patienten ein angenehmes Umfeld bereiten. Schon in den 70er Jahren war klar, dass eine normale Krankenstation dafür nicht der geeignete Ort ist. Nach britischem Beispiel wurden Hospize eingerichtet und es entstanden auch die ersten sog. „bijna-thuis-huizen" (fast wie Zuhause-Häuser), wo sterbende Patienten, die nicht zu Hause bleiben können oder wollen, in einer häuslichen Umgebung versorgt werden können. Viele der Helfer arbeiten hier ehrenamtlich. Heute gibt es fast überall Hospizdienste, die im Notfall rund um die Uhr erreichbar sind.

Die Weiterentwicklung sowohl der Palliativmedizin als auch der Palliativpflege, die Förderung der Forschung und die weitere Integration beider Bereiche werden zur Zeit von den vorläufig an sechs Universitätskliniken eingerichteten und mit entsprechendem Etat ausgestatteten „Zentren für die Entwicklung der Palliativen Versorgung" (COPZ) energisch vorangetrieben.

Festzuhalten ist, dass Euthanasie und palliative Versorgung in den Niederlanden allgemein nicht als sich gegenseitig ausschließend, sondern als komplementär betrachtet werden. Auch maximale palliative Bemühungen können die Unerträglichkeit des Leidens nicht immer für jeden Patient ausreichend beheben. Der Wunsch nach Euthanasie wird den palliativen Bemühungen aber in keinem Fall Abbruch tun. Die Sicherheit, die der Patient hat, dass Euthanasie grundsätzlich möglich sein wird, gibt vielen die Ruhe, sich auf das Angebot der palliativen Versorgung einzulassen.

5 Aktuelle Diskussionsthemen und Perspektiven

Das Inkrafttreten der neuen Regelung am 1. April 2002 ist zwar ein Meilenstein, bedeutet aber keineswegs das Ende der öffentlichen Debatte. Die Beobachtung der Effektivität der Gesetzgebung wird systematisch fortgesetzt. Im Jahr 2002 fand wiederum eine Umfrage unter niederländischen Ärzten mit dem Ziel statt, einen Einblick in die tatsächliche Praxis des lebensbeendenden Handelns und über die Einhaltung der Meldepflicht zu gewinnen Diese Studie führt die 1991 begonnene und 1995 fortgesetzte Beobachtung der tatsächlichen Praxis aller Varianten des lebensbeendenden Handelns und deren Meldung mittels einer freiwilligen, strikt anonymen Umfrage weiter.[34] Es betrifft eine großangelegte komplexe Studie, die eine Vielfalt an Aspekten des Handelns am Lebensende, darunter u. a. auch Palliativmaßnahmen und – zum ersten Mal – terminale Sedierung berücksichtigt.[35] In Teilstudien wurden unterschiedliche involvierte Personengruppen befragt: Hinterbliebene, Staatsanwälte und Mitglieder regionaler Kontrollkommissionen. Das staatliche Statistikamt führte als Teilstudie eine Todesfällen-Analyse, die separat publiziert wurde, durch.[36] Die Ergebnisse dieser Erhebung von 2002 beziehen sich auf Handlungen im Jahr 2001, also unter der bis April 2002 geltenden Regelung, die Daten werden aber in naher Zukunft eine Evaluation der neuen Regelung ermöglichen. Ein wichtiges Fazit ist, dass im Vergleich zu der Untersuchung von 1995 keine statistisch signifikante Zunahme der Fälle von Euthanasie und Hilfe bei der Selbsttötung verzeichnet wurde. Einen leichten Anstieg gab es nur bei den Entscheidungen zur intensiven Schmerz- und Symptombekämpfung unter Inkaufnahme der Lebensverkürzung.

An dieser Stelle sollen nun einige Themen der aktuellen Debatte exemplarisch erwähnt werden.

5.1 Notlage des Arztes – Selbstbestimmung des Patienten

Zunächst ein inhaltliches Thema, das seit dem Anfang der Debatte und im Laufe der Jahre mit unterschiedlicher Betonung eine Rolle gespielt hat. Die Kernfrage lautet: ist die Rechtfertigung von Euthanasie a) in der durch einen Konflikt von Pflichten entstandenen Notlage des Arztes, oder b) in der Anerkennung des Rechtes auf Selbstbestimmung des Patienten zu suchen. In der Jurisprudenz wird die unter a) genannte Pflichtenkollision als ausschlaggebend betrachtet; diese Kollision entsteht allerdings gerade dadurch, dass der Arzt, der primär zum Lebenserhalt verpflichtet ist, aber auch gehalten ist, das Recht auf Selbstbestimmung des Patienten zu respektieren, nun keine für den Patienten in seiner Situation annehmbare Lösung mehr zu bieten hat.

Von Anfang an wurde die Debatte über die Rechtfertigung von Euthanasie aber auch unter dem Gesichtspunkt des Primats der Selbstbestimmung des Men-

---

[34] G. der Wal, A. van der Heide, B. D. Onwuteaka-Philipsen, P. J. van der Maas, *Medische besluitvorming aan het einde van het leven*. Die vorangegangenen Studien: P. J. van der Maas, J. J. M. van Delden, L. Pijnenborg, *Euthanasia and other Medical Decisions concerning the End of Life*; P. J. van der Maas, G. van der Wal, *Euthanasie en andere medische beslissingen rond het levenseinde*.

[35] Zum ersten Mal wurden Ärzte explizit nach ihren Erfahrungen mit terminaler Sedierung gefragt: 60% aller Ärzte haben ein derartiges Verfahren schon einmal angewendet. In Pflegeheimen findet terminale Sedierung häufiger Anwendung als im Krankenhaus oder zu Hause.

[36] Centraal Bureau voor de Statistiek, *Het levenseinde in de medische praktijk*.

schen geführt. Legt man ein Recht, über das eigene Leben und über das Ende dieses Lebens zu bestimmen, zugrunde, so ergibt sich ein Recht auf Selbsttötung, von dem sich, angenommen die betreffende Person ist dazu physisch nicht in der Lage, ein Recht auf Hilfe, bis hin zur Übernahme der Durchführung bei der gewünschten Tötungshandlung ableiten lässt.

In diesem Kontext lässt sich der Arztvorbehalt schwer rechtfertigen.

Der Gesetzgeber hat sich aber eindeutig für das „Notlage-Modell" entschieden. Demzufolge wird auch immer wieder betont, dass Euthanasie und Hilfe bei der Selbsttötung niemals ein Recht des Patienten oder eine Pflicht für den Arzt sind.

Im übrigen nimmt die Ärzteorganisation KNMG den Standpunkt ein, dass Hilfe bei der Selbsttötung – falls die Umstände dies zulassen – immer der Tötung auf Verlangen vorzuziehen ist, weil die Eigenverantwortung des Patienten bei der Selbsttötung stärker zum Ausdruck kommt.

5.2 Mit dem Leben fertig – Unerträgliches Leid oder Selbstbestimmung?

Anlässlich eines Falles, der in den Medien großes Aufsehen erregte, entbrannte 2001 die Diskussion darüber, ob die Überzeugung eines Menschen, „mit dem Leben fertig zu sein", wenn dazu auch noch gewisse, nicht änderbare Begleitphänomene eines sehr hohen Alters als belastende Beschwerden hinzukommen, ärztliche Hilfe bei der Selbsttötung rechtfertigen kann. In diesem Fall handelte es sich um einen 86-jährigen ehemaligen Politiker, der angab, sehr zu leiden unter seinem altersbedingten körperlichen Abbau und unter einem von ihm als zunehmend sinnlos empfundenen Dasein, und daher sein Leben beenden wollte. Sein Hausarzt leistete, unter Einhaltung aller geltenden Sorgfaltskriterien (es wurde u. a. ein Psychiater konsultiert, um eine Depression auszuschließen) Hilfe bei der Selbsttötung. Der Arzt wurde angeklagt aufgrund des Art. 294 des Strafgesetzbuches: Hilfe bei der Selbsttötung, wenn die Selbsttötung erfolgt. In erster Instanz gab es einen Freispruch, von dem Gerichtshof wurde der Arzt dann aber für schuldig befunden und verurteilt, allerdings ohne Auferlegung einer Strafe. Zur Begründung führte der Gerichtshof an, dass das sog. „existentielle Leiden" durch Einsamkeit, Leere, Sinnlosigkeit nicht zur ärztlichen Domäne gehört und damit auch kein Grund für ärztliche Hilfe bei der Lebensbeendigung sein kann. Das Urteil des Gerichtshofes wurde am 24.12.2002 vom Hohen Rat bestätigt.

5.3 Medizinisch sinnloses Handeln

Sehr viel weniger deutlich ist bisher die Grenzziehung in bezug auf „aus medizinischer Sicht sinnloses Handeln". Wie erwähnt, fällt das Abbrechen oder Unterlassen solchen Handelns nicht unter den Begriff Euthanasie, und dieses Handeln und die zugrunde liegende Entscheidungsfindung wird nicht vom Gesetz erfasst. In sehr vielen Fällen wird die Entscheidung für alle Betroffenen eindeutig sein. Es ist aber gleichzeitig unbestreitbar, dass es hier eine gewisse Grauzone gibt.

Die Ärzteverbände und die einschlägigen Ministerien beraten sich über die Frage nach Regelungsbedarf.[37] Die aktuelle Umfrage unter den Ärzten – in der auch diese Kategorie von Entscheidungen ausdrücklich berücksichtigt wird, zeigt im Vergleich zu 1995 keinen Anstieg dieser Entscheidungen und Handlungen.

Literatur

Centraal Bureau voor de Statistiek: *Het levenseinde in de medische praktijk*, Voorburg/ Heerlen 2003.

Gezondheidsraad, *Advies inzake Euthanasie*, Verslagen en Rapporten no.6, Ministerie van Volksgezondheid en Milieuhygiene, 1973.

Hoge Raad, 21. Oktober 1986. Bzw.: HR 27.11,1984; HR 21.10.1986; HR 21.06.1994.

Kuitert, Harry M.: *Een gewenste dood: euthanasie als moreel en godsdienstig probleem*, Baarn 1981. In dt. Übersetzung: *Der gewünschte Tod – Euthanasie und humanes Sterben*, Gütersloh 1991.

Suicide: wat is er tegen?, Baarn 1983. In dt. Übersetzung: *Darf ich mir das Leben nehmen?*, Gütersloh 1990.

Legemaate, Johan: „Legal Aspects of Euthanasia and Assisted Suicide in the Netherlands, 1973–1994." *Cambridge Quarterly of Healthcare Ethics*, 4 (1995), 112 ff.

Leenen, Henk J.J.: Euthanasie in het gezondheidsrecht. In: Muntendam, P. et. al., *Euthanasie*, Leiden 1977.

„Het patientenperspectief aan het begin van de 21e eeuw." *Tijdschrift voor Gezondheidsrecht* (TvGR), 1 (2001).

van der Maas, Paul J.; van Delden, Johannes J.M.; Pijnenborg, Loes: *Euthanasia and other Medical Decisions concerning the End of Life*, Amsterdam 1992.

van der Maas, Paul J.; van der Wal, Gerrit: *Euthanasie en andere medische beslissingen rond het levenseinde*, Den Haag 1996.

Markenstein, Loes.: „The codification in the Netherlands of the principal rights of patients", *European of Health Law* (EJHL), I (1995), 33 ff.

Ministerie van Justitie; Ministerie van Volksgezondheid, Welzijn en Sport; KNMG: *Euthanasie – Zorgvuldig van begin tot einde*, Den Haag 2002.

Ministerium für Auswärtige Angelegenheiten: *FAQ Sterbehilfe – Fragen und Antworten zum niederländischen Gesetz über die Kontrolle der Lebensbeendigung auf Verlangen und der Hilfe bei der Selbsttötung*, 2001; siehe auch: www.minbuza.nl/english, unter „Ethical Issues".

---

[37] Ende der 80er Jahre waren diese Fragen schon einmal Gegenstand der Debatte. Die KNMG veröffentlichte eine Serie von Berichten zum Thema lebensbeendenden Handelns bei nichteinwilligungsfähigen Patienten.

Rechtbank Leeuwarden, 21.Februar 1973 (NJ 1973, nr. 183). und: (NJ 1952, nr. 275). (Anm. 17)

Regionale Toetsingscommissies Euthanasie, *Jaarverslag 2002*, Den Haag 2003.

Sachverständigenrat für die Konzertierte Aktion im Gesundheitswesen: *Bedarfsgerechtigkeit und Wirtschaftlichkeit*, Addendum zum Gutachten 2000/2001, Baden-Baden 2002, Bundestagdrucksache 14/5660; im Internet unter www.svr-gesundheit.de.

van der Wal, Gerrit; van der Heide, Agnes; Onwuteaka-Philipsen, Bregje D.; van der Maas, Paul J.: *Medische Besluitvorming aan het einde van het leven*, Amsterdam/ Rotterdam 2003.

Hans-Ludwig Schreiber

Die Neuregelung der Sterbehilfe in den Niederlanden und Belgien – Vorbild für die Bundesrepublik?

I.

In den Niederlanden ist inzwischen von beiden Kammern des Parlamentes ein Gesetz zur Aktiven Sterbehilfe verabschiedet worden und am 01.04.2002 in Kraft getreten. Es trägt die Überschrift „Gesetz zur Überprüfung bei Lebensbeendigung auf Verlangen und bei der Hilfe bei der Selbsttötung". Dieses neue Gesetz ist alles andere als revolutionär. Es vollzieht jetzt auf der Ebene des Strafgesetzbuches und der anderen Gesetze, was seit längerem in den Niederlanden über das Gesetz zum Leichen- und Bestattungswesen und durch mehrere Erlasse Praxis war. Es erlaubt unter gewissen Voraussetzungen und bei Kontrollen die aktive, direkte Sterbehilfe. Ähnlich ist in Belgien am 16. Mai 2002 ein Gesetz zur Euthanasie angenommen worden, durch das in Belgien die Tötung auf Verlangen für unheilbar Kranke legalisiert wird.

De Wynen, früherer Generalsekretär des Weltärztebundes, erklärte dazu auf dem 105. Deutschen Ärztetag 2002 in Rostock, dieses Gesetz sei das Ergebnis einer Infektion, die sich sehr schnell ausbreite, die unmoralisch sei, in den Niederlanden ihren Ursprung nahm und die gesamte Ärzteschaft grenzüberschreitend bedrohe. Der Präsident der Bundesärztekammer Hoppe lehnte ebenfalls das belgische Gesetz kategorisch ab. Er gab der Befürchtung Ausdruck, dass sich Europa auf einer „ethischen Abwärtsspirale" befinde. Mit großer Mehrheit wurde von den Delegierten des Deutschen Ärztetages ein Antrag beschlossen, in dem das belgische Gesetz als falsches Zeichen bezeichnet wird für alle, die leiden, und für alle, die ohne Hoffnung sind. Es lasse sich der Eindruck nicht vermeiden, dass teure Patienten quasi zur „Selbstentsorgung" getrieben werden sollten.

II.

Sehen wir uns näher an, was die beiden Gesetze bringen, insbesondere das niederländische, dem das belgische weitgehend folgt.

In den Niederlanden lautet Art. 293 des Strafgesetzbuches nunmehr wir folgt.

1. Wer einen anderen Menschen auf dessen ausdrückliches und ernsthaftes Verlangen hin tötet, wird mit Gefängnisstrafe bis zu 12 Jahren oder einer Geldstrafe der 5. Kategorie bestraft.

2. Die im ersten Absatz bezeichnete Tat ist nicht strafbar, wenn sie von einem Arzt begangen worden ist, der dabei die Sorgfaltskriterien im Sinne von Art. 2 Gesetz zur Überprüfung von Lebensbeendigung auf Verlangen und Hilfe bei der Selbsttötung erfüllt und den kommunalen Leichenbeschauer gem. Art. 7 Abs. 2 Gesetz über das Leichen- und Bestattungswesen informiert.

Art. 294 des Niederländischen Strafgesetzbuches hat folgende Fassung erhalten. Er betrifft den Suizid:

1. Wer einen anderen Menschen vorsätzlich zur Selbsttötung anstiftet, wird, wenn die Selbsttötung begangen wird, mit Gefängnisstrafe bis zu drei Jahren oder einer Geldstrafe der 4. Kategorie bestraft.

2. Wer einem anderen Menschen vorsätzlich bei einer Selbsttötung behilflich ist oder ihm die dazu erforderlichen Mittel verschafft, wird, wenn die Selbsttötung begangen wird, mit Gefängnisstrafe bis zu drei Jahren oder einer Geldstrafe der 4. Kategorie bestraft. Art. 293 Abs. 2 gilt entsprechend.

Danach bleiben Tötung auf Verlangen sowie Anstiftung zur Selbsttötung grundsätzlich strafbar. Es wird aber eine Ausnahme für Ärzte gemacht, die nach bestimmten Kriterien eine Lebensbeendigung vornehmen.

Art. 293 Abs. 2 verweist dafür auf Art. 2 des Gesetzes über die Überprüfung von Lebensbeendigung. Dieser Art. 2 nennt im wesentlichen folgende Kategorien für die Lebensbeendigung.

a) Der Arzt muss zu der Überzeugung gelangt sein, dass der Patient freiwillig und nach reiflicher Überlegung um Sterbehilfe gebeten hat.

b) Weiter muss er zu der Überzeugung gelangt sein, dass der Zustand des Patienten aussichtslos und unerträglich war.

c) Er muss den Patienten über seinen Zustand und dessen Aussichten informiert haben.

d) Er muss mit dem Patienten zu der Überzeugung gelangt sein, dass es in dem Stadium, in dem sich der Patient befand, keine angemessene andere Lösung gab.

e) Er muss mindestens einen anderen unabhängigen Arzt hinzugezogen haben, der den Patienten gesehen und sein schriftliches Urteil über die in den vorgenannten Punkten bezeichneten Sorgfaltskriterien abgegeben hat.

Weiter muss die Lebensbeendigung medizinisch sorgfältig ausgeführt worden sein. Art. 2 enthält dann weiter eine Sonderregel für Patienten, die mindestens 16 Jahre alt und nicht mehr in der Lage sind, ihren Willen zu äußern. Haben sie in einem früheren Zustand, als davon ausgegangen werden konnte, dass sie zu einer angemessenen Einschätzung seiner Belange in der Lage waren, eine schriftliche Erklärung mit der Bitte um Lebensbeendigung abgegeben, so kann der Arzt dieser Bitte nachkommen. Dabei hat er die Sorgfaltskriterien entsprechend zu beachten.

Die folgenden Absätze des Art. 2 beschäftigen sich dann mit minderjährigen Patienten zwischen 16 und 18 bzw. zwischen 12 und 16 Jahren. Später wird noch darauf zurückzukommen sein.

Weiter wird das Gesetz über das Leichen- und Bestattungswesen geändert. Nach dem Strafgesetzbuch müsste der Arzt, der die Lebensbeendigung durchführt, den Leichenbeschauer informieren. Das war schon vor dem neuen Gesetz der gängige Weg, eine Lebensbeendigung zu praktizieren. Art. 7 des Gesetzes über das Leichen- und Bestattungswesen schreibt in seinem Abs. 2 vor, dass dann, wenn der Tod die Folge der Ausführung der Lebensbeendigung oder von Hilfe bei der Selbsttötung im Sinne der Art. 293 Abs. 2 bzw. 294 Abs. 2 gewesen ist, der behandelnde Arzt keinen Totenschein ausstellt, sondern die aktive Lebensbeendigung durch Ausfüllen eines dafür vorgesehenen Formulars an den kommunalen Leichenbeschauer meldet. Dieser Meldung hat der Arzt einen ebenfalls nach einem Formular erstellten Bericht hinsichtlich der Sorgfaltskriterien im Sinne von Art. 2 des Gesetzes über die Überprüfung von Lebensbeendigung hinzuzufügen. Der kommunale Leichenbeschauer prüft, ob die Kriterien der Lebensbeendigung eingehalten sind. Wenn er zu der Auffassung kommt, das nicht bestätigen zu dürfen, so stellt er keinen Totenschein aus, sondern meldet das sogleich dem Staatsanwalt durch Ausfüllung eines vorgesehenen Formulars und dem Standesbeamten.

Weiter hat der Leichenbeschauer, wenn es um eine Lebensbeendigung geht, den Vorgang mit Hilfe eines Formulars unverzüglich einer regionalen Kontrollkommission mitzuteilen. Diese Kontrollkommission ist in Art. 3 des Gesetzes über die Lebensbeendigung vorgesehen. Sie hat die Aufgabe, im Nachhinein alle Fälle der aktiven Tötung zu überprüfen. Die Kommission muss aus einer ungeraden Zahl von Mitgliedern bestehen, zu denen in jedem Falle ein Jurist zählt, der zugleich Vorsitzender ist, sowie ein Arzt und ein Spezialist in ethischen Fragen. Die Mitglieder der Kommission werden von den Ministern der Justiz und der Gesundheit, des Gemeinwohls sowie des Sports ernannt. Sie können jederzeit auf eigenen Antrag hin sowie auch von den Ministern wegen Untauglichkeit, Unfähigkeit oder aus anderen Gründen entlassen werden.

Die Kommission hat zu prüfen, ob der Arzt, der die Lebensbeendigung auf Verlangen durchgeführt oder Hilfe bei der Selbsttötung geleistet hat, in Übereinstimmung mit den in Art. 2 bezeichneten Sorgfaltskriterien gehandelt hat (Art. 8).

Innerhalb von sechs Wochen hat die Kommission ihr begründetes Urteil schriftlich dem Arzt zur Kenntnis zu bringen. Auch dem Ausschuss der Generalstaatsanwaltschaft und dem regionalen Inspektor des Gesundheitswesens hat die Kommission ihr Urteil zur Kenntnis zu bringen, wenn der Arzt nach Urteil der Kommission nicht in Übereinstimmung mit seinen Sorgfaltspflichten im Sinne von Art. 2 gehandelt hat. Die Kommission muss der Staatsanwaltschaft auf deren Verlangen alle Auskünfte erteilen, die diese zur Beurteilung der Handlungsweise des Arztes benötigt. Alle Fälle, die zur Prüfung von Lebensbeendigung gemeldet werden, müssen registriert werden.

Gegenüber dem bisherigen Zustand ist das Verfahren dahin geändert, dass die beschriebenen regionalen Kommissionen eingeschaltet werden müssen und die Mitteilung nicht mehr direkt vom Leichenbeschauer an den Staatsanwalt geht.

Ein erhebliches Problem der aktiven Sterbehilfe betraf die nicht mehr äußerungsfähigen Patienten. In nennenswertem Umfang wurde Sterbehilfe auch dann gewährt, wenn ein Patient sie selbst aus Gründen der Krankheit oder aus sonstigen Gründen nicht verlangen konnte. Das Gesetz selbst enthält über diese Frage jetzt keine Regelung, es wird eine besondere Regelung vielmehr angekündigt. Art. 2 des Gesetzes gibt aber die Möglichkeit einer vorweggenommenen Verfügung, einer Art Patiententestament hinsichtlich der Lebensbeendigung. Der Arzt darf der Bitte nachkommen, das Leben zu beenden, wenn ein Patient von über 16 Jahren, der nicht mehr in der Lage ist, seinen Willen akut zu äußern, in einem früheren Zustand, als davon ausgegangen werden konnte, dass er zu einer angemessenen Einschätzung seiner Belange in der Lage war, eine schriftliche Erklärung mit der Bitte um Lebensbeendigung abgelegt hat. Die Sorgfaltskriterien sollen in diesem Falle entsprechend gelten.

Erheblichen Streit gab es im Gesetzgebungsverfahren auch über die Behandlung minderjähriger Patienten. Das Gesetz schreibt jetzt vor (Art. 2 Abs. 3), dass bei minderjährigen Patienten zwischen 16 und 18 Jahren, bei denen davon ausgegangen werden kann, dass sie zu einer angemessenen Entscheidung ihrer Belange in der Lage sind, der Arzt einer Bitte des Patienten um Lebensbeendigung oder Hilfe bei einer Selbsttötung nachkommen kann, nachdem das Elternteil oder die Eltern, die die elterliche Sorge über das Kind ausüben, bzw. sein Vormund bei einer Beschlussfassung mit einbezogen worden sind.

Ist der minderjährige Patient zwischen 12 und 16 Jahren alt und kann davon ausgegangen werden, dass er zu einer angemessenen Einschätzung seiner Lage imstande ist, so kann der Arzt, wenn Eltern oder Vormund sich mit der Lebensbeendigung einverstanden erklären, der Bitte des Patienten nachkommen.

Die aktive Sterbehilfe hat in den Niederlanden durchaus einen nicht unerheblichen Umfang gewonnen. Vergleicht man die Ziffern für 1990 und 1995, so wurde Sterbehilfe 1990 in 1,8 % bzw. 1995 in 2,4 % der Fälle gewährt, Hilfe bei der Selbsttötung in beiden Jahren in 0,3 % der Todesfälle. Lebensbeendigung ohne ausdrückliches Verlangen registrierte man im Jahre 1990 mit 0,8 %, im Jahre 1995 mit 0,7 %. Insgesamt lag die Quote gewährter Sterbehilfe im Jahre 1995 über 3 %. Inzwischen sind die Zahlen noch etwas weiter gestiegen. Für 2001 ist ein leicht gestiegene Zahl von 3.500 Euthanasiefällen und eine Zahl von 900 Fällen Tötung ohne Verlangen registriert worden.

Aus dem Muster für einen vom Arzt zu erstattenden Bericht auf Lebensbeendigung auf Verlangen und bei Selbsttötung ergibt sich, wonach im einzelnen gefragt wird. Da sind zunächst die persönlichen Daten, sowie die Krankengeschichte, sodann die Zeitpunkte, zu denen der Patient um Lebensbeendigung gebeten hat und wie oft das geschehen ist. Anzugeben ist, ob der Patient unter dem Druck und dem Einfluss anderer Personen gestanden hat und ob es irgendeinen begründeten Anlass gibt, daran zu zweifeln, dass sich der Patient der Tragweite seiner körperlichen Verfassung voll bewusst war. Auszuführen ist dann, ob die Frage der Lebensbeendigung mit Angehörigen des Pflege- oder Betreuungspersonals besprochen wurde. Weiter wird danach gefragt, welcher Arzt zur Beratung hinzugezogen worden ist, sein Zeugnis soll wiedergegeben werden. Schließlich wird der Arzt nach der Art und dem Vorgehen bei der Lebensbeendigung gefragt.

III.

Für Belgien gilt ähnliches. Nach Kap. 2 Art. 3 des Gesetzes vom 16. Mai 2002 macht sich der Arzt, der Sterbehilfe leistet, nicht strafbar, soweit er sich versichert hat, dass der geschäftsfähige Patient, gleich ob volljährig oder minderjährig, handlungsfähig und bei Bewusstsein ist zum Zeitpunkt seines Ersuchens. Das Ersuchen muss auf freiwillige, wohl überlegte und wiederholte Weise formuliert sein und darf nicht aus externem Druck resultieren. Der Patient muss sich in einer medizinisch aussichtslosen Situation und einem Zustand andauernden und unerträglichen physischen oder psychischen Leidens befinden, das nicht gelindert werden kann und das aus einer unfallbedingten oder einer schweren pathologischen und unheilbaren Krankheit resultiert. Weiter muss der Arzt die Bedingungen und vorgeschriebenen Verfahrensweisen des Gesetzes respektieren. Er muss nach Art. 3 § 2 in jedem Fall den Patienten über seinen Gesundheitszustand und seine Lebenserwartung informiert, sich mit dem Patienten über dessen Ersuchen um Sterbehilfe absprechen und mit ihm die noch in Betracht kommenden therapeutischen Möglichkeiten sowie die Möglichkeit einer palliativmedizinischen Behandlung und ihre Konsequenzen erörtern. Er muss mit dem Patienten zu der Überzeugung kommen, dass keine andere angemessene Lösung in seiner Situation existiert und dass das Ersuchen des Patienten absolut freiwillig ist. Weiter muss ein anderer Arzt hinsichtlich der Schwere und Unheilbarkeit des Leidens konsultiert werden. Ihm müssen die Gründe dieser Konsultation genau benannt werden. Der konsultierte Arzt nimmt Einblick in die Krankenakten, untersucht den Patienten und versichert sich des andauernden unerträglichen und nicht zu lindernden Zustandes des physischen oder psychischen Leidens. Nach § 3 muss der Arzt, sofern er der Meinung ist, dass der Tod nicht sicher in kürzester Zeit eintreten wird, außerdem einen zweiten Arzt konsultieren, der Psychiater oder Spezialist der betreffenden Krankheit ist, und diesem die Gründe der Konsultation exakt benennen. Dieser konsultierte Arzt muss unabhängig sowohl im Hinblick auf den behandelnden Arzt als auch im Hinblick auf den zuerst konsultierten Arzt sein. Das Ersuchen des Patienten muss schriftlich vorliegen. Das Dokument muss von dem Kranken selbst abgefasst, datiert und unterschrieben sein. Falls er das in seinem Zustand nicht mehr kann, muss das Ersuchen schriftlich durch eine volljährige Person seiner Wahl erfolgen, die kein materielles Interesse am Tod des Patienten haben kann.

Wie in Holland gibt es auch vorweggenommene Erklärungen, die für einen Zustand gelten, in dem der Patient seinen Willen auf Lebensbeendigung nicht mehr geltend machen kann (Art. 4 § 1). Wie in den Niederlanden, gibt es eine Kontroll- und Ermittlungskommission, die sich aus 16 Mitgliedern zusammensetzt. Acht Mitglieder sind Doktoren der Medizin, vier Mitglieder Professoren der Rechtswissenschaften an einer belgischen Universität oder Anwälte. Im einzelnen ist festgelegt, was die Kommission in ihrem Dokument zu prüfen hat.

Erhebliche Auseinandersetzungen gab es in der Frage, ob auch Nichteinwilligungsfähigen Sterbehilfe gewährt werden dürfe. Im Bericht der sogenannten Remmeling-Studie im Jahre 1990 wird belegt, dass Ärzte nach einer Totenscheinuntersuchung in 0,8 % der Fälle den Tod ihrer Patienten ohne deren ausdrückliches Verlangen verursacht hatten.[1] In einem Untersuchungsbericht wurde festgestellt, dass eine solche Verfahrensweise durch Notstand gerechtfertigt werde. In der gegenwärtigen Gesetzgebung ist diese Frage freilich offenbar ausgeklammert worden. Auch hier hatte sich erhebliche Kritik festgemacht. Deutlich wird in der niederländischen Auseinandersetzung allenthalben, dass nicht allein die Selbstbestimmung, sondern auch Notstandsgesichtspunkte für die Zulassung der aktiven Sterbehilfe von ausschlaggebender Bedeutung sind.

IV.

Die Situation in der Bundesrepublik ist im Unterschied zu den Niederlanden dadurch gekennzeichnet, dass die aktive Sterbehilfe auch auf Verlangen nach § 216 des Strafgesetzbuches ausdrücklich verboten ist. Ein Vorschlag der Deutschen Gesellschaft für humanes Sterben, in § 216 StGB eine Formel aufzunehmen, wonach die Strafbarkeit ausgeschlossen sei, wenn die Tötung erfolgt sei, um einen menschenwürdigen Tod zu ermöglichen, ist ganz überwiegend abgelehnt worden. Die Grundsätze der Bundesärztekammer zur ärztlichen Sterbebegleitung aus dem Jahre 1998 halten ausdrücklich fest, dass aktive Sterbehilfe unzulässig und mit Strafe bedroht sei, auch dann, wenn sie auf Verlangen des Patienten geschehe. Die Mitwirkung des Arztes bei der Selbsttötung widerspräche dem ärztlichen Ethos und könne strafbar sein. In der Neufassung der Grundsätze im Jahre 2004 ist daran nichts geändert worden.

Nach ganz überwiegender Ansicht sind dagegen die sogenannte passive und die indirekte Sterbehilfe erlaubt. Die sogenannte passive Sterbehilfe wird schlecht

---

[1] Vgl. B. Reuter, *Die gesetzliche Regelung der aktiven ärztlichen Sterbehilfe des Königsreichs der Niederlande – ein Modell für die Bundesrepublik Deutschland?*

so genannt. Dabei geht es nicht um Passivität des Arztes, sondern um das Unterlassen einer lebensverlängernden Behandlung, wenn eine solche Behandlung nur den Todeseintritt verzögern würde und die Krankheit in ihrem Verlauf nicht mehr aufgehalten werden kann. An die Stelle von Lebensverlängerung und Lebenserhaltung treten dann palliativmedizinische und pflegerische Maßnahmen.

Von indirekter Sterbehilfe spricht man, wenn die Linderung des Leidens bei Sterbenden so im Vordergrund steht, dass eine damit verbundene möglicherweise unvermeidbare Lebensverkürzung hingenommen werden darf. Beim Wechsel auf das palliative Behandlungsparadigma treten das Lindern von Schmerzen, Atemnot und Übelkeit, das Stillen von Hunger und Durst sowie menschliche Zuwendung und Basispflege in den Vordergrund.

Nach überwiegender Ansicht steht die Einwilligungssperre des § 216 nicht entgegen. Aktive und indirekte Sterbehilfe unterscheiden sich dadurch, dass bei der indirekten Sterbehilfe ein früheres Lebensende als mögliche Nebenfolge der im Vordergrund stehenden notwendigen Schmerzbekämpfung hingenommen werden darf. Als Rechtfertigungsgrund gilt hier der Notstand im Sinne von § 34 StGB. Die erforderliche Schmerzlinderung überwiegt das Interesse an einer möglichen, kurzfristigen Verlängerung des Lebens, sodass eine etwaige Verkürzung hingenommen werden darf. Niemand sollte freilich verkennen, dass die indirekte und die aktive Sterbehilfe nur ein sehr schmaler Grat trennt. Bei der aktiven Sterbehilfe richtet sich das Handlungsziel auf die Herbeiführung des Todes, bei der indirekten Sterbehilfe wird der Tod lediglich als Nebenfolge der gebotenen Schmerzbekämpfung hingenommen.

Auch der sogenannte assistierte Suizid erscheint nach deutschem Recht zulässig. Der sogenannte Hackethal-Beschluss des OLG München hat die Kriterien dafür herausgearbeitet. Bloße Beihilfe zur Selbsttötung ist straflos, da der Suizident keinen Straftatbestand verwirklicht. Die Grenze der Strafbarkeit liegt bei der Täterschaft. Dann, wenn der Gehilfe selbst den Tatablauf beherrscht, wird er selbst zum Täter und ist wegen eines Tötungsdeliktes strafbar. Wenn aber der Patient selbst das Geschehen bestimmt, etwa der Arzt Gift zur Verfügung stellt, das der Patient dann trinkt, so liegt die Herrschaft über die Tat beim Patienten. Die Rechtsprechung hat freilich angenommen, dass die Tatherrschaft wechsele und auf den anwesenden Arzt übergehe, wenn der Patient bewusstlos wird und die Herrschaft über das weitere Geschehen verliert. Dann hat der Arzt eine Garantenpflicht aus seinem ärztlichen Behandlungsverhältnis und macht sich strafbar, wenn er jetzt nicht eingreift und eine etwa noch mögliche Rettung verzögert. Diese Rechtsprechung erscheint außerordentlich problematisch, weil sie ein Eingreifen des Arztes noch in einer Situation verlangt, in der eine Rettung oft kaum noch möglich sein wird.

Problematisch erscheinen nach diesen Grundsätzen Praktiken, in denen den Patienten Gift zugesandt oder ihnen sogenannte Erstickungstüten zur Verfügung gestellt werden. Der Bundesgerichtshof hat die verbotene Einfuhr und Verabreichung von Giften als Verstoß gegen das Betäubungsmittelgesetz behandelt. Ob diejenigen, die Plastiktüten als Erstickungshilfe an Kranke verteilen, sich verbotener Täterschaft strafbar machen, kann zweifelhaft sein. In bekannt gewordenen Fällen haben die Formen der Mitwirkung nach meiner Ansicht die Grenze zur Täterschaft überschritten. Ich empfinde diesen Tod mit Hilfe von Plastiktüten als ein unwürdiges, unmenschliches Verfahren, das man unbeschadet seiner Strafbarkeit jedenfalls ablehnen sollte.

V.

Die Situation in den Niederlanden und Belgien unterscheidet sich danach nur in der Frage direkter, gezielter, aktiver Sterbehilfe von der in der Bundesrepublik. Dabei ist auch die in Deutschland zulässige indirekte Sterbehilfe als eine Art direkter, aktiver Tötung lediglich unterschieden in der Art der subjektiven Zielrichtung. Es darf nicht verkannt werden, dass dieses durchaus einen Unterschied macht. Andererseits bleibt die Differenz relativ gering. Es ist nicht recht verständlich, wenn teilweise von ärztlicher und kirchlicher Seite von einer ethischen Abwärtsspirale und einer Lizenz zum Töten gegenüber der Entwicklung in den westlichen Nachbarländern gesprochen wird. Unter den in den dortigen Gesetzen gegebenen Bedingungen kann nicht von einem leichtfertigen Wegnehmen menschlichen Lebens oder von menschenunwürdigen Methoden gesprochen werden. Ich kann mir eigentlich nicht vorstellen, dass prinzipiell die Theologie gegen eine Lebensbeendigung in absolut hoffnungslosen Fällen Grundsätzliches einwenden kann. Ich kann mir Gott nicht anders vorstellen, als dass er dafür Verständnis haben wird, wenn ich ihm das mir gegebene Leben in hoffnungsloser Leidenssituation vorzeitig zurückgebe, mich zu ihm flüchte, wenn meine Krankheit unerträglich wird. Ich hoffe, dass er mich dann nicht zurückweisen wird, wenn ich Hilfe suchend früher zu ihm zurückkomme, als das nach normalem Lebensablauf der Fall wäre.

Freilich bleiben gegenüber dem niederländischen Modell erhebliche Einwände. Letztlich beruht die niederländische Regelung auf Erwägungen des Notstandes und seiner Fernwirkungen. Wenn aus der Innenperspektive des Betroffenen das Weiterleben ein größeres Übel darstellen würde als der Tod, dann wird bei wenig deutlich umrissenen Zuständen die Zulässigkeit der aktiven Tötung angenommen. Die Auseinandersetzungen in den Niederlanden zeigen, dass die Frage der Abgrenzbarkeit hoffnungsloser Zustände des Kranken von anderen schwierig wird und eine immanente Tendenz zur Ausweitung besteht. Die Diskussionen um die Rechtfertigung zum entscheidenden Zeitpunkt nicht vom Patienten selbst verlangter Tötungen zeigt die Konsequenzen einer Zulassung aktiver Sterbehilfe überhaupt. Lässt man eine aktive, gezielte Tötung auf Verlangen überhaupt zu, entstehen damit erhebliche Gefahren für krankes und schwergeschädigtes Leben. Die Frage an einen Kranken, ob man nicht sein Leben beenden solle, kann den Schutz dieses Lebens gefährlich beeinträchtigen. Sie sollte überhaupt nicht zulässig sein. Denn angesichts der gegebenen Situation, dass 60 bis 70 % der medizinischen Ressourcen in den beiden letzten Lebensjahren verbraucht werden, ist es leicht, einem Kranken deutlich zu machen, dass es richtig und eigentlich anständig sei, das eigene Ende zu verlangen. Angesichts immer knapper werdender Ressourcen gilt das in besonderem Maße. Gegenüber dem in Deutschland diskutierten Anspruch auf einen sogenannten Alterssuizid, das heißt einem möglichen Anspruch alter Patienten, Gift zum Herbeiführen des Todes zu erhalten, ist geltend zu machen, dass das mittelbar als Freigabe der Alten als Einsparreservoir in den Ressourcen zur Krankenversorgung verstanden werden würde.

Zweifelhaft ist das holländische Verfahren, nur einen, beliebigen anderen Arzt als Gutachter heranzuziehen. Andererseits wäre ein Verfahren vor einer Kommission auch eine problematische Angelegenheit. In der Bundesrepublik sollten die neuen Regelungen in Holland und Belgien verstärkt das Augenmerk auf die ganz unbefriedigende Versorgung Schwerstkranker und Sterbender richten. Wenn gesagt wird, die holländische Lösung erzeuge eine schwindende gesellschaftliche Bereitschaft zu kostspieliger Pflege und Behandlung Schwerstkranker, so muss sich diese Frage an die eigene Praxis in der Bundesrepublik richten, die auf diesen Gebieten schwere Defizite aufweist, die man nicht durch formale Bekenntnisse zur Unantastbarkeit allen Lebens überdecken sollte.

Literatur

Admiraal, Pieter V.: „20 Jahre Erfahrung mit der Euthanasie in den Niederlanden". *Berliner Medizinische Schriften*, hrsg. von U. Körner, Bd. 2, Dortmund 1996.

Bundesärztekammer: „Grundsätze zur ärztlichen Sterbebegleitung", *Deutsches Ärzteblatt*, 39 (1998), 1852 ff.

de Haan, Jurriaan, „The New Dutsch Law on Euthanasia", *Medical Law Review* 10 (2002), 57 ff.

Gahl, Klaus/ Kintzi, Heinrich: „Ärztliche Indikation zum Töten", *Deutsche Medizinische Wochenzeitschrift*, 127 (2002), 866 ff.

Hoerster, Norbert: „Rechtsethische Überlegungen zur Freigabe der Sterbehilfe", *Neue Juristische Wochenzeitschrift*, 26 (1986), 1786 ff.

Kutzer, Klaus: „Sterbehilfeproblematik in Deutschland: Rechtsprechung und Folgen für die klinische Praxis", *Medizinrecht*, 2 (2001), 77 ff.

Lipp, Volker: „Patientenautonomie und Sterbehilfe", *Betreuungsrechtliche Praxis*, 2 (2002), 47 ff.

Oduncu, Fuat S.: „Begleiten statt töten", *Stimmen der Zeit*, 6 (2001), 520 ff.

Reuter, Birgit: *Die gesetzliche Regelung der aktiven ärztlichen Sterbehilfe des Königreiches der Niederlande – ein Modell für die Bundesrepublik Deutschland?*, 2. durchges. Aufl., Frankfurt a. M. (u. a.) 2002.

Schoene-Seifert, Bettina: „Die Grenzen zwischen Töten und Sterbenlassen". In: L. Honnefelder/ Ch. Streffer (Hg.), *Jahrbuch für Wissenschaft und Ethik*, Bd. 2, Berlin 1997, 205–226.

Schreiber, Hans-Ludwig: „Das Recht auf den eigenen Tod – zur gesetzlichen Neuregelung der Sterbehilfe", *Neue Zeitschrift für Strafrecht*, 8 (1986), 337 ff.

Wachsmuth, Werner/ Schreiber, Hans-Ludwig: „Erläuterungen zu den Hinweisen der deutschen Gesellschaft für Chirurgie zur Behandlung Todkranker und Sterbender", *Medizinische Welt*, 38 (1979), 1380 ff.

Dietrich Kettler

Palliativmedizin – eine Alternative zur Legalisierung der aktiven Sterbehilfe?

Nach der Legalisierung der aktiven Sterbehilfe in unseren Nachbarländern Belgien und den Niederlanden ist auch in Deutschland eine Intensivierung der Diskussion über die moralische und rechtliche Zulässigkeit der Sterbehilfe unter Einschluss der aktiven Sterbehilfe zu verzeichnen. Meinungsumfragen in den letzten Jahren haben ergeben, dass ein überwiegender Teil (60–80%) der in Deutschland Befragten im Falle einer unheilbaren Erkrankung, verbunden mit unerträglichem Leiden, die aktive Sterbehilfe befürwortet. Die öffentliche Auseinandersetzung mit diesem Thema findet bislang überwiegend noch in akademischen Diskussionsrunden mit Theologen, Philosophen, Juristen und Ärzten statt; eine breite öffentlich geführte Debatte ist nach den Erfahrungen in Belgien und den Niederlanden mit Sicherheit auch in unserem Land zu erwarten.

Die gegenwärtige Situation der Sterbehilfediskussion kann wie folgt zusammengefasst werden:

- Aktive Sterbehilfe – Tötung auf Verlangen – ist in Deutschland strafbar (§ 216 STGB).

- Beide großen Kirchen lehnen willentliche (absichtliche) Euthanasie als Verstoß gegen die Würde des Menschen und die Ehrfurcht vor Gott ab.

- Die relevanten Ärzteverbände wie die Bundesärztekammer und die Fachgesellschaften einschließlich der Deutschen Gesellschaft für Palliativmedizin lehnen die aktive Sterbehilfe ab. Im Gegensatz dazu wird indirekte Sterbehilfe akzeptiert.

Auf passive und indirekte Sterbehilfe wird hier nur insofern eingegangen, als diese in Zusammenhang mit der Palliativmedizin von Relevanz sind. Im Vordergrund steht die Frage, ob die Palliativmedizin eine prinzipiell geeignete, im Umfang angemessene und ausreichende Alternative zur aktiven Sterbehilfe sein kann und diese gegebenenfalls überflüssig macht.

In diesem Beitrag soll zunächst in Kürze auf die Rolle der aktiven Sterbehilfe in der Medizingeschichte, die Entwicklung und Begriffsbesetzung der Palliativmedizin und schließlich auf die Behandlung des eigentlichen Themas – Palliativmedizin versus aktive Sterbehilfe – eingegangen werden.

Die Diskussion um Sterbehilfe ist so alt wie die Geschichte der Medizin selbst. In dem von A. Frewer und C. Eickhoff herausgegebenen Buch „Euthanasie und die aktuelle Sterbehilfedebatte" hat V. Zimmermann die Geschichte der Euthanasie in Grundzügen beschrieben. Mehrere der folgenden Zitate sind diesem Beitrag entnommen.

„Nie werde ich irgend jemandem, auch auf Verlangen nicht, ein tödliches Mittel verabreichen oder auch nur einen Rat dazu erteilen."

Dieser Auszug aus dem Eid des Hippokrates (5./4. Jahr. V. Chr.), vielfach seither modifiziert und gegenwärtig sinngemäß als Deklaration von Helsinki des Weltärztebundes moralisch verbindlich, ist eines der Axiome ethischen Selbstverständnisses der Medizin überhaupt. Allerdings hatte dieses Postulat nur begrenzte Verbindlichkeit. So vertrat Platon in seiner Staatsidee Politeia sowohl aktive als auch passive Sterbehilfe. Und bei Tacitus ist über den verfolgten Seneca nachzulesen:

„Inzwischen bat Seneca, da sich das Sterben noch weiter hinzog und nur langsam vor sich ging, Statius Annaeus, der sich ihm schon lange durch seine treue Freundschaft und seine ärztliche Kunst bewährt hatte, das längst vorbereitete Gift zu holen, mit dem die vom Volksgericht der Athener Verurteilten hingerichtet wurden."

Ein Beispiel übrigens für den Tatbestand „Beihilfe zum Suizid", der im heutigen deutschen Recht nicht verfolgt wird.

In der Zeit der Renaissance formulierte kein Geringerer als Thomas Morus in seiner Utopia (1516): „... er (der Patient) soll sich also getrost und hoffnungsvoll aus diesem bitteren Leben wie aus einem Kerker, einer Folterkammer befreien, oder sich willig von anderen herausreißen lassen; daran werde er klug tun, da ja der Tod keinen Freuden, sondern nur Martern ein Ende macht."

Und Francis Bacon (1526) empfiehlt den Ärzten mit seiner „euthanasia exterior", dass sie „nach meinem Erachten thätig seyn, und wenn sie ihrer Pflicht und sogar der Menschlichkeit selbst entsprechen wollen, dass die Sterbenden leichter und sanfter aus dieser Welt gehen".

Beide beharren dabei aber auf der strikten Berücksichtigung der Selbstbestimmung des Patienten.

Im 19. Jahrhundert gab es sowohl eine strikte Ablehnung der Euthanasie (C. W. Hufeland) als auch Ende des Jahrhunderts, als Ausdruck des Bündnisses von Rassenhygiene und Sozialdarwinismus, einen grundlegenden Mentalitätswechsel (z. B. Adolf Jost).

In seiner Enchiridion medicum sagt Hufeland: „Denn ist einmal diese Linie (Gebot zur Erhaltung des Lebens) überschritten, glaubt sich der Arzt erst einmal berechtigt, über die Notwendigkeit eines Lebens zu entscheiden, so braucht es nur stufenweise Progressionen, um den Unwert und folglich die Unnötigkeit eines Menschenlebens auch auf andere Fälle anzuwenden."

Diese Warnung vor dem Dammbruch entspricht auch der aktuellen Haltung der ärztlichen Standesorganisationen.

Bei A. Jost heißt es hingegen:

„Der Staat kann doch sagen: Mein Interesse und das Interesse der betreffenden Personen fordern gleichmäßig bei unheilbaren Leiden den raschen und schmerzlosen Tod, und ich überlasse es daher dem Patienten, wenn etwa Krebs diagnostiziert ist, sich für Tod oder Leben zu entscheiden.

Bei geistig Kranken geht dann die Verwaltung dieses Rechts wieder auf den Staat zurück, und es genügt die Diagnose auf Unheilbarkeit an und für sich, die Tötung zu vollziehen."

Eine Reihe von nachfolgenden Befürwortern der aktiven Sterbehilfe vertraten ähnliche Konzepte. Als ein Höhepunkt wird im Artikel von V. Zimmermann der dem Deutschen Monistenbund angehörende Roland Gerkan zitiert, der dem Unheilbaren das Recht auf aktive Sterbehilfe einräumt und auch gleich ein organisatorisches Verfahren dafür angibt.

In dieser kurzen Berichterstattung über die historische Euthanasiedebatte wird die totale Perversion der Sterbehilfe im NS-Reich übergangen, bei der es sich im Vollzug der Aktion „T4" erwiesenermaßen um vorsätzliche Tötung von Behinderten und psychisch Kranken ohne deren Einwilligung, also um Mord, gehandelt hat. Diese spezifische deutsche Euthanasievergangenheit ist für die Diskussion der gegenwärtigen Fragen zur Sterbehilfe offensichtlich ungeeignet.

Die aktuelle Situation der Sterbehilfe in Deutschland, sanktioniert durch verschiedene Beispiel gebende juristische Entscheidungen und umgesetzt in Vereinbarungen der Bundesärztekammer und verschiedener großer medizinischer Fachgesellschaften, stellt sich wie folgt dar:

- Aktive Sterbehilfe ist die Tötung eines unheilbar Kranken aufgrund seines ernstlichen Willens durch eine aktive Handlung Dritter (juristisch „Tötung auf Verlangen").

- Passive Sterbehilfe ist der Verzicht auf lebensverlängernde Behandlungsmaßnahmen, insbesondere auf die Wiederherstellung und Aufrechterhaltung vitaler Funktionen durch notfall- und intensivmedizinische Verfahren bei progredienten Erkrankungen mit infauster Prognose (z. B. auch Unterlassung einer Wiederbelebungsmaßnahme).

- Indirekte Sterbehilfe ist die palliative, symptomorientierte Behandlung eines Schwerkranken, insbesondere durch eine intensive Schmerztherapie, unter Inkaufnahme einer möglichen Lebensverkürzung als Nebenwirkung.

In Heft 1/2001 der Gesundheitsberichterstattung des Bundes (R.-Koch-Institut) „Sterbebegleitung" werden folgende Unterscheidungen getroffen: Tötung auf Verlangen, ärztliche Beihilfe zur Selbsttötung, Beendigung, Begrenzung und Unterlassen von Therapie. Hinsichtlich weiterer Details wird insbesondere auf die einschlägigen juristischen Beiträge in diesem Band von Kutzer und Schreiber verwiesen.

Die Diskussion um die Auslegung dieser Definitionen ist in vollem Gange. Sie betrifft auch die Frage, ob im Einzelfall unter strikter Beachtung des Selbstbestimmungsrechts des Patienten aktive Sterbehilfe straffrei bleiben kann. So ist Kutzer in seinem Beitrag in diesem Band der Auffassung, dass schon nach geltendem Recht die gesetzliche Zulassung der Sterbehilfe aus Gründen einer intensiven Schmerzbekämpfung unnötig ist.

Er unterscheidet zwischen zulässiger und unzulässiger Sterbehilfe: zulässig, wenn in erster Linie Schmerz und Angst ausgeschaltet werden sollen, unzulässig, wenn in erster Linie getötet werden soll.

Allerdings wird es im Konfliktfall schwerfallen, zwischen beiden Intentionen ärztlichen Handelns strikt zu unterscheiden.

Die Entscheidungen zur Sterbehilfe in den Niederlanden und Belgien werden jedenfalls auch auf die Diskussion in unserem Land erheblichen Einfluss haben. Frau Lunshof hat in ihrem Beitrag zu den legislativen Entscheidungen, dem vorgeschriebenen Verfahren und zum Ausmaß der Inanspruchnahme von Sterbebegleitung ausführlich Stellung genommen, so dass hier ausdrücklich darauf hingewiesen werden kann, und die Situation lediglich noch einmal zusammengefasst wird. In den Niederlanden ist aktive Sterbehilfe nunmehr nach einer vorangegangenen Periode der Duldung bei Einhaltung bestimmter Pflichten und Vorschriften offiziell straffrei. Diese Sorgfaltspflichten stellen sich wie folgt dar:

- Es liegt ein ausdrückliches, freies und beständiges Verlangen des über seinen Zustand vollständig unterrichteten Patienten nach Tötung vor.

- Es muss ein für den Patienten unerträgliches Leiden vorliegen.

- Der Patient muss irreversibel unheilbar krank sein.

- Es muss ein weiterer unabhängiger Arzt konsultiert werden.

- Nur der behandelnde oder der konsultierte Arzt darf die Euthanasie vornehmen.

- Der Arzt muss dabei die größtmögliche Sorgfalt anwenden.

- Der Arzt muss einen ausführlichen schriftlichen Bericht anfertigen.

Umfragen haben ergeben, dass mehr als 90% der Niederländer diese Praxis der Sterbehilfe befürworten.

Eine gängige Form der Tötung ist übrigens die Verabreichung von Überdosen des Narkosemittels Thiopental und der Muskellähmungsmittel Pancuronium oder Alloferin, Medikamente, welche die Anaesthesiologen automatisch als Spezialisten für die Durchführung der Euthanasie medizinisch in besonderem Maße qualifizieren, eine etwas fragwürdige Qualifikation allerdings in dieser Zielsetzung.

In Deutschland befürworten im Jahr 2000 lt. dem Gesundheitsbericht des Bundes in einer FORSA-Umfrage 81% der Bevölkerung die Tötung auf Verlangen (auf Dritte bezogen). Im Unterschied dazu waren nur 35% der für die Hospiz-Stiftung durch EMNID Befragten für eine aktive Beendigung des Lebens von unheilbar Kranken auf deren Wunsch. Hier bezog sich die Situation allerdings auf die Befragten selbst und nachdem diese über palliativ-medizinische

Behandlungsmöglichkeiten informiert worden waren. In einer anderen Umfrage des Magazins STERN waren über 60% für die Möglichkeit einer aktiven Beendigung ihres Lebens. Das Problem der aktiven Sterbehilfe, der Euthanasie, ist also auch unter uns relevant, und zwar ganz unabhängig von unserer spezifisch deutschen geschichtlichen Erfahrung. Auch befürworten einige Wissenschaftler aus Philosophie, Psychologie, Jura sowie auch einige Mediziner und Theologen die Straffreiheit der ärztlichen Tötung in begründeten Ausnahmefällen. Diese zur Mehrheit der Fachvertreter im Gegensatz stehende alternative Auffassung wird mit dem unverfügbaren Selbstbestimmungsrecht des Einzelnen in einer demokratischen Gesellschaft bis zum Lebensende begründet. Unabhängig von den unterschiedlichen Standpunkten muss die Frage auch in Deutschland erlaubt sein, warum so viele Menschen den professionell herbeigeführten Tod dem Weiterleben unter großen Leidenszuständen vorziehen.

Dem verständlichen Wunsch der Mehrheit der Bevölkerung nach einer symptomarmen Sterbephase, die oft bis zu mehrere Monate und gelegentlich ein bis zwei Jahre dauert, und insbesondere nach einem Sterben unter würdigen Bedingungen steht das gegenwärtige Gesundheitssystem in unserem Land überwiegend hilflos gegenüber. Die Situation in großen amerikanischen Krankenhäusern wurde beispielhaft in der weltweit beachteten „Study to Understand Prognoses and Preferences for Outcomes and Risks of Treatment (SUPPORT)" untersucht. Die Support-Studie ergab folgende Kernergebnisse:

- Zwischen Ärzten und Patienten bzw. deren Familien fand keine ausreichende Kommunikation über das bevorstehende Sterben und medizinische Entscheidungen statt.

- 38% der Patienten wurden auf Intensivstationen behandelt, z. T. mit maschineller Beatmung.

- 50% der Patienten hatten während der Sterbephase mittelstarke oder starke Schmerzen.

Eine darauffolgende 2. Phase der Intervention zur Verbesserung der Situation durch Einsatz von Support-Teams, die den Ärzten, dem Pflegepersonal, den Patienten und ihren Familien beratend zur Seite standen, erbrachte leider keine Verbesserung der beklagenswerten Situation. Das Fazit der Autoren war:

- Bei schwerkranken und sterbenden Patienten ist die Schmerzlinderung im Krankenhaus häufig insuffizient.

- Oft liegt vermeidbares Leiden vor.

- Häufig wird vergebliche Intensivtherapie durchgeführt.

- Die Interventionsstudie zur Verbesserung der Lebensqualität Sterbender verfehlte unter den gegebenen Bedingungen ihr Ziel.

Diese Studie erregte die amerikanische Öffentlichkeit in ungewöhnlichem Ausmaß, was sich in folgenden Schlagzeilen der führenden Presseorgane ausdrückte:

- Wünsche sterbender Patienten werden ignoriert, schwerkranke Patienten leiden unter der unpersönlichen Atmosphäre und dem starren Krankenhaussystem (Washington Post).

- Ärzte kennen nicht die Wünsche und Bedürfnisse sterbender Menschen (New York Times).

- Terminal care – too painful, too prolonged (Newsweek).

- Gnade eines guten Todes bleibt vielen Patienten verwehrt (Washington Post Health).

- Ungelöste Probleme, die Behandlung am Lebensende zu verbessern (JAMA).

Die Frage mag erlaubt sein, ob diese erschütternde Beschreibung der Krankenhausszene nur typisch für die US-amerikanische Situation ist oder nicht vielmehr den deutschen Verhältnissen entspricht.

Ohne dass entsprechende Daten für Deutschland vorliegen, kann nach vielerlei Erfahrungen von Patienten auf der einen und Behandelnden auf der anderen Seite festgestellt werden, dass die Unterschiede zu den USA nicht so groß sind, wie man hoffen möchte.

Und wenn diese Zustände auch in unserem Gesundheitswesen im ambulanten wie im stationären Sektor Realität sind, ist dann nicht der Ruf nach positiver Sanktionierung der aktiven Beendigung unerträglichen Leidens gerechtfertigt?

Die Alternative allerdings wäre für viele Patienten, unerträgliche Zustände am Lebensende durch eine Veränderung der Situation hin zu einem humanen Gesundheitssystem zu ersetzen, das den Menschen von der Geburt bis zum Tode in einem ganzheitlichen Ansatz und unter den verschiedenen Bedingungen seines Lebens und Leidens akzeptiert und dafür entsprechend adaptierte Versorgungskonzepte vorhält.

Die moderne Medizin einschließlich des Medizinstudiums ist ganz überwiegend auf die Kuration ausgerichtet. Das Versagen der Kuration wird oft als Niederlage der Behandelnden empfunden. Der bekannte Mainzer Internist Schölmerich hat dies so ausgedrückt: *„Der betriebsmäßige Charakter des Krankenhauses verstärkt die Tendenz zur kurativen Medizin und lenkt dadurch die Aufmerksamkeit von kranken Menschen selbst weg."* Dies gilt natürlich besonders für den sterbenden Patienten, der in unserem Gesundheitsbetrieb keinen rechten Platz mehr findet. Seine Ansprüche liegen in einem Bereich, der durch die kurative Medizin nicht abgedeckt wird.

An die Stelle der nicht mehr möglichen Heilung muss ein anderes Paradigma treten, das in der Palliativmedizin zusammengefasst ist. Die Palliativmedizin, die ihren Ausgang von der Hospiz- und Palliativbewegung in England nahm, wo

Dame Cisely Saunders 1967 das St. Christophers Hospice gründete, wird von der WHO (1990) wie folgt definiert:
„Palliativmedizin ist die aktive, ganzheitliche Behandlung von Patienten mit einer progredienten, weit fortgeschrittenen Erkrankung und einer begrenzten Lebenserwartung zu der Zeit, in der die Erkrankung nicht mehr auf eine kurative Behandlung anspricht.

Die Beherrschung von Schmerzen, anderen Krankheitsbeschwerden, psychosozialen und spirituellen Problemen besitzt höchste Priorität.

Die Behandlung strebt die bestmögliche Lebensqualität an, das Sterben soll weder beschleunigt noch hinausgezögert werden."

Palliativmedizin verfolgt Ziele, die sich auf einer herkömmlichen Krankenstation oder in einer Arztpraxis nicht realisieren lassen. Sie

- sorgt für Linderung von Schmerzen und weiteren belastenden Symptomen
- integriert psychische und spirituelle Bedürfnisse
- bietet Unterstützung an, damit das Leben der Patienten bis zum Tod so aktiv wie möglich sein kann
- bietet der Familie während der Erkrankung des Patienten aber auch in der Trauerphase Unterstützung an
- bejaht das Leben und sieht das Sterben als einen normalen Prozess
- will den Tod weder beschleunigen noch hinauszögern.

Dieses kursorisch beschriebene Leistungsangebot der Palliativmedizin kann innerhalb unterschiedlicher Konzepte realisiert werden. In Deutschland haben sich ambulante Versorgungsdienste etabliert, welche – häufig durch Pflegekräfte – die Betreuung Sterbender in der häuslichen Umgebung vor allem mit schmerztherapeutischen Maßnahmen übernehmen. Leider werden diese sehr hilfreichen Dienste von den Krankenkassen bisher gar nicht oder nur sporadisch finanziert, so dass Spenden größeren Umfangs und ehrenamtliche Unterstützung Voraussetzung dafür sind. Aus leidvoller Erfahrung ist bekannt, dass die an sich sehr lobenswerten Prinzipien des Ehrenamtes und des Sponsorings die dauerhafte Existenz der ambulanten Versorgung z. B. an unter extremen Tumorschmerzen leidenden Patienten nicht auf Dauer sichern können.

Gerade ist das mehrjährige, gemeinsam von der Ärztekammer Niedersachsen und unserem Zentrum durchgeführte Projekt zur ambulanten regionalen Versorgung von Tumorschmerzpatienten ausgelaufen. Die Krankenkassen verweigern die Übernahme in die Regelversorgung mit dem Hinweis, dass die schmerztherapeutische Versorgung der Bevölkerung im Budget der Kassenärztlichen Vereinigungen für die ambulante Patientenversorgung schon enthalten sei.

Das Problem ist nur, dass es dieses Angebot bisher flächendeckend gar nicht gibt und ohne zusätzliche Finanzierung auch nicht geben wird. Übrigens ein treffendes Beispiel für die Ignoranz unserer gesundheitspolitisch Verantwortlichen.

Immerhin hat der Sachverständigenrat für die konzertierte Aktion im Gesundheitswesen konstatiert:

„Die Linderung von Schmerzen stellt eine der wesentlichen ärztlichen Aufgaben als Voraussetzung für die Erhaltung der Lebensqualität dar. Das Ziel der Schmerzfreiheit bzw. der effektiven Schmerzreduktion kann bei der überwiegenden Mehrheit der Personen mit krebsbedingten Schmerzen erreicht werden. Es gibt jedoch hinreichend sichere Hinweise, dass Schmerzen bei vielen Krebskranken in Deutschland nicht ausreichend behandelt *werden.*"

Auch in der stationären Versorgung durch ärztlich geleitete Palliativstationen, die sich von der Pflegeeinrichtung Hospiz unterscheiden, ist Deutschland im europäischen Vergleich eines der Entwicklungsländer. Mehrere Studien haben ergeben, dass der Bestand an Palliativbetten in Deutschland um ein Vielfaches hinter dem Bedarf von etwa 50 Betten pro 1 Million Einwohner zurückliegt. Besserung ist nur ansatzweise in Sicht. Unter diesen Umständen einer katastrophalen palliativmedizinischen Unterversorgung mit ambulanten, stationären und Pflegeeinrichtungen ist es nicht verwunderlich, wenn der Ruf nach positiver Sanktionierung der aktiven Sterbehilfe bei unerträglichem Leiden im Endstadium des menschlichen Lebens immer lauter wird.

1 Was kann die Palliativmedizin leisten?

Es gilt der von Cisely Saunders formulierte Grundsatz: *„Nicht dem Leben mehr Tage hinzuzufügen, sondern den Tagen mehr Leben geben."* Das Behandlungsziel ist Lebensqualität und nicht Lebensquantität.

Insofern kann die Palliativmedizin auch als das gegenwärtig beste Angebot der Sterbebegleitung angesehen werden. Palliativmedizin versucht all jenen Argumenten entgegenzuwirken, welche die in Umfragen Befragten veranlassten, für die aktive Sterbehilfe zu votieren. Dazu zählten insbesondere die Angst vor unerträglichen Leiden, Schmerzen, Einsamkeit, Entwürdigung und Autonomieverlust am Lebensende sowie auch die Sorge, Angehörigen und Behandelnden zur Last zu fallen.

Die häufigsten Symptome von Patienten mit unheilbaren Erkrankungen, die in eine Palliativstation eingewiesen wurden, waren nach eigenen und anderen Untersuchungen, nach der Häufigkeit des Auftretens geordnet: allgemeine Schwäche, Schmerz, Verdauungsprobleme, Unruhe, Übelkeit, Atemnot, Anämie, Appetitlosigkeit, Gewichtsverlust und Verwirrtheit. Schmerztherapie ist also das wichtigste therapeutische Erfordernis. Aber auch für die Therapie der anderen hier genannten Symptome gibt es entsprechende gut erprobte Therapieansätze.

Wichtigste und ganzheitliche Maßnahme neben der Behandlung der genannten Symptome ist aber die Betreuung des Patienten mit seinen vielfältigen psychosozialen und spirituellen Problemen, die z. B. für die zahlreich erforderlichen Gespräche einen hohen Personaleinsatz, insbesondere im Pflegebereich, erfordern. Vorrangiges Ziel der Palliativmedizin ist es, dem Patienten eine gute Lebensqualität und schließlich auch das Sterben zu Hause in seiner familiären Umgebung zu ermöglichen. Palliativstationen und Hospize sind dabei insofern behilflich, als sie im Falle eines Therapieversagens oder einer Konfliktsituation als Zufluchtsort jederzeit kontaktiert werden können, manchmal auch, um hier in vertrauter Umgebung zu sterben.

In der nunmehr länger als 10 Jahre bestehenden Palliativstation Göttingen wurden über 1000 Patienten betreut. Nachdem diese sich oft in einem desolaten Aufnahmezustand befanden, wurden die bereits beschriebenen allgemeinen und symptomatischen Maßnahmen eingeleitet. Die Frage nach aktiver Sterbehilfe wurde danach praktisch nicht mehr gestellt, von drei Ausnahmen abgesehen, bei denen Patienten trotz Betreuung und Schmerzarmut aus Gründen einer allgemeinen Lebensmüdigkeit den Wunsch nach Beendigung ihres Lebens äußerten. Ähnliche Erfahrungen wurden im ambulanten Göttinger SUPPORT-Projekt gesammelt.

Auch hier war der Wunsch nach Beendigung des Lebens durch aktive Maßnahmen eine absolute Rarität. Wie weit schon heute Sterbehilfe auf einer Palliativstation gehen kann, soll das folgende Beispiel des Krankheitsverlaufs mit einer terminalen Sedierung bei einer 43-jährigen Patientin mit metastasierendem Brustkrebs verdeutlichen.

Krankheitsverlauf:

12/89 Ablatio Mammae bei invasiv wachsendem Karzinom. Rezidivoperation, mehrere Strahlentherapien, mehrere Chemotherapiezyklen, Hormontherapie, Pleurametastasierung mit Ausbildung einer Lymphangiosis carcinomatosa.

Seit 5/94 Wegen starker Schmerzen bei ubiquitärer ossärer Metastasierung konsiliarische schmerztherapeutische Mitbehandlung durch den Stationsarzt der Palliativstation.

Kurzfassung des terminalen Krankheitsverlaufs:

- Stationäre Aufnahme wg. ambulant nicht beherrschbarer ossärneuropathischer Schmerzen (VAS = 8) von Wirbelmetastasen in die Beine ausstrahlend.

- Entwicklung starker Dyspnoe, Beginn einer O_2-Behandlung – (2 l/min.).

- Die Patientin fertig ein Patiententestament: bei absehbarem Lebensende keine sinnlose Verlängerung des Sterbeprozesses und kein Einsatz von Apparaten mit dem Ziel der Sterbeverzögerung. Sie wünsche dann nur noch palliative Maßnahmen und Pflege entweder zu Hause oder auf der Palliativstation.

- Steigerung der Sauerstoffmenge auf 10 l/min. Trotzdem starke Dyspnoe und Erstickungsangst.

Die Patientin fragt, ob und wie der unerträgliche Zustand mit der Abhängigkeit von der Sauerstoffabgabe beendet werden könne, ohne stärkere Erstickungsgefühle. Der Stationsarzt eröffnet ihr die Möglichkeit einer terminalen Sedierung, d. h. bei suffizienter Wirkung den Sauerstoff abzusetzen. Die Patientin beauftragt ihren Ehemann, zusammen mit der Hausärztin und einer weiteren Freundin und Ärztin der Familie den Vorschlag zu besprechen. Dabei wird das nachfolgende Ergebnis erzielt und durch das Palliativteam umgesetzt.

- Die Patientin hat sich entschieden, wünscht die Sauerstoffreduktion unter dem Schutz der Sedierung.

- Beginn der Analgo-Sedierung: Titration von Diazepam (200 mg/d) und Morphin (60 mg/d) nach Wirkung.

- Die ausreichende Wirkung der Analgo-Sedierung ist bei eingetretener Bewusstlosigkeit sichergestellt. Reduktion des Sauerstoffs sukzessive auf Null. Die Patientin entwickelt eine periphere und zentrale Zyanose, leidet augenscheinlich weder an Schmerzen noch an Atemnot.

- Die Patientin verstirbt ruhig im Beisein ihrer Familie und Freunde.

Derartige Maßnahmen einer terminalen Sedierung bleiben naturgemäß solchen Patienten vorbehalten, die sich in der Terminalphase ihrer Krankheit, d. h. Stunden oder wenige Tage vor dem erwarteten Tod, befinden.

Sie sind nach übereinstimmender juristischer Beurteilung im übrigen rechtlich unbedenklich.

Die Palliativmedizin ist in der Tat gerüstet, unheilbar kranken Patienten in allen Phasen einschließlich der Sterbephase ein menschenwürdiges medizinisches Angebot zu machen. Sie ist allerdings kein Allheilmittel für Ausnahmefälle, in denen der Wunsch nach aktiver Sterbehilfe trotz ganzheitlicher Betreuung und Symptomarmut geäußert wird. Die Frage ist, ob für diese Patienten eine gesetzliche Regelung möglich ist, ohne dass damit aktive Sterbehilfe generell positiv sanktioniert wird, mit allen daraus resultierenden unerwünschten Konsequenzen. Eine schwierige Aufgabe für die deutsche Rechtswissenschaft und ein Anliegen, dass die ganze Gesellschaft angeht.

Vor einem derartigen Wandel in der Rechtsprechung muss aber zunächst das gravierende Defizit in der palliativmedizinischen Versorgung in Deutschland beseitigt werden.

Es ist bewiesen, dass ambulante und stationäre Einrichtungen der Palliativmedizin die Nachfrage nach aktiver Sterbehilfe nahezu eliminieren. Hier hilft nur ein gesamtgesellschaftlicher Konsens mit allen, die für das Angebot und die Qualität im deutschen Gesundheitswesen eine Funktion ausüben. Als nachahmenswertes Beispiel kann hier Frankreich genannt werden, wo jeder Bürger einen staatlich garantierten Anspruch auf palliativmedizinische Versorgung hat.

Am Ende dieses Beitrags soll auszugsweise eine Stellungnahme der Deutschen Gesellschaft für Palliativmedizin stehen, die das hier behandelte Thema angemessen zusammenfasst:

„Die Entscheidung zur Sanktionierung der Sterbehilfe in den Niederlanden wirbelt die Debatte auch in Deutschland auf. Angst vor Leiden, Schmerzen,

Einsamkeit, Entwürdigung und Verlust der Autonomie am Lebensende sind auch für deutsche Bürger Hauptgründe, die aktive Sterbehilfe zu befürworten.

Wir wissen aber auch, dass das Verlangen nach Euthanasie ein Appell zur konkreten Hilfe ist, um die Kluft zwischen Unerträglichem und Erträglichem, Hoffnungslosigkeit und Hoffnung, Würdelosigkeit und Würde, Todeswunsch und Lebenswunsch zu überbrücken. Dies zu erreichen, ist ein wesentliches Ziel der Palliativmedizin, die in Deutschland weitgehend unbekannt ist. Viele Bürger wissen nicht, was Palliativmedizin zu leisten vermag. Palliativmedizin versteht sich als Lebenshilfe für unheilbar Kranke im weit fortgeschrittenen Stadium ihrer Erkrankung.

Sie ist in Deutschland und in den meisten Ländern der Welt – darunter auch in den Niederlanden – unterentwickelt. Um diese Defizite abzubauen, bedarf es eines flächendeckenden, gesundheitspolitischen Konzeptes, das von allen unterstützt wird. Es besteht kein Zweifel, dass Palliativmedizin einen wichtigen Beitrag leisten kann, die Nachfrage nach aktiver Sterbehilfe drastisch zu reduzieren.

Die langjährigen Erfahrungen auf den Palliativstationen in Deutschland haben gezeigt, dass aus dem Sterbenswunsch ein Lebenswunsch wird, wenn eine adäquate Reduktion der körperlichen, psychischen, sozialen und geistig-seelischen Leiden gelingt. Palliativmedizin ist aktive Lebenshilfe.

Kompetente palliativmedizinische Arbeit zu entwickeln ist aufwendig und der schwierigere Weg als die Legalisierung der aktiven Sterbehilfe. Wir dürfen unsere ethischen Normen nicht aufgeben, sondern müssen dafür sorgen, unseren Patienten umfassende medizinische, psychische, soziale und geistig-seelische Hilfe flächendeckend anzubieten."

I.

Anhang

Anhang I

Bericht der Bioethik-Kommission des Landes Rheinland-Pfalz vom 23. April 2004

Ethische, rechtliche und medizinische Bewertung des Spannungsverhältnisses zwischen ärztlicher Lebenserhaltungspflicht und Selbstbestimmung des Patienten

Geleitwort von Justizminister Herbert Mertin

Für jeden Menschen steht bereits im Zeitpunkt seiner Geburt unumstößlich fest, dass er eines Tages sterben wird. Die Menschen besitzen nicht die Macht, hieran etwas zu ändern. Sie haben aber in gewisser Weise die Möglichkeit, den Zeitpunkt des Sterbens und seine Umstände zu bestimmen. Der medizinisch-technische Fortschritt verstärkt diese „Entscheidungskompetenz". Er macht das Sterben häufig zu einem steuerbaren Prozess, was Konflikte auslösen kann. Auf der einen Seite steht der einzelne Mensch mit seinen persönlichen Wünschen, Vorstellungen und Ängsten hinsichtlich seines Sterbens. Auf der anderen Seite steht die Ärzteschaft mit ihren vorwiegend technischen Möglichkeiten, das Sterben hinauszögern zu können. Dabei führt die Verpflichtung der Ärzte, zu heilen, ihr Wunsch, den Tod des Patienten zu verhindern, aber auch die Angst vor dem Strafrichter nicht selten zum therapeutischen und diagnostischen Zuviel. Angesprochen ist auch die Gesellschaft insgesamt, die gerade derzeit im Gesundheitssektor den Kampf der Verteilungsgerechtigkeit kämpft.

Die Fragen, wann die Behandlungspflicht endet, unter welchen Voraussetzungen ein Behandlungsabbruch erlaubt ist, wie sich strafbare Tötung auf Verlangen und straflose Beihilfe zum Selbstmord abgrenzen lassen, gehören zu den schwierigsten ethischen und strafrechtlichen Fragen unserer Zeit. Der Gesetzgeber hat seine Regelungskompetenz nicht ausgeschöpft. Fragen der Sterbehilfe sind gesetzlich unvollständig geregelt. Bislang hat sich vorwiegend die Rechtsprechung mit den Problemen der Sterbehilfe auseinandergesetzt. Hierbei ist es in wichtigen Bereichen zu abweichenden Beurteilungen gekommen. Das schafft zusätzliche Unsicherheit. Doch eine am jeweiligen Einzelfall orientierte Rechtsprechung kann nicht alle Probleme der Praxis beleuchten und lösen. Das ist auch nicht ihre Aufgabe. Es ist allein die Aufgabe des Gesetzgebers, den betroffenen Patienten, Ärzten und Angehörigen im sensiblen Bereich der Sterbehilfe und der Sterbebegleitung allgemeinverbindliche Regelungen an die Hand zu geben und damit möglichst umfassende Rechtssicherheit zu gewähren.

Die grundsätzliche Positionierung zu Fragen der Sterbehilfe und der Sterbebegleitung und die Klärung von Zweifelsfragen werden angesichts der rasanten Entwicklungen in der Medizin immer drängender. Die Bioethik-Kommission will mit ihren Thesen einen Beitrag dazu leisten, der notwendigen Diskussion über dieses Thema ein sachliches Fundament zu geben, wobei das Beratungsergebnis durch die interdisziplinäre Besetzung der Kommission und die zusätzliche Anhörung von externen Sachverständigen auf ein möglichst breites Wissens- und Erfahrungsspektrum gestützt werden konnte.

Ich hoffe, der Abschlussbericht der Bioethik-Kommission kann dazu beitragen, die komplexe Problematik der Sterbehilfe und -begleitung erneut bewusst zu machen. Er soll bei der Suche nach Antworten auf die insoweit wesentlichen ethischen und rechtlichen Fragen helfen und als Denkanstoß für künftigen gesetzgeberischen Handlungsbedarf dienen.

Mainz, den 23. April 2004

Herbert Mertin, Justizminister des Landes Rheinland-Pfalz

Einsetzung und Aufgabe der Bioethik-Kommission Rheinland-Pfalz

Erstmals im Jahr 1985 hat der Minister der Justiz im Auftrag des rheinland-pfälzischen Ministerrats die Bioethik-Kommission des Landes Rheinland-Pfalz einberufen. Anlass hierfür war der Wunsch des Ministerrats, sich mit den aktuellen Entwicklungen der Lebenswissenschaften und insbesondere auch den möglichen Folgewirkungen neuer Technologien aus ethischer, sozialer, rechtlicher und wirtschaftlicher Perspektive auseinanderzusetzen. Hierbei wollte er sich durch eine interministerielle Kommission unter Einbeziehung von Sachverständigen verschiedener Fachrichtungen und von Vertreterinnen und Vertretern der beiden Großen Kirchen, der Gewerkschaften und der Industrie unterstützen lassen.

Die Regierungsfraktion hat den Auftrag an die Kommission wiederholt bestätigt. Die Regierungskoalition hat für die 14. Wahlperiode des rheinland-pfälzischen Landtages 2001–2006 Folgendes erklärt: „Fragen der Biotechnologie werden in der Zukunft eine immer größere Bedeutung erlangen. Die Bioethikkommission in Rheinland-Pfalz hat in den vergangenen Jahren in diesem Themenkreis beeindruckende Stellungnahmen erarbeitet. Die Koalitionspartner legen Wert darauf, dass die Arbeit der Bioethikkommission fortgesetzt wird."

Als Ergebnis ihrer Arbeit hat die Kommission bisher sechs Berichte vorgelegt:[1]

1. Bericht „Zur Aufarbeitung von Fragen der Bioethik – Fortpflanzungsmedizin –" vom 18. März 1986
   (veröffentlicht: Gentechnologie, Chancen und Risiken, Band. 11, 1987, S. 119 ff.),

2. Bericht „Humangenetik" vom 24. Januar 1989
   (veröffentlicht: Recht, Justiz, Zeitgeschehen, Band. 47, 1989),

3. Bericht „Gentechnologie" vom 26. Juni 1990
   (veröffentlicht: Bio Tech Forum, Band 4, 1990),

4. Bericht „Zur ethischen Verantwortung von Wissenschaftlerinnen und Wissenschaftlern für ihre Forschung und deren Folgen" vom 11. September 1995
   (veröffentlicht: Ministerium der Justiz Rheinland-Pfalz 1995),

5. Bericht „Präimplantationsdiagnostik. Thesen zu den medizinischen, rechtlichen und ethischen Problemstellungen" vom 20. Juni 1999
   (veröffentlicht: Ministerium der Justiz Rheinland-Pfalz 1999),

---

[1] Die ersten drei Berichte waren Grundlage der Beratungen der Bund-Länder-Arbeitsgruppen „Fortpflanzungsmedizin" und „Genomanalyse". Sie beeinflussten die Entstehung des Embryonenschutzgesetzes und des Gentechnikgesetzes. Die Landesregierung berücksichtigte die Berichte insbesondere bei ihren Entscheidungen im Bundesrat.

6. Bericht „Stammzellen. Medizinische, ethische und juristische Bewertung der Forschung an humanen embryonalen Stammzellen unter Einbeziehung des Stammzellgesetzes vom 28. Juni 2002" vom 23. August 2003 (veröffentlicht Ministerium der Justiz Rheinland-Pfalz 2002).

Hinzu kommen vier veröffentlichte Stellungnahmen:

1. Zum Entwurf des Übereinkommens zum Schutz der Menschenrechte und der Menschenwürde im Hinblick auf die Anwendung von Biologie und Medizin des Europarats: Menschenrechtsübereinkommen zur Biomedizin (früher: Bioethik-Konvention) hat sich die Kommission im Jahr 1994 geäußert. Damit hat sie auf die Stellungnahme des Bundesrates zu dem Konventionsentwurf (Bundesrat-Drucksache 117/95 [Beschluss]) maßgeblichen Einfluss genommen.

2. Sie hat dann die weitere Entwicklung des Übereinkommens verfolgt und 1996 eine weitere Stellungnahme abgeben.

3. Weiterhin hat die Bioethik-Kommission Rheinland-Pfalz vor Verabschiedung des Transplantationsgesetzes im Jahr 1997 eine Stellungnahme zu Fragen der Organtransplantation vorgelegt.

4. Zum Import von und zur Forschung an humanen embryonalen pluripotenten Stammzellen hat die Bioethik-Kommission am 16. Januar 2002 eine Stellungnahme veröffentlicht und somit vor dem Gesetzesbeschluss zu dem „Gesetz zur Sicherstellung des Embryonenschutzes im Zusammenhang mit Einfuhr und Verwendung menschlicher embryonaler Stammzellen vom 28. Juni 2002", gültig ab dem 1. Juli 2002, Gehör gefunden.

Die Kommission ist ein unabhängiges, multidisziplinär besetztes Gremium, an dem neben Vertreterinnen und Vertretern der zuständigen Landesministerien, der Industrie und der Gewerkschaften auch Wissenschaftlerinnen und Wissenschaftler der Fachrichtungen Medizin, Ethik, Theologie, Natur- und Rechtswissenschaften sowie externe Sachverständige mitwirken. Zur Problematik der Sterbehilfe und Sterbebegleitung hörte die Kommission 18 Sachverständige.

Zu den *medizin-ethischen* Fragestellungen waren dies:

Privatdozent Dr. med. Dietmar Mauer, Facharzt für Anästhesie, Deutsche Stiftung Organtransplantation, Geschäftsführender Arzt der Region Mitte, zu „Sterben in Würde – aus der Sicht der Intensivmedizin";

Professor Dr. med. H.W. Opderbecke, ehem. Vorstand des Instituts für Anästhesiologie des Städtischen Klinikums, Nürnberg, zu dem Thema „Grenzen intensivmedizinischer Behandlungspflicht";

Dr. med. Martin Weber, III. Medizinische Klinik der Universitätskliniken Mainz, Oberarzt für den Bereich „Palliativmedizin", Vorsitzender der Landesarbeitsgemeinschaft Hospiz Rheinland-Pfalz, zu dem Thema „Sterben in Würde: Aus der Sicht der ärztlichen Praxis";

Professor Dr. med. Herwig Stopfkuchen, Universitätskliniken Mainz, Kinderklinik, zu der Frage „Sterben in Würde: Aus der Sicht der neonatologischen Intensivstation";

Dr. med. Günther Frey, Rheinhessen-Fachklinik, Alzey, Facharzt für Neurologie, Rehabilitationswesen, Leitender Oberarzt der Abt. Neurologie und Neurologische Frührehabilitation, zu „Prognose – Entscheidungen beim Wachkoma-Patienten";

Prof. Dr. med. Christian Rittner, Johannes Gutenberg-Universität, Mainz, Vorsitzender der Ethik-Kommission bei der Landesärztekammer Rheinland-Pfalz, zu dem Thema „Tod und Sterben aus der Sicht eines Rechtsmediziners".

Zur *rechtlichen* Beurteilung referierten:

Dr. jur. Meo-Micaela Hahne, Vorsitzende Richterin am Bundesgerichtshof, Karlsruhe, über den Beschluss des Bundesgerichtshofs vom 17.März 2003, AZ.: XII ZB 2/03;

Klaus Kutzer, Vorsitzender Richter am Bundesgerichtshof a.D., Karlsruhe, Ordentliches Mitglied im Ausschuss ethischer und medizinisch-juristischer Grundsatzfragen der Bundesärztekammer, zu dem Thema „Strafrechtliche und zivilrechtliche Überlegungen zum Selbstbestimmungsrecht des Patienten und zur Zulässigkeit der Sterbehilfe";

Rudolf Sonntag, Richter am Amtsgericht (Vormundschaftsgericht), Mainz, „Aus der Sicht eines Betreuungsrichters";

Rechtsanwalt Wolfgang Putz, Überregionale medizinrechtliche Sozietät Putz und Teipel, Rechtsanwälte – Notar, Berlin – München über seine „Praktische Erfahrungen mit Sterbehilfemandaten", insbesondere zum so genannten Traunsteiner Fall;

Professor Dr. jur. Friedhelm Hufen, Johannes Gutenberg-Universität, Mainz, Lehrstuhl für Öffentliches Recht, Staats- und Verwaltungsrecht, Mitglied der Zentralen Ethikkommission der Bundesärztekammer, Stellvertretender Vorsitzender des Interdisziplinären Arbeitskreises „Ethik und Recht in der Medizin" der Johannes Gutenberg-Universität, Mainz, zu verfassungsrechtlichen Fragestellungen „Selbstbestimmtes Sterben: Schranken der Verfassung – grundrechtlicher Schutz am Ende des Lebens" und

Professor Dr. jur. Heinz Holzhauer, Westfälische Wilhelms-Universität Münster zu „Fragen des Betreuungsrechts".

Zur *theologischen und geisteswissenschaftlichen* Sicht hörte die Kommission:

Professor Dr. theol. Ulrich Eibach, Rheinische Friedrich Wilhelms-Universität, Bonn, Evangelisch Theologische Fakultät, Abt. Systematische Theologie, Pfarrer am Universitätsklinikum, Beauftragter der Evangelischen Kirche im Rheinland für Fortbildung und Fragen der Ethik in Biologie und Medizin, zu Überlegungen zur „Künstliche Ernährung";

Professor Dr. phil. Werner Burgheim, Professor für Erwachsenenbildung und Krisenpädagogik, Lehrbeauftragter am Fachbereich Pflege- und Gesundheitswissenschaften, 1. Vorsitzender der „Internationalen Gesellschaft für Sterbebegleitung und Lebensbeistand" (IGSL-Hospiz)" von 1996 bis 2003, mit einem Vortrag zur „Hospizbewegung";

Dr. phil. Kurt F. Schobert, Geschäftsführer der Deutschen Gesellschaft für Humanes Sterben (DGHS) e.V., Chefredakteur der Verbandszeitschrift „Humanes Leben – Humanes Sterben", Mitglied des Wissenschaftlichen Beirats der DGHS, zu „Meinungen zur aktiven direkten Sterbehilfe";

Professor Dr. phil. Randolph Ochsmann, Vorsitzender des Interdisziplinären Arbeitskreises „Thanatologie", Johannes Gutenberg-Universität, Mainz, FB 12 – Psychologisches Institut, zu einer Untersuchung über „Die Einstellungen von professionellen Helferinnen und Helfern zur Sterbehilfe".

Zu Erfahrungen in der medizinischen und rechtlichen *Praxis im Alltag* hörte die Kommission einen Vortrag von:

Ursula Phillip, Dipl.-Religionspädagogin, Dipl.-Sozialarbeiterin, Mitarbeiterin der Betreuungsbehörde, Kreisverwaltung Neuwied, Ehrenamtliche Mitarbeiterin beim Hospizverein Neuwied mit dem Thema „Die praktischen Auswirkungen der PEG-Sonde".

Zur Situation in den *Niederlanden* referierte:

Professor Dr. Henk Jochemsen, Director G.A. Lindeboom Institut, Zentrum für medizinische Ethik, Niederlande, „Sterbehilfe und Sterbebegleitung in den Niederlanden".

Die Vorträge können, soweit sie schriftlich vorliegen, bei der Bioethik-Kommission des Landes Rheinland-Pfalz angefordert werden.

Der vorliegende Bericht fasst die Ergebnisse der Beratungen zu den ethischen, rechtlichen und medizinischen Fragestellungen in 29 Thesen zusammen, die anschließend auf der Grundlage der Beratungsprotokolle erläutert werden und dann in fünf Empfehlungen einmünden. Der Bericht setzt sich auch mit dem Beschluss des Bundesgerichtshofs vom 17. März 2003[2] auseinander, der sich unter anderem mit der Frage befasste, ob die auf einer Patientenverfügung beruhende Entscheidung eines Betreuers zur Einstellung der künstlichen Ernährung eines Koma-Patienten entsprechend § 1904 BGB der vormundschaftsgerichtlichen Genehmigung bedarf oder nicht.

Die Kommission hatte, insbesondere in manchen Einzelfragen, sehr unterschiedliche Auffassungen zu bewerten. Dies führte erstmals in der Geschichte der Kommission bei einer These zur Verabschiedung eines Mehrheits- und Minderheiten-Votums. Außerdem wurden zwei Sondervoten abgegeben. Gleichwohl hat die Kommission insgesamt ein hohes Maß an Übereinstimmung erzielt.

Präambel

Die Fortschritte der Biowissenschaften und der modernen Medizin stellen die Patientinnen und Patienten in vielfacher Hinsicht vor neue Entscheidungen. Das gilt auch für schwerst und ohne Aussicht auf Heilung leidende Patientinnen oder Patienten und den ärztlichen Umgang mit ihnen. Weder die Ärztinnen und Ärzte noch die Rechtsordnung können gegenüber den neuen Herausforderungen auf überkommenen Standards und Regelungen künstlicher Lebenserhaltung und Lebensverlängerung beharren. Die nötige Neuorientierung muss ethisch reflektiert sein und kann sich in Deutschland am Grundgesetz orientieren. In deren oberstem Wert, der Menschenwürde, wurzelt das Selbstbestimmungsrecht. Dieses umfasst die Entscheidung über das eigene Sterben und über lebenserhaltende Eingriffe und schließt eine rein fremdbestimmte Erhaltung oder Verlängerung des Lebens aus.

In diesem Sinn hat die Bioethik-Kommission des Landes Rheinland-Pfalz Thesen und Empfehlungen erarbeitet, die den Angehörigen der medizinischen Heilberufe als Orientierung und dem Gesetzgeber und den Gerichten, die geltendes Recht anzuwenden und in Grenzen fortzubilden haben, als Anregung und als Bestärkung dienen sollen.

Darüber hinaus wenden sich die Thesen und ihre Erläuterungen an jede Bürgerin und jeden Bürger unseres Landes und wollen anregen, sich mit Fragen zum Lebensende eingehend auseinander zu setzen.

---

[2] BGHZ XII ZB2/03, in: NJW 2003, S.1588, FamRZ 2003,748 (siehe hierzu Anhang)

Thesen

I. Selbstbestimmung über das eigene Sterben

These 1: Selbstbestimmung am Lebensende

Die Würde des Menschen und sein Recht auf Freiheit und Selbstbestimmung sind grundrechtlich geschützt. Dies umfasst auch die Entscheidung über das eigene Sterben und über lebenserhaltende Eingriffe Dritter und schließt die fremdbestimmte Erhaltung oder Verlängerung seines Lebens aus.

These 2: Reichweite der Selbstbestimmung

Das Selbstbestimmungsrecht des Menschen erlaubt es ihm, einem natürlichen Geschehen bis zum Tod seinen Lauf zu lassen.
  Diese Freiheit begründet aber keinen Anspruch gegen Dritte auf aktive Hilfe bei der Selbsttötung oder auf aktive Sterbehilfe.

These 3: Ausübung der Selbstbestimmung

Das Selbstbestimmungsrecht wird ausgeübt durch Willensäußerung des entscheidungsfähigen Menschen (vor allem auch vorausschauend durch eine Patientenverfügung oder durch Bestellung einer oder eines Gesundheitsbevollmächtigten). Es bleibt auch erhalten, wenn er keine Erklärungen mehr abgeben kann. Seine frühere Willensäußerung wirkt fort.

These 4: Wirksamkeitsvoraussetzungen einer Patientenverfügung

Die formellen Anforderungen an die Wirksamkeit einer vorausschauenden Patientenverfügung sollen maßvoll sein:

- Die oder der Verfügende muss hinsichtlich der Bedeutung und Tragweite der von ihr bzw. ihm getroffenen Verfügung einsichts- und urteilsfähig sein.

- Bei Minderjährigen muss das Elternrecht berücksichtigt werden.

- Die Patientenverfügung ist formfrei und bleibt bis zum formfrei möglichen Widerruf wirksam. Eine schriftliche Patientenverfügung, ggf. unter Verwendung eines geeigneten Formulars, wird aber empfohlen.

- Die zwischenzeitlich eingetretene Einwilligungsunfähigkeit steht der Wirksamkeit der Patientenverfügung nicht entgegen.

- Die Wirksamkeit einer Patientenverfügung ist nicht von einer vorherigen ärztlichen oder rechtlichen Aufklärung abhängig. Eine vorherige Aufklärung ist indes zu empfehlen.

- Die Wirksamkeit der Patientenverfügung ist nicht von einer Bestätigung der bzw. des Verfügenden in bestimmten Zeitabständen abhängig. Eine Bestätigung stärkt aber die Position der bzw. des Verfügenden und wird daher empfohlen.

These 5: Bindungswirkung einer Patientenverfügung

Eine Patientenverfügung, deren Befolgung die Gesundheit oder das Leben der bzw. des Betroffenen gefährdet, bindet die Adressatinnen und Adressaten der Verfügung, wenn zusätzlich zu den in These 4 genannten Voraussetzungen folgende Anforderungen erfüllt sind:

- Die Patientenverfügung wurde schriftlich verfasst.
- Sie ist auf die spätere Situation hinreichend konkret zugeschnitten.
- Die Patientin oder der Patient wurde über die Folgen hinreichend beraten.

Die Bindungswirkung darf von Adressatinnen und Adressaten der Verfügung nicht durch Rückgriff auf den mutmaßlichen Willen korrigiert werden, es sei denn, dass die bzw. der Betroffene seine frühere Verfügung widerrufen hat oder die vorausgesetzten Umstände sich inzwischen so erheblich geändert haben, dass die frühere selbstverantwortlich getroffene Entscheidung die aktuelle Situation nicht mehr umfasst.

Wirksame Patientenverfügungen im Sinne von These 4, die die zusätzlichen Anforderungen im Sinne von These 5 Satz 1 nicht erfüllen, sind keineswegs unbeachtlich. Sie sind ein besonders starkes Indiz für den mutmaßlichen Willen und entfalten auch insoweit Bindungswirkung, unabhängig davon, ob das Grundleiden der Patientin oder des Patienten einen tödlichen Verlauf angenommen hat.

These 6: Entscheidungen in Stellvertretung

Liegt eine Patientenverfügung vor, so hat sich die Stellvertreterin oder der Stellvertreter für deren Verwirklichung einzusetzen.

Fehlt eine auf die Behandlung ausgerichtete Bestimmung der oder des Betroffenen, wird das Selbstbestimmungsrecht von einer Vertreterin oder einem Vertreter wahrgenommen.

Als Vertreterin oder Vertreter kommen zum Beispiel in Betracht:

- Die oder der von der Patientin oder dem Patienten bestimmte Gesundheitsbevollmächtigte,
- die gesetzliche Vertreterin oder der Vertreter der Minderjährigen bzw. des Minderjährigen,
- die vom Gericht bestellte Gesundheitsbetreuerin bzw. der -betreuer.

Die Vertreterin bzw. der Vertreter soll so entscheiden, wie die Patientin oder der Patient mutmaßlich selbst entscheiden würde, wenn sie oder er dazu in der Lage wäre.

These 7: Gesundheitsbevollmächtigte

Die Bestimmung einer oder eines Gesundheitsbevollmächtigten durch die so genannte Vorsorgevollmacht ist ein wichtiges Instrument der Selbstbestimmung für die Situation der Einwilligungsunfähigkeit.

Die Bestellung einer Gesundheitsbetreuerin oder eines -betreuers ist dann nicht erforderlich (§ 1896 BGB).

Wirksamkeitsvoraussetzung für die Ermächtigung ist die Einsichts- und Urteilsfähigkeit der oder des Verfügenden und die Volljährigkeit der oder des Bevollmächtigten.

Die zwischenzeitlich eingetretene Einwilligungsunfähigkeit der Vollmachtgeberin oder des Vollmachtgebers steht der Wirksamkeit der Bevollmächtigung nicht entgegen.

Die Bevollmächtigung bedarf der Schriftform und bleibt bis zum formfrei möglichen Widerruf wirksam.

Eine generelle Vollmacht zur Regelung von Gesundheitsangelegenheiten ist keine ausreichende Legitimation für einen das Leben der oder des Betroffenen gefährdenden Behandlungsverzicht. Die Befugnis, einen Behandlungsverzicht zu fordern, muss entsprechend der Regelung in § 1904 Absatz 2 BGB ausdrücklich von der Vollmachtgeberin oder von dem Vollmachtgeber eingeräumt werden.

Eine Verständigung über Inhalt und Tragweite der Vollmacht zwischen der die Vollmacht gebenden und der die Vollmacht nehmenden Person wird empfohlen.

These 8: Feststellung des mutmaßlichen Willens

An die Feststellung des mutmaßlichen Willens, sterben zu wollen, sind strenge Anforderungen zu stellen. Diese Anforderungen gelten in der Regel als erfüllt, wenn sich die Patientin oder der Patient zuvor wohlüberlegt und auf der Grundlage ihrer bzw. seiner persönlichen Lebenseinstellungen und Wertüberzeugungen gegenüber einer Vertrauensperson geäußert hat. Auf jeden Fall ist davon auszugehen, dass die Patientin oder der Patient eine Basisversorgung im Sinne von These 29 wünscht und erhält.

Bei der Ermittlung des mutmaßlichen Willens sind die sich ändernden gesundheitlichen Umstände (insbesondere die ärztliche Indikation) zu berücksichtigen, unter denen lebenserhaltende Maßnahmen begonnen, fortgesetzt oder gegebenenfalls auch beendet werden sollen.

These 9: Entscheidungsmaßstab bei fehlenden Anhaltspunkten

Fehlt es an konkreten Anhaltspunkten für einen mutmaßlichen Willen, so hat die Vertreterin oder der Vertreter so zu entscheiden, wie es dem Wohl der Patientin oder des Patienten entspricht. Sie bzw. er hat dabei grundsätzlich davon auszugehen, dass diese bzw. dieser ihr bzw. sein Leben erhalten will, wenn dies in Würde möglich ist.

These 10: Überprüfung der in Stellvertretung getroffenen Entscheidungen durch das Vormundschaftsgericht (§ 1904 BGB)

Das Verlangen einer Gesundheitsbetreuerin oder eines -betreuers, die ärztliche Behandlung der oder des Vertretenen zu beenden, sollte nur in Konfliktfällen einer vormundschaftsgerichtlichen Genehmigung bedürfen, also beispielsweise, wenn das Leben der Betroffenen nur durch Fortsetzung der Behandlung erhalten werden kann und diese nach der Überzeugung der Ärztin oder des Arztes indiziert ist.

Verweigert die Gesundheitsbetreuerin oder der -betreuer bereits die Einwilligung in die lebenserhaltende Aufnahme der ärztlichen Behandlung, so sollte auch dies der Genehmigung des Vormundschaftsgerichts bedürfen, allerdings ebenfalls nur in den in Satz 1 genannten Konfliktfällen.

Das Vormundschaftsgericht soll überprüfen, ob die Entscheidung der Gesundheitsbetreuerin oder des -betreuers zulässig ist und dem erklärten oder mutmaßlichen Willen der oder des Betroffenen entspricht bzw. ob im Hinblick auf die nunmehr vorliegende Situation Anhaltspunkte für eine (mutmaßliche) Willensänderung vorliegen.

Ist kein Wille der oder des Betroffenen feststellbar, so soll das Vormundschaftsgericht überprüfen, ob eine Stellvertreter-Entscheidung zulässig ist und sie dem Wohl der oder des Betroffenen entspricht.

Die die Gesundheitsbetreuung betreffenden vorstehenden Überlegungen gelten entsprechend für Entscheidungen von Stellvertretern und Gesundheitsbevollmächtigten.

II. Patientinnen oder Patienten mit aussichtsloser Prognose im Endstadium ihrer Erkrankung

These 11: Situation im Sterbeprozess

Die Sterbehilfe (im Sinne dieses Abschnitts) betrifft nicht nur die unmittelbar im Sterbeprozess (in der Agonie) befindlichen Menschen, sondern auch diejenigen, deren weit fortgeschrittene Krankheit unumkehrbar in absehbarer Zeit zum Tod führt.

Der unumkehrbare Sterbeprozess ist durch ein fortschreitendes Versagen der lebenswichtigen Funktionen gekennzeichnet. Dieser Sterbeprozess dauert erfahrungsgemäß nur kurze Zeit.

In diesem kurzen Zeitraum darf die Ärztin oder der Arzt dem Sterbeprozess seinen natürlichen Verlauf lassen. Die Verpflichtung, die Leiden und Schmerzen der Patientin oder des Patienten zu lindern, besteht fort.

These 12: Passive Sterbehilfe

Passive Sterbehilfe ist die Nichtaufnahme oder Einstellung lebenserhaltender bzw. -verlängernder Maßnahmen.

Als lebensverlängernde Maßnahmen gelten u.a.:

- Parenterale Ernährung (Infusion),
- Ernährung über eine Sonde,
- Einsatz von Respiratoren (künstliche Beatmung),
- die Gabe Herz- und Kreislauf aktivierender Medikamente,
- die Behandlung hinzutretender Erkrankungen.

Auch diese Maßnahmen sind zustimmungsbedürftige Eingriffe in die körperliche Integrität. Ihr Unterlassen oder Einstellen ist keine Tötungshandlung. Patientinnen oder Patienten haben vielmehr einen Anspruch darauf, dass Maßnahmen zur Verlängerung ihres Lebens unterlassen oder nicht weiter geführt bzw. abgebrochen werden.

These 13: Indirekte Sterbehilfe

Indirekte Sterbehilfe ist eine schmerzlindernde oder sonstige leidensmindernde Therapie, die unbeabsichtigt und unvermeidbar eine Lebensverkürzung zur Folge haben kann. Da die Patientin oder der Patient im Endstadium ihrer oder seiner Erkrankung bzw. ihres oder seines Leidens einen Anspruch darauf hat, dass auch schwerste und anhaltende Schmerzen zuverlässig gelindert werden, müssen die unerwünschten Nebenwirkungen der Schmerztherapie, im äußersten Fall eine Lebensverkürzung, wenn nicht zu vermeiden, in Kauf genommen werden. Eine wirksame Schmerzbehandlung vorzuenthalten, verstößt gegen die ärztliche Sorgfaltspflicht und kann eine strafrechtlich relevante Körperverletzung sein.

These 14: Aktive Sterbehilfe

Aktive Sterbehilfe ist die gezielte Tötung eines Menschen auf dessen ernstliches und ausdrückliches Verlangen durch einen anderen. Nach dem geltenden deutschen Recht darf sie auch bei aussichtsloser Prognose nicht geleistet werden.

Hiervon sollte grundsätzlich auch nicht abgewichen werden. Zu bedenken sind aber extreme Ausnahmefälle, in denen medizinische einschließlich palliative Maßnahmen ein von der Patientin oder dem Patienten als unerträglich empfundenes Leiden nicht mindern können. In solchen Extremfällen kann aufgrund des Selbstbestimmungsrechts Sterbenskranker ausnahmsweise eine aktive Sterbehilfe ethisch und rechtlich toleriert werden. Der Gesetzgeber sollte die Möglichkeit einräumen, in solchen Fällen von Strafe abzusehen.

III. Patientinnen oder Patienten mit aussichtsloser Prognose, die sich noch nicht im Endstadium ihrer Erkrankung befinden

These 15: Therapiebegrenzung

Das Recht, würdig sterben zu dürfen, wird in Ausübung ihrer Freiheit und Selbstbestimmung auch von kranken Menschen geltend gemacht, die sich noch nicht im eigentlichen Sterbeprozess (These 11) befinden, aber nach ärztlicher Erkenntnis ohne Aussicht auf Heilung aller Voraussicht nach in absehbarer Zeit sterben werden. Entscheidet eine Patientin oder ein Patient, der Krankheit ihren natürlichen Verlauf zu lassen, bedeutet dies kein Verlangen nach Sterbehilfe, sondern nach einer Änderung des Therapieziels. Besteht die Änderung in der Einstellung einer lebenserhaltenden Behandlung (Therapiebegrenzung), muss dies grundsätzlich ausdrücklich verlangt werden oder in einer Vorausverfügung verlangt worden sein.

These 16: Entscheidungen in Stellvertretung über eine Therapiebegrenzung

Nur in Ausnahmefällen kommt eine Entscheidung Dritter über Therapiebegrenzung im Sinne der Einstellung der lebenserhaltenden Behandlung in Betracht. Nach dem gegenwärtigen Stand der medizinischen Erfahrungen und Therapiemöglichkeiten ist dies insbesondere vorstellbar bei

– Notfällen (Thesen 17 und 18),

– lang andauerndem Wachkoma (These 19),

– unheilbar schwerstkranken Minderjährigen (These 20),

– Neugeborenen mit lebensbedrohender Schädigung (These 21).

Bei Entscheidungsunfähigkeit soll auch in ähnlich schweren Fällen mit irreversiblem Krankheitsverlauf eine Stellvertreterentscheidung im Sinne der Patientin oder des Patienten in engen Grenzen möglich sein.

Demenzkranke sind, obwohl zeitweise entscheidungsunfähig, als solche keine Sterbenden. Daher kommt eine Stellvertreter-Entscheidung zur Sterbehilfe in diesen Fällen nicht in Betracht[3].

These 17: Entscheidungen in Notfallsituationen

Auch in Notfallsituationen, die sofortiges ärztliches Handeln erforderlich machen, hat die Ärztin oder der Arzt einen Patientenwillen, der unmittelbar ersichtlich ist, zu beachten. Lässt die Dringlichkeit der notwendigen Maßnahmen zeitlich die Feststellung des Patientenwillens nicht zu, entscheidet die behandelnde Ärztin oder der Arzt über die zu treffenden Maßnahmen.

Die Entscheidung ist so zu treffen, wie es dem Wohl und dem mutmaßlichen Willen der Patientin oder des Patienten entspricht. Dabei ist davon auszugehen, dass diese bzw. dieser ihr bzw. sein Leben erhalten will.

---

[3] Helmchen, Hanfried und Lauter, Hans: "Dürfen Ärzte mit Demenzkranken forschen? – Analyse des Problemfeldes, Forschungsbedarf und Einwilligungsproblematik" Georg Thieme Verlag Stuttgart-New York 1995

These 18: Notfallmaßnahmen

Notfallmaßnahmen zur Lebensrettung können mit der Zeit ihre anfängliche Begründung, d.h. ihre ursprüngliche Indikation verlieren.

Im Notfall ergriffene ärztliche Maßnahmen dürfen beendet werden, wenn das über eine Reanimation hinausgehende Behandlungsziel nicht mehr zu erreichen ist. Dies bedeutet dann nicht, dass der Tod gezielt herbeigeführt, sondern vielmehr eine Maßnahme beendet wird, die der Patientin oder dem Patienten weder geschuldet noch (mutmaßlich) von ihr bzw. ihm gewollt wird.

These 19: Patientinnen oder Patienten im Wachkoma

Wachkoma-Patientinnen oder -Patienten sind *keine* Sterbenden. Ihre andauernde tiefe Bewusstlosigkeit ist durch den Ausfall der meisten Großhirnfunktionen bedingt. Insbesondere nach sehr langer Dauer des Wachkomas ist dieser Zustand nur in äußerst seltenen Fällen und auch dann nur sehr eingeschränkt reversibel. Solange die vegetativen Funktionen stabil erhalten werden, tritt der Tod nicht ein.

Ein Behandlungsabbruch kommt bei diesen Patientinnen oder Patienten grundsätzlich nur dann in Betracht, wenn dies aus deren ausdrücklichen Willensäußerungen hervorgeht.

Bindend für die Beteiligten ist die Willensäußerung bei

– schriftlicher Erklärung in einer die eingetretene Situation erfassenden Patientenverfügung (vgl. These 5),

– vorheriger mündlicher Erklärung gegenüber einer Vertrauensperson in Bezug auf einen Behandlungsverzicht,

– Vorliegen einer schriftlichen Erklärung über die Bestellung einer Vertreterin oder eines Vertreters, der oder dem ausdrücklich eingeräumt wurde, den Behandlungsverzicht im Sinne der Patientin oder des Patienten zu verlangen (so genannte Vorsorgevollmacht vgl. These 7).

Fehlt es daran, kann eine Vertreterentscheidung, die den mutmaßlichen Willen der Wachkoma-Patientin oder des -Patienten zugrunde legt, zulässig werden, wenn nach der Stellungnahme der bzw. des behandelnden und einer weiteren unabhängigen Ärztin bzw. eines Arztes keine Chance einer Remission besteht. Eine unbedingte und unbegrenzte Lebenserhaltung ist ethisch nicht zwingend geboten, wenn bei einer Wachkoma-Patientin oder einem -Patienten nach Ablauf einer erheblichen Zeitspanne nach dem Stand der medizinischen Erkenntnis mit Gewissheit keine Besserung zu erwarten ist.

Bei Vertreterentscheidungen ist in Fällen, in denen Zweifel über die Auslegung der in Absatz 3 genannten Willensäußerungen bestehen, und im Konfliktfall die Genehmigung des Vormundschaftsgerichtes einzuholen.

These 20: Entscheidungen bei Minderjährigen

Bei Entscheidungen einsichts- und urteilsfähiger Minderjähriger über passive, indirekte Sterbehilfe und eine Therapiebegrenzung sind die Sorgeberechtigten einzubeziehen.

Bei nicht Urteils- und Einsichtsfähigen ist der Wille der Sorgeberechtigten ausschlaggebend.

These 21: Entscheidungen bei Neugeborenen[4]

Auch bei einem schwerstgeschädigten oder extrem unreifen Neugeborenen ist – unabhängig von seinem Leidenszustand – die gezielte Verkürzung seines Lebens durch aktive Eingriffe verboten.

Lebenserhaltende Maßnahmen können aber unterlassen oder abgebrochen werden, wenn der Sterbeprozess bereits eingesetzt hat oder wenn sich herausgestellt hat, dass das Leben des Neugeborenen nicht auf Dauer zu erhalten, sondern der Tod in Kürze zu erwarten ist.

Im Übrigen müssen im Rahmen der ärztlichen Behandlungspflicht und der elterlichen Fürsorge bei extrem unreifen oder schwerstgeschädigten Neugeborenen nicht immer alle lebenserhaltenden oder -verlängernden Möglichkeiten ausgeschöpft werden. Dies gilt erst recht für zum Entscheidungszeitpunkt noch als experimentell einzustufende Maßnahmen.

Es ist aus ethischer und rechtlicher Sicht nicht zu beanstanden, wenn im Einzelfall der Leidensvermeidung oder -linderung der Vorrang gegeben wird gegenüber dem Bemühen um Lebenserhaltung oder -verlängerung.

In allen Fällen muss Einvernehmen zwischen den Eltern, gegebenenfalls den Sorgeberechtigten und der Ärztin oder dem Arzt bestehen. Besteht das Einvernehmen nicht, dürfen lebenserhaltende oder -verlängernde Maßnahmen nur mit Zustimmung des Vormundschaftsgerichts unterbleiben.

Ausreichende Basisversorgung, Leidenslinderung und insbesondere menschliche Zuwendung sind immer zu gewährleisten.

IV. Problematik der Selbsttötung

These 22: Rechtslage zur Selbsttötung de lege lata

a) Die Selbsttötung ist nach geltendem Recht nicht strafbar.

b) Handelt die oder der Sterbenskranke frei verantwortlich, ohne durch Irrtum, Täuschung oder Druck zu der Handlung veranlasst worden zu sein, so ist auch die Mitwirkung anderer Personen bei der Selbsttötung jedenfalls solange nicht strafbar, als die Suizidentin oder der Suizident selbst das zum Tode führende Geschehen beherrscht.

---

[4] Neugeborene sind nach Definition der WHO Kinder bis zu einem Alter von vier Wochen.

c) Wer einem infolge Suizids Hilflosen in einer lebensbedrohenden Lage die erforderliche Hilfe zur Lebensrettung nicht leistet, macht sich eines Tötungsdelikts durch Unterlassung strafbar, wenn ihn Garantenpflichten (z.B. als Ehegatte oder behandelnde Ärztin bzw. behandelnder Arzt) für das Leben des Hilflosen treffen.

d) Auch Nichtgaranten können unter den Voraussetzungen des c) wegen unterlassener Hilfeleistung nach § 323 c StGB strafbar sein.

These 23: Entschluss zur Selbsttötung

Der Wille der oder des Sterbenskranken, ihr oder sein Leben zu beenden, ist für den Fall des freien, wohl bedachten und auf der Basis der persönlichen Wertüberzeugungen getroffenen Entschlusses zur Selbsttötung zu respektieren, wenn anzunehmen ist, dass die Entscheidung unabänderlich ist.
   Sterbenskranke im Sinne dieser These sind Patientinnen und Patienten, deren weit fortgeschrittene Krankheit unumkehrbar in absehbarer Zeit zum Tode führt.
   Auch unter extremem physischen Leidensdruck stehende Suizidentinnen oder Suizidenten können eine frei verantwortliche Entscheidung treffen.

These 24: Einschränkung der Hilfspflicht

Die Pflicht zu Rettungsmaßnahmen (Garantenpflicht, § 323 c StGB) sollte nach Auffassung der Kommission nicht angenommen werden, wenn die Suizidentin oder der Suizident nach ihrem oder seinem deutlich erkennbar geäußerten Willen auf Hilfe verzichten und ihr oder sein Leiden beenden wollte.

These 25: Ärztlich assistierte Selbsttötung

Die ärztliche Beihilfe bei der Selbsttötung bleibt weiterhin standesrechtlich untersagt.
   In Fällen unerträglichen, unheilbaren Leidens, das trotz Ausschöpfung aller palliativ-medizinischer Maßnahmen nicht ausreichend zu lindern ist, kann eine abweichende Entscheidung, die unter Abwägung aller Umstände des Einzelfalls und unter Zugrundelegung des Selbstbestimmungsrechts der Patientin oder des Patienten in ärztlicher Verantwortung getroffen worden ist, im Einzelfall zu rechtfertigen sein.

V. Rechte und Pflichten der Ärztinnen und Ärzte, des Pflegepersonals und der Träger von Einrichtungen

These 26: Grenzen der ärztlichen Behandlungspflicht

Ärztinnen und Ärzte dürfen nicht zu Handlungen verpflichtet werden, die sie mit ihrem Gewissen nicht vereinbaren können. Die Gewissensfreiheit rechtfertigt aber in keinem Fall einen Eingriff in Selbstbestimmung und körperliche Integrität der Patientin oder des Patienten durch Einleitung oder Fortsetzung einer nicht gewollten Maßnahme. Wird von der Ärztin oder dem Arzt ein Tun oder Unterlassen verlangt, das sie oder er nicht mit ihrem oder seinem Gewissen vereinbaren kann, so soll sie bzw. er an eine andere Ärztin oder einen anderen Arzt verweisen. In jedem Fall müssen eine ausreichende Basisversorgung[5], Leidenslinderung und menschliche Zuwendung zur Verfügung stehen.

These 27: Ethos des Pflegepersonals

Das Pflegepersonal ist an den Willen der Patientin oder des Patienten und an ärztliche Weisungen gebunden. Bei Entscheidungen über Maßnahmen der Sterbehilfe sind die Gewissensüberzeugungen der Pflegerinnen und Pfleger zu achten. Diese können jedoch einen Eingriff in die Selbstbestimmung und körperliche Integrität der Patientin oder des Patienten nicht legitimieren. Wird die Mitwirkung an einer Maßnahme oder deren Unterlassung für nicht mit dem individuellen Gewissen vereinbar gehalten, so kann sich die betreffende Person aus der Pflege zurückziehen. In jedem Fall muss für ausreichende Basisversorgung, Leidenslinderung und menschliche Zuwendung gesorgt werden.

These 28: Ethos der Träger und der Leitung von Krankenhäusern und Heimen

Die ethische, religiöse oder weltanschauliche Ausrichtung von Krankenhäusern und Heimen ist zu achten. Auch diese darf aber nicht dazu führen, dass es zur Missachtung der Selbstbestimmung und der körperlichen Integrität von Patientinnen und Patienten kommt. Gegebenenfalls ist eine rechtzeitige Verlegung zu ermöglichen.

These 29: Künstliche Ernährung über eine PEG-Sonde

Die künstliche Ernährung[6] insbesondere über eine PEG-Sonde geht über die Basisversorgung[7] hinaus und ist ein Eingriff in die körperliche Integrität. Sie ist ärztlich nur indiziert, wenn die Patientin oder der Patient unter Hunger und Durst leidet und bedarf der Einwilligung der bzw. des Betroffenen oder seiner Stellvertreterin bzw. seines Stellvertreters.

Nach dem Grundsatz der Vertragsfreiheit kann die medizinische oder pflegerische Einrichtung diese Maßnahme der künstlichen Ernährung der Patientin oder des Patienten zur Aufnahmebedingung machen. Wenn hierzu keine Einwilligung

---

[5] Unter Basisversorgung versteht die Kommission u.a.: Menschenwürde Unterbringung, Zuwendung, Körperpflege, Lindern von Schmerzen, Atemnot und Übelkeit sowie das Stillen von Hunger- und Durstgefühlen.
[6] Unter künstlicher Ernährung versteht die Kommission die intravenöse Flüssigkeits- und Nahrungszufuhr und/oder die Ernährung über eine Sonde (PEG-Sonde und Nasen-Sonde).
[7] Unter Basisversorgung versteht die Kommission u.a.: Menschenwürde Unterbringung, Zuwendung, Körperpflege, Lindern von Schmerzen, Atemnot und Übelkeit sowie das Stillen von Hunger- und Durstgefühlen.

vorliegt, ist die Einrichtung zur Übernahme der Patientin oder des Patienten nicht verpflichtet (außer im Notfall). Die Forderung nach genereller Vorabeinwilligung kann im Einzelfall rechtsmissbräuchlich sein, wenn die Maßnahme zu diesem Zeitpunkt medizinisch nicht indiziert ist.

Empfehlungen der Kommission

Empfehlung 1: Ärztliche und pflegerische Sterbebegleitung

Die Kommission fordert sowohl die nachhaltige Unterstützung der häuslichen Pflege als auch den verstärkten Ausbau kommunaler und caritativer Einrichtungen der Sterbebegleitung (Hospize, Palliativstationen).

Es ist unerlässlich, dass

- die Schmerzforschung weiter intensiviert wird,

- die Ärzteschaft über die Maßnahmen der Schmerztherapie und deren Grenzen, insbesondere im Rahmen der Aus-, Weiter- und Fortbildung besser informiert wird und

- in die ärztliche und pflegerische Ausbildung auch die umfassende Beratung über Situationen am Lebensende aufgenommen wird,

- schmerztherapeutische Einrichtungen sowie Institutionen der Sterbebegleitung ausgebaut und ein breites örtliches Angebot für die Patientinnen oder Patienten zur Verfügung gestellt werden,

- die Bevölkerung mit den Möglichkeiten der Schmerztherapie durch Öffentlichkeitsarbeit vertraut gemacht wird und die Patientinnen oder Patienten bei gegebenem Anlass, vor allem aber auf ihren eigenen Wunsch hin durch die behandelnden Ärztinnen und Ärzte umfassend aufgeklärt werden.

Sterbende haben das Recht auf religiösen Beistand ihrer Wahl und sollen im Fall des Aufenthalts im Krankenhaus oder einer Pflegeeinrichtung ungestört und an einem geeigneten Ort von ihren Nächsten Abschied nehmen können.

Empfehlung 2: Ärztliche Pflichten und Rechte

Wegen der weit verbreiteten Unsicherheit hinsichtlich der rechtlichen Bewertung ist eine klarstellende Regelung durch den Gesetzgeber zur aktiven, passiven und indirekten Sterbehilfe zu empfehlen.

Es sollte in diesem Zusammenhang auch festgelegt werden, dass unabhängig von den Maßnahmen der Sterbehilfe eine Basisversorgung zu garantieren und was darunter zu verstehen ist.

Empfehlung 3: Hilfeleistung und Teilnahme bei Selbsttötung

Eine Aussage zur Garantenstellung und zur Hilfeleistungspflicht nach einem Selbsttötungsversuch ist wünschenswert. So sollte im Gesetz klargestellt werden, dass eine Garanten- und eine Hilfeleistungspflicht jedenfalls dann nicht besteht, wenn ein Suizidversuch nach ernsthafter Überlegung und aufgrund freier Willensbestimmung zur Beendigung schweren unheilbaren Leidens begangen worden ist.

Die Mitwirkung bei einer Selbsttötung sollte gesetzlich generell verboten und unter Strafe gestellt werden, wenn sie aus Gewinnsucht erfolgt.

Dem Gesetzgeber wird empfohlen, Kriterien zur Bewertung von Organisationen zu erarbeiten, die sich mit der Unterstützung der Selbsttötung befassen.

Empfehlung 4: Die Stärkung des Rechts zur Selbstbestimmung auf einen würdigen Tod

Es wird zum Zwecke der Stärkung des Selbstbestimmungsrechts von Patientinnen oder Patienten empfohlen,

- die Voraussetzungen und Folgen einer Patientenverfügung,

- die Voraussetzungen und Folgen der Bestellung einer oder eines Gesundheitsbevollmächtigten und

- die Zuständigkeit des Vormundschaftsgerichts zur Überprüfung von Stellvertreter-Entscheidungen (Gesundheitsbevollmächtigte und Betreuer)

gesetzlich zu regeln.

Empfehlung 5: Änderung/Ergänzung im Betreuungsrecht (§ 1904 BGB)

Die Kommission empfiehlt dem Gesetzgeber, § 1904 BGB dahingehend zu ergänzen, dass Gesundheitsbevollmächtigte, Betreuerinnen oder Betreuer und Vormundschaftsgerichte bei Vorliegen einer rechtswirksamen Patientenverfügung an diese Willensäußerung gebunden sind.

Erläuterungen der Thesen

I. Selbstbestimmung über das eigene Sterben

These 1: Selbstbestimmung am Lebensende

Die Würde des Menschen und sein Recht auf Freiheit und Selbstbestimmung sind grundrechtlich geschützt. Dies umfasst auch die Entscheidung über das eigene Sterben und über lebenserhaltende Eingriffe Dritter und schließt die fremdbestimmte Erhaltung oder Verlängerung seines Lebens aus.

Im Mittelpunkt der hier vorgelegten Thesen zur Sterbehilfe stehen das Anliegen, dass sich menschliches Sterben in Würde vollzieht, weil das Sterben in Würde als Teil der Menschenwürde zu gelten hat, und die Forderung, dass ein so weit wie realisierbar selbst bestimmtes Sterben möglich sein soll. Denn der für die Ethik und die Rechtsordnung fundamentale Begriff der Menschenwürde beinhaltet neben der Einsicht, dass jede menschliche Existenz schutzwürdig ist, auch noch den weiteren Gedanken, dass die Menschenwürde, die jedem Individuum zu eigen ist, sich in dem persönlichen Grundrecht auf Freiheit und Selbstbestimmung konkretisiert. Unter den heutigen Bedingungen bedeutet ein menschenwürdiges Sterben, dass der Sterbeprozess in Schmerzfreiheit oder zumindest unter möglichst weitgehender Schmerzlinderung erfolgen und dass keine künstliche Verlängerung des Leidens bewirkt werden sollte. Dies gilt vor allem dann, wenn Patienten selbst sich in diesem Sinne äußern. Die Autonomie des Patienten, sein Recht zur Selbstbestimmung verdient Respekt.

Allerdings wird oftmals auch die Frage nach der Legitimität von Einschränkungen der Patientenautonomie aufgeworfen. Insbesondere wird das Fürsorgeprinzip genannt, aufgrund dessen solche Einschränkungen zu rechtfertigen seien. Zum Beispiel sei zweifelhaft, ob ein Schwerkranker angesichts des Todes und der damit verbundenen Ängste sowie der zu ertragenden Schmerzen überhaupt noch autonome Entscheidungen treffen könne. In diesem Fall könne sich aus der ärztlichen Fachkompetenz heraus eine Einschränkung der Patientenautonomie rechtfertigen.

Vor diesem Hintergrund ist die eingangs genannte These zu verstehen. Sie gibt Antwort auf folgende Fragen: Gibt es ein verfassungsrechtlich geschütztes Recht auf ein selbst bestimmtes Sterben? Darf durch staatliche Maßnahmen in dieses Recht eingegriffen werden? Muss der Staat Maßnahmen ergreifen, um das Recht des Einzelnen auf ein selbst bestimmtes Sterben zu schützen?

Aus verfassungsrechtlicher Sicht kann man diese Fragen nur beantworten, wenn klargestellt ist, welche Grundrechte berührt werden (Schutzbereich der Grundrechte). Dies sind vor allem die Menschenwürde (Artikel 1 GG), das Recht auf freie Entfaltung der Persönlichkeit (Artikel 2 Abs. 1 GG), das Recht auf Leben und körperliche Unversehrtheit (Artikel 2 Abs. 2 GG), aber auch der Schutz von Ehe und Familie, das Elternrecht (Artikel 6 Absatz 1 und Absatz 2 GG) und die Gewissens- und Religionsfreiheit (Artikel 4 GG). Diese Grundrechte sind ihrer ursprünglichen und überwiegenden Bedeutung nach Abwehrrechte, die den Einzelnen gegen Eingriffe des Staates in seine grundrechtlich gewährleisteten Freiheitsbereiche schützen. Ein problematischer Eingriff von Seiten des Staates in diese Grundrechte ist zum Beispiel dann gegeben, wenn dem Einzelnen ein Verhalten, das vom Schutzbereich dieser Grundrechte umfasst ist, durch den Staat verwehrt wird. In verfassungsrechtlicher Hinsicht stellt sich daher nicht die Frage „Ist Sterbehilfe erlaubt?", sondern „Darf der Staat in die genannten Grundrechte eingreifen, beispielsweise indem er durch Gesetz (§ 216 StGB) verbietet, dass jemand einem anderen Menschen auf dessen dringendes Verlangen zu einem erlösenden Sterben verhilft?"

Die Thematik des Rechts auf ein menschenwürdiges, selbst bestimmtes Sterben berührt gleichfalls die Schutzpflichtdimension eines Grundrechts. Demnach ist der Staat verpflichtet, durch ausreichende gesetzliche und organisatorische Vorkehrungen die Grundrechte zu schützen. Wenn die Rechte auf Menschenwürde, auf freie Entfaltung der Persönlichkeit, auf Leben und körperliche Unversehrtheit bedroht sind, verpflichtet der hohe Wert dieser Grundrechte den Staat, tätig zu werden. Die Schutzpflicht des Staates begründet zwar keine unmittelbar rechtlichen Ansprüche zwischen Privatpersonen, also beispielsweise zwischen Patient und Arzt. Jedoch verpflichtet sie den Staat, Rahmenbedingungen herzustellen, aufgrund derer sich die Rechtsbeziehungen zwischen den Privaten grundrechtskonform ausgestalten lassen. Diese Pflichten können unterschieden werden in Rechtssetzungsaufträge, also Auftragswirkungen der Grundrechte an die gesetzgebenden Staatsorgane, und Rechtsanwendungsaufträge, insbesondere an die Verwaltung und Rechtsprechung mit dem Ziel, das gesetzte Recht grundrechtskonform anzuwenden. Diese mittelbare Drittwirkung der Grundrechte soll letztlich auch die materiellen Rechtsbeziehungen zwischen Privaten prägen.

Was Artikel 1 Absatz 1 GG anbelangt, so ist nach einer an Immanuel Kant anknüpfenden, von Günther Dürig geprägten und allgemein anerkannten Formel „die Menschenwürde betroffen, wenn der konkrete Mensch zum Objekt wird, zu einem bloßen Mittel, zur vertretbaren Größe herabgewürdigt wird". Deshalb stellt es zum Beispiel eine Verletzung der menschlichen Würde dar, wenn der Mensch zum willenlosen, passiven Objekt der Intensivmedizin gemacht wird, ohne dass der Fortsetzung der Behandlung noch irgendein durch Lebensschutz und Menschenwürde gerechtfertigter Sinn abzugewinnen ist. Die Achtung vor der Menschenwürde konkretisiert sich im Übrigen nicht zuletzt in der zwischenmenschlichen Zuwendung. Daher ist die voreilige Einführung einer die zeit- und personalaufwändige natürliche Ernährung von Patienten ersetzende Magensonde keine gerechtfertigte „Sparmaßnahme", sondern letztlich eine Verletzung der Menschenwürde. Das Menschenwürdegebot verbietet die Erniedrigung des Menschen. Deshalb stellt eine unterlassene Schmerzbehandlung nicht nur eine Körperverletzung dar, sondern kann sogar als eine besondere Form der menschlichen Erniedrigung bezeichnet werden. Aus Artikel 1 GG lässt sich ein Anspruch auf Leidensminderung ableiten, denn Schmerz kann so weit gehen, dass er die individuelle menschliche Existenz in ihrem Selbstverständnis und ihrer personalen Identität beeinträchtigt.

Selbstbestimmung gehört zum Kern der Menschenwürde. Das Recht auf Selbstbestimmung soll den Menschen vor Fremdbestimmung schützen. Kein Dritter hat das Recht, für einen anderen zu bestimmen, was dieser für sich selbst als menschenwürdig anzusehen hätte. So gesehen, können der gewünschte Abbruch der Therapie, die Verweigerung der Nahrungsaufnahme und das Verlangen nach einer Höherdosierung von Schmerzmitteln Ausdruck einer der Menschenwürde gemäßen Selbstbestimmung sein, die zwangsweise Ernährung und die allein auf die quantitative Lebensverlängerung zielende Verweigerung starker Schmerzmittel ungerechtfertigte Angriffe auf die Menschenwürde.

Über die grundrechtliche Verortung der Selbstbestimmung innerhalb von Artikel 2 GG besteht Streit. Während das Bundesverfassungsgericht Artikel 2 Abs. 2 GG auch als Grundrecht der Selbstbestimmung über den eigenen Körper interpretiert[8], rückt die zivilrechtliche Diskussion das in Artikel 2 Absatz 1 GG geregelte allgemeine Persönlichkeitsrecht in den Mittelpunkt[9]. Im Ergebnis kommt es aber nicht auf die exakte Zuordnung zu einem der beiden in Artikel 2 GG enthaltenen Grundrechte an. Entscheidend ist, dass Artikel 2 GG der Interventionsbefugnis Dritter und auch wohlmeinender Fürsorge strikte Grenzen setzt. Der Patient ist nicht Objekt der ärztlichen Heilkunst, sondern selbst bestimmter und selbst bestimmender Partner des Arztes. In der neueren medizinethischen Diskussion ist daher der Begriff der „Verantwortungspartnerschaft" zwischen Arzt und Patient geprägt worden. Der erklärte Wille des Patienten besitzt Vorrang vor dem ärztlichen Heilauftrag, und es ist grundsätzlich ausgeschlossen, diesem persönlichen Willen des Patienten, dessen Subjektstatus und Selbstbestimmungsrecht rechtlich und ethisch gesehen unwiderlegbar sind, einen objektivierten „eigentlichen Willen" zur medizinischen Indikation entgegenzusetzen, der durch den Arzt oder einen Betreuer durchgesetzt werden könnte.

Unstreitig schützt das Grundrecht des Artikels 2 Absatz 2 GG das Leben als „Höchstwert innerhalb der verfassungsrechtlichen Ordnung". Artikel 2 Absatz 2 GG darf aber nicht auf den Schutz des Lebens im biologischen Sinn reduziert oder in einen von außen auferlegten Lebenszwang umgedeutet werden. Körperliche Unversehrtheit heißt aus verfassungsrechtlicher Sicht auch Schutz vor nicht gewollter Heilbehandlung, vor lebensverlängernden Maßnahmen und auch Schutz vor vermeidbarem, linderbarem Schmerz. Aus dem verfassungsrechtlichen Schutz des gesundheitsbezogenen Selbstbestimmungsrechts folgt daher, dass eine Verlängerung des Lebens des Einzelnen durch medizinische Maßnahmen nicht nur medizinisch gerechtfertigt, sondern vor allem durch die Einwilligung des Betroffenen rechtlich legitimiert sein muss. Noch so gut gemeintes Eingreifen der Ärzte in die körperliche Integrität der Patienten (auch wenn es im wirklichen oder vermeintlich objektiven Interesse des Patienten geschieht) bedeutet eine Verletzung der Grundrechte in Artikel 2 Absatz 1 und 2 GG, wenn es sich über den Willen des Betroffenen hinwegsetzt, der rechtlich erheblich ist und dem ethisch ein herausragender Stellenwert zukommt. Der Staat ist seiner insoweit bestehenden Schutzpflicht nachgekommen, indem er das gesundheitsbezogene Selbstbestimmungsrecht über eine Bestrafungsmöglichkeit nach § 223 StGB und eine zivilrechtliche Haftung nach § 823 BGB abgesichert hat. Danach wird ein Arzt für eine die körperliche Integrität verletzende Behandlung bestraft, auch wenn diese einen Heilungszweck oder den Zweck, das Leben des Betroffenen zu verlängern, verfolgt, sofern sie ohne oder sogar gegen die Einwilligung des Betroffenen aufgenommen oder fortgesetzt wird. Eine solche, die Einwilligung des Betroffenen voraussetzende, lebensverlängernde Maßnahme ist u.a. jegliche Form

---

[8] BVerfGE 52, 131,
[9] Taupitz, „Empfehlen sich zivilrechtliche Regelungen zur Absicherung der Patientenautonomie am Ende des Lebens?", Gutachten A für den 63. DJT 2000, S. 12

der künstlichen Ernährung. Sowohl eine künstliche Ernährung durch die Speiseröhre als auch durch die Bauchdecke ist also nur rechtmäßig, wenn sie durch den Willen des Patienten legitimiert ist (siehe hierzu These 29).

Der zur Selbstbestimmung und Einwilligung fähige Patient kann grundsätzlich über die Art und die Schwerpunkte des Lebens- und Gesundheitsschutzes verfügen. Insbesondere kann er den reinen Lebensschutz zugunsten des gleichfalls aus Artikel 2 Absatz 1 und 2 GG geschützten Rechts auf Leidensfreiheit und körperliche Unversehrtheit zurückstellen und eine entsprechende Behandlung durch den Arzt verweigern. Aus Artikel 2 Absatz 1 und 2 GG folgt – unabhängig von der Todesnähe – ein Anspruch auf Unterlassung nicht gewollter medizinischer Maßnahmen. Das Grundrecht auf Wahrung der körperlichen Unversehrtheit wie auch das Selbstbestimmungsrecht gelten während der gesamten medizinischen und pflegerischen Behandlung, nicht erst während des unmittelbaren Sterbevorgangs. Der Patient hat vielmehr auch schon vorher das grundrechtlich gesicherte Recht, durch Verweigerung oder durch Entziehung der Einwilligung zur Fortsetzung von ärztlichen Maßnahmen seine körperliche Integrität und seine Menschenwürde zu wahren (in dubio pro dignitate). Insofern geht dieses Recht dem ärztlichen Auftrag zur Lebenserhaltung (in dubio pro vita) vor[10]. In der Medizinethik ist inzwischen der Satz geprägt worden: salus ex voluntate aegroti suprema lex; suprema lex; mithin: das Wohl, so wie es sich aus dem Willen und in der Perspektive des Patienten selbst darstellt, soll die maßgebende Richtschnur für das ärztliche Handeln sein[11]. Diese Norm, die das Wohl des Patienten sowie seinen Willen, d.h. das Recht auf Freiheit und Selbstbestimmungsrecht in Korrelation bringt, muss mit ihrer Betonung des Selbstbestimmungsrechtes in der Gegenwart insbesondere auch in Bezug auf die Gültigkeit und Wirksamkeit von Patientenverfügungen (siehe hierzu Thesen 4 und 5) beachtet werden. Insofern sind die voran stehenden Bemerkungen über Würde, Lebensschutz, Wohl und Freiheitsrechte für die nachfolgenden Thesen und ihre Erläuterungen generell grundlegend.

These 2: Reichweite der Selbstbestimmung

Das Selbstbestimmungsrecht des Menschen erlaubt es ihm, einem natürlichen Geschehen bis zum Tod seinen Lauf zu lassen.

Diese Freiheit begründet aber keinen Anspruch gegen Dritte auf aktive Hilfe bei der Selbsttötung oder auf aktive Sterbehilfe.

Wie jedes Grundrecht ist auch das Grundrecht auf Selbstbestimmung nicht grenzenlos. Gegenstand dieser These ist daher die Bestimmung der Reichweite seines Schutzbereichs und seiner Schranken. Jedes Grundrecht findet zunächst seine Grenze dort, wo seine sachliche Reichweite endet. Hinsichtlich der sachli-

---

[10] Hufen F.: „In dubio pro dignitate. Selbstbestimmung und Grundrechtsschutz am Ende des Lebens",in: *Neue Juristische Wochenschrift* 2001, 849

[11] Sass, H.-M.: Sterbehilfe in der Diskussion, in: Kreß, H. / Kaatsch, H.-J. (Hg.), Menschenwürde, Medizin und Bioethik, Münster 2000, 89–113, bes. 91; Kreß, H..: Medizinische Ethik, Stuttgart 2003, 20, 171ff.

chen Reichweite muss unterschieden werden zwischen Behandlungsverboten und Behandlungsverlangen.

Das Recht, Maßnahmen zu verbieten, steht dem Patienten uneingeschränkt, auch für ärztlich indizierte Behandlungen, zu. Der Patient kann also eine bestimmte Behandlung oder auch alle Behandlungen ablehnen. Der selbstverantwortliche Wille, sich nicht behandeln zu lassen, wird durch das Freiheitsrecht absolut geschützt. Das Selbstbestimmungsrecht des Patienten enthält daher auch ein Recht zur Selbstgefährdung bis hin zur Selbstaufgabe und damit ein subjektives Recht auf Ablehnung lebensverlängernder und die Gesundheit erhaltender Maßnahmen. Der 4. Strafsenat des Bundesgerichtshofs[12] hat schon 1957 ausgesprochen, dass selbst ein lebensgefährlich Kranker triftige und sowohl menschlich wie sittlich achtenswerte Gründe haben kann, eine Operation abzulehnen, auch wenn er durch sie und nur durch sie von seinem Leiden befreit werden könnte. Der 6. Zivilsenat des Bundesgerichtshofs[13] hat dies 1984 bestätigt: „Das Selbstbestimmungsrecht des Patienten schützt auch eine Entschließung, die aus medizinischen Gründen unvertretbar erscheint."

Das Recht, bestimmte Behandlungen zu verlangen, ist indessen nicht schrankenlos gewährleistet, sondern wird unter anderem begrenzt durch Gesetze (z.B. durch das Strafgesetzbuch, das Arzneimittelgesetz u.a.), letztlich auch durch den Leistungskatalog der gesetzlichen Krankenkassen, durch das zivilrechtliche Institut der Vertragsfreiheit (z.B. Krankenhaus- und Heimverträge usw.) sowie durch eine fehlende ärztliche Indikation.

Diese Beschränkungen sind Ausdruck eines Menschenbildes, in dem der Einzelne nicht ein isoliertes Individuum ist, sondern als Glied der Gemeinschaft Grenzen seiner Selbstbestimmung hinnehmen muss. Die frei getroffene Entscheidung zur Selbstgefährdung und Selbstaufgabe findet also ihre Grenze dort, wo Rechte Dritter oder Rechtsgüter der Allgemeinheit betroffen sind. So können Selbstgefährdung und Selbstaufgabe durch staatliches Eingreifen dann – aber auch nur dann – verhindert werden, wenn Rechtsgüter der Allgemeinheit oder Rechte Dritter betroffen sind. Zu diesen Rechtsgütern zählt auch die Schutzpflicht des Staates für das Leben und die Achtung des Lebens als Wert für die Gemeinschaft. Deshalb ist zum Beispiel das Verbot aktiver Sterbehilfe verfassungsrechtlich gerechtfertigt. Der Gesetzgeber darf dem „Dammbruch-Argument" oder dem gesellschaftlichen und ethischen „Tötungstabu" Rechnung tragen und dem bei einer Zulassung der aktiven Sterbehilfe wohl drohenden Druck auf Ärzte und Patienten vorbeugen.

Da dem Gesetzgeber beim Schutz des Lebens ein Beurteilungsspielraum zukommt, wäre er aber auch nicht gehindert, die Strafbarkeit konsentierter aktiver Sterbehilfe für solche – strikt eingegrenzten – Fälle aufzuheben, in denen zum Beispiel ein Todkranker sie ohne äußeren Druck und bei vollem Bewusstsein verlangt. Zu weiteren Ausführungen hierzu wird auf die Thesen zur aktiven Sterbe-

---

[12] BGHSt 11, 111
[13] BGHZ 90,103

hilfe (These 14), zum ärztlich assistierten Suizid (These 25) und zur Hilfspflicht nach einem Suizidversuch (These 24) verwiesen.

These 3: Ausübung der Selbstbestimmung

Das Selbstbestimmungsrecht wird ausgeübt durch Willensäußerung des entscheidungsfähigen Menschen (vor allem auch vorausschauend durch eine Patientenverfügung oder durch Bestellung einer oder eines Gesundheitsbevollmächtigten). Es bleibt auch erhalten, wenn er keine Erklärungen mehr abgeben kann. Seine frühere Willensäußerung wirkt fort.

Aufgrund der ihnen zustehenden Eigenverantwortung möchten Patienten zunehmend selbst entscheiden, ob und wie sie behandelt werden wollen.

Sie wollen diese Entscheidung weder den Ärzten noch den Angehörigen allein überlassen. Die Patienten haben einerseits Angst vor einer Übertherapierung, die durch die Fortentwicklung in der Medizin möglich ist. Andererseits haben sie Angst, dass man im Hinblick auf die finanziellen Probleme im Gesundheitswesen nicht alle möglichen Maßnahmen ausschöpft, es sei denn, die Patienten zahlen direkt. Da dies zu einer Schmälerung ihres Vermögens führt, könnten sich potentielle Erben möglicherweise veranlasst sehen, bei nicht mehr erklärungsfähigen Patienten die medizinischen Maßnahmen auf ein Minimum zu reduzieren. Aus all diesen Ängsten heraus wächst bei vielen Menschen der Wunsch, Vorsorge zu treffen. Durch diese Möglichkeit soll dem Patienten Sicherheit dafür gewährt werden, dass sein Selbstbestimmungsrecht auch im Zustand der Entscheidungsunfähigkeit gewahrt bleibt.

Andererseits bietet die Vorausregelung auch für die betroffenen Ärzte stärkere Rechtssicherheit hinsichtlich ihrer rechtlichen Verantwortung im Rahmen der Ausübung ihres Berufs. Denn das Recht und die Pflicht des Arztes zur Behandlung von Patientinnen und Patienten ergeben sich – von der Notfallbehandlung abgesehen – nur aus dem Behandlungsvertrag und der Einwilligung der Patientin und des Patienten in die Behandlung: Solange die Patienten urteilsfähig sind, muss deshalb nach ihren Wünschen gefragt werden. Die Form der Willenserklärung ist unerheblich, sofern nur die innere Zustimmung der Patientin bzw. des Patienten nach außen manifestiert ist. Das kommt zwar am deutlichsten (und in der Regel auch beweismäßig am sichersten) durch eine schriftliche Willenserklärung zum Ausdruck. Doch ist eine solche weder erforderlich noch in jedem Fall hinreichend. Das Einverständnis kann auch mündlich erklärt werden oder sich sogar nur aus den Umständen oder dem Gesamtverhalten der Patientin bzw. des Patienten ergeben, wobei freilich bloße Passivität nicht genügt. Andererseits kann selbst eine mündliche oder sogar schriftliche Erklärung nicht genügen, wenn sie zu global gehalten ist oder gar einer totalen Freizeichnung gleichkommt. Daher erfordert eine gültige Einwilligung in eine ärztliche Maßnahme Freiwilligkeit und Entscheidungsfähigkeit. Da es um die Disposition über ein höchstpersönliches Rechtsgut geht, hängt die Einwilligungsbefugnis weder von der zivilrechtlichen Geschäftsfähigkeit, noch von der strafrechtlichen Schuldfähigkeit, sondern entscheidend von der natürlichen Einsichts- und Urteilsfähigkeit ab. Diese kann einerseits selbst einem volljährigen, an sich verständigen Patienten fehlen, wenn er derart auf seine Schmerzen fixiert ist, dass er in seiner Aufnahmefähigkeit erheblich eingeschränkt erscheint, wie ebenso andererseits auch ein noch minderjähriger oder psychisch Kranker allein und selbständig eine voll wirksame Willenserklärung abgeben kann, wenn er die Bedeutung und Tragweite des vorzunehmenden Eingriffs oder Unterbleibens einer Behandlung in ihrem Für und Wider hinreichend zu beurteilen vermag.

Problematisch wird die aktuelle Selbstbestimmung der Patientinnen und Patienten über ihre Behandlung dann, wenn sie entscheidungs- oder erklärungsunfähig sind. Möglich ist dies nicht nur im Fall von Bewusstlosigkeit, sondern auch dann, wenn wegen des Alters oder des Gesundheitszustandes des Patienten unüberwindliche Bedenken in Bezug auf die Wirksamkeit einer Einwilligung bestehen. Eine Entscheidung über das „Ob", „Wie" und die Dauer der Behandlung kann die Patientin bzw. der Patient dann nicht mehr treffen. Die fehlende tatsächliche Fähigkeit zur Selbstbestimmung lässt allerdings das Recht des Patienten zur Selbstbestimmung nicht entfallen. Die Würde des Betroffenen (Artikel 1 Absatz 1 GG) verlangt, dass eine von ihm früher eigenverantwortlich getroffene Entscheidung auch dann noch respektiert wird, wenn er die Fähigkeit zu eigenverantwortlichem Entscheiden inzwischen verloren hat. In den Schutz der grundrechtlich garantierten Selbstbestimmung einbezogen ist das Recht, solche Äußerungen der Selbstbestimmung für den Fall nicht mehr bestehender Einwilligungsfähigkeit im Vorhinein festzulegen, also eine Art „Testierfreiheit" für den Fall späterer Unfähigkeit der Grundrechtsausübung. Ist also der Patient im Zeitpunkt der Maßnahme nicht einwilligungsfähig, so gilt: Eine frühere Willensbekundung, mit welcher der Patient seine Einwilligung in medizinische Maßnahmen für eine Situation, so wie sie jetzt aktuell eingetreten ist, erklärt oder verweigert hat, wirkt fort, falls der Patient sie nicht widerrufen hat.

Die inzwischen eingetretene Einwilligungsunfähigkeit ändert nach dem Rechtsgedanken des § 130 Absatz 2 BGB nichts an der fortdauernden Maßgeblichkeit des früher erklärten Willens.

Zur Absicherung, dass auch im Fall der Erklärungs- oder Einwilligungsunfähigkeit der Patienten ihre Vorstellungen und Wünsche gewahrt werden, bieten sich mehrere Instrumente der Vorsorge an: Mit der gesetzlich geregelten Betreuungsverfügung (§ 1901a BGB) können dem Vormundschaftsgericht für den Fall der Einrichtung einer rechtlichen Betreuung Vorschläge zur Person des Betreuers sowie der Art und Weise der Betreuung gemacht werden. Durch eine so genannte Vorsorgevollmacht (§ 1896 Absatz 2 BGB) kann der Patient einer selbst ausgewählten Person die Entscheidungsbefugnis für Situationen, in denen er selbst seinen Willen nicht äußern kann, übertragen (siehe dazu These 7). Als weiteres Vorsorgeinstrument bietet sich die bislang gesetzlich nicht geregelte Patientenverfügung an (siehe hierzu Thesen 4 und 5).

These 4: Wirksamkeitsvoraussetzungen einer Patientenverfügung

Die formellen Anforderungen an die Wirksamkeit einer vorausschauenden Patientenverfügung sollen maßvoll sein:

- Die oder der Verfügende muss hinsichtlich der Bedeutung und Tragweite der von ihr bzw. ihm getroffenen Verfügung einsichts- und urteilsfähig sein.
- Bei Minderjährigen muss das Elternrecht berücksichtigt werden.
- **Die Patientenverfügung ist formfrei und bleibt bis zum formfrei möglichen Widerruf wirksam. Eine schriftliche Patientenverfügung, ggf. unter Verwendung eines geeigneten Formulars, wird aber empfohlen.**
- **Die zwischenzeitlich eingetretene Einwilligungsunfähigkeit steht der Wirksamkeit der Patientenverfügung nicht entgegen.**
- **Die Wirksamkeit einer Patientenverfügung ist nicht von einer vorherigen ärztlichen oder rechtlichen Aufklärung abhängig. Eine vorherige Aufklärung ist indes zu empfehlen.**
- **Die Wirksamkeit der Patientenverfügung ist nicht von einer Bestätigung der bzw. des Verfügenden in bestimmten Zeitabständen abhängig. Eine Bestätigung stärkt aber die Position der bzw. des Verfügenden und wird daher empfohlen.**

Zu den lange Zeit umstrittensten Themen im Zusammenhang mit der Selbstbestimmung gehörte die Frage, ob und inwieweit ein Mensch mit einer Patientenverfügung[14] (umgangssprachlich auch Patiententestament) vorausschauend regeln kann, was mit ihm zu geschehen hat, wenn er selbst entscheidungsunfähig geworden ist, ohne dass für seine Angehörigen oder den behandelnden Arzt noch die Möglichkeit besteht, von diesen Anordnungen abzuweichen. Dabei ist insbesondere die Regelung der medizinischen Behandlung oder Nichtbehandlung von Bedeutung.

Aus Sicht der Verfassung ist das Recht zur Selbstbestimmung durch zukunftsweisende Entscheidungen anzuerkennen.

Das grundgesetzlich geschützte Selbstbestimmungsrecht umfasst auch Selbstverantwortung für die Zukunft.

Dementsprechend hat der Bundesgerichtshof in seiner Entscheidung im so genannten „Kemptener Urteil"[15] entschieden, dass zur Ermittlung des Willens des

---

[14] Die Bezeichnung Patientenverfügung ist nicht im Sinne juristisch strenger Terminologie zu verstehen, da unter einer rechtsgeschäftlichen Verfügung eine „unmittelbare Einwirkung auf den Bestand eines Rechts durch Übertragung, Aufhebung, Belastung oder inhaltliche Änderung" verstanden wird. Vielmehr „verfügt" der Erklärende über sein künftiges persönliches Schicksal bzw. seinen Körper.

[15] BGHSt 40, 257 (siehe hierzu Anhang)

betroffenen Patienten auf dessen frühere mündliche oder schriftliche Äußerungen abzustellen ist. In seiner jüngsten Entscheidung vom 17.03.2003[16] hat der Bundesgerichtshof dies bestätigt. Der Leitsatz der genannten Entscheidung lautet: „Ist ein Patient einwilligungsunfähig und hat sein Grundleiden einen irreversiblen tödlichen Verlauf angenommen, so müssen lebenserhaltende oder -verlängernde Maßnahmen unterbleiben, wenn dies seinem zuvor – etwa in Form einer so genannten Patientenverfügung – geäußerten Willen entspricht. Dies folgt aus der Würde des Menschen, die es gebietet, sein im einwilligungsfähigen Zustand ausgeübtes Selbstbestimmungsrecht auch dann noch zu respektieren, wenn er zu eigenverantwortlichen Entscheidungen nicht mehr in der Lage ist...."

Die Patientenverfügung ist bislang gesetzlich nicht geregelt. Das Fehlen klarer rechtlicher Normierungen und geringes Wissen über Anforderungen an Form, Inhalt und Verbindlichkeit von Patientenverfügungen führen in der Praxis häufig zu Unsicherheiten. Daher hat die Kommission Überlegungen zu der Frage angestellt, welche gesetzlichen Anforderungen man an Patientenverfügungen stellen sollte, wenn man sie als Rechtsinstitut etablieren will. Man war sich einig, dass die Anforderungen in formeller Hinsicht maßvoll sein müssen, damit das verfassungsrechtlich garantierte Selbstbestimmungsrecht nicht durch eine „Hürde von Formvorschriften" quasi ausgehebelt würde. Aus rechtsdogmatischer Sicht weist eine Patientenverfügung keine Probleme auf.

Zu der Frage, ob eine Patientenverfügung nur wirksam sein soll, wenn der Verfügende geschäftsfähig ist, kann auf die Ausführungen in der Begründung zu These 3 verwiesen werden. Jedenfalls wird eine Patientenverfügung nicht dadurch unwirksam, dass der Erklärende nach Abgabe der Erklärung geschäftsunfähig wird (§§ 130 Abs. 2, 153 BGB). Soweit Minderjährige eine Verfügung treffen, soll zusätzlich das verfassungsrechtlich verbürgte Elternrecht gewahrt werden. Insoweit kann auf die Ausführungen in These 20 verwiesen werden.

Im Übrigen gilt für eine Patientenverfügung dasselbe wie für die Mehrzahl anderer Willenserklärungen, die regelmäßig formfrei und nur in bestimmten Fällen gesetzlich an eine Formvorschrift gebunden sind. Auch eine Patientenverfügung ist formfrei, denn auch eine mündliche Erklärung wird, wie oben dargelegt, anerkannt, und sie bleibt bis zu ihrem Widerruf wirksam (§ 130 BGB). Der Widerruf bedarf selbst dann keiner Form, wenn die widerrufene Erklärung formell abgefasst wurde. Gleichwohl kann es im Einzelfall eher zu Streitigkeiten über den Inhalt einer Patientenverfügung kommen, wenn keine Schriftform gewahrt wurde. Schon aus Gründen der Beweiserleichterung empfiehlt sich daher die Schriftform, bestenfalls sogar die Handschriftlichkeit. Sofern Formulare verwandt werden, was ebenfalls der Wirksamkeit der Erklärung nicht entgegensteht, soll darauf geachtet werden, dass dieses Formular so differenziert ist, dass Auslegungsstreitigkeiten vermieden werden.

Für die Wirksamkeit der Erklärung kann nicht entscheidend sein, ob der Erklärende vor Abgabe der Erklärung hinsichtlich ihrer Bedeutung in medizinischer und rechtlicher Hinsicht ausreichend aufgeklärt worden ist. Das wider-

---

[16] BGHZ XII ZB2/03, in: NJW 2003, S.1588, FamRZ 2003,748 (siehe hierzu Anhang)

spräche dem Selbstbestimmungsrecht, das, wie in These 2 ausgesprochen, auch das Recht umfasst, „unvernünftige" Entscheidungen zu fällen. Deshalb kann die Verfügende bzw. der Verfügende auch bewusst das Risiko des Verzichts einer Aufklärung eingehen.

Eine Patientenverfügung wird auch nicht allein durch Zeitablauf unwirksam. Damit würde man unterstellen, dass der Verfügende später „vielleicht" etwas anderes will. Der Umstand, dass der Erklärende zu einem späteren Zeitpunkt „mutmaßlich" etwas anderes will, ist aber keine Frage der Wirksamkeit der Erklärung, sondern eine Frage der Bindungsfähigkeit, auf die in These 5 noch näher eingegangen wird. Es empfiehlt sich indes, die Verfügung in bestimmten Abständen erneut zu unterzeichnen, um die Auslegungsfrage zu vermeiden, ob die Verfügende bzw. der Verfügende zum Zeitpunkt der Entscheidung immer noch das will, was sie bzw. er in der Verfügung angeordnet hat. Zur Bedeutung und den Folgen einer wirksamen Patientenverfügung folgen weitere Ausführungen in den Erläuterungen zu These 5.

These 5: Bindungswirkung einer Patientenverfügung

Eine Patientenverfügung, deren Befolgung die Gesundheit oder das Leben der bzw. des Betroffenen gefährdet, bindet die Adressatinnen und Adressaten der Verfügung, wenn zusätzlich zu den in These 4 genannten Voraussetzungen folgende Anforderungen erfüllt sind:

- **Die Patientenverfügung wurde schriftlich verfasst.**
- **Sie ist auf die spätere Situation hinreichend konkret zugeschnitten.**
- **Die Patientin oder der Patient wurde über die Folgen hinreichend beraten.**

Die Bindungswirkung darf von Adressatinnen und Adressaten der Verfügung nicht durch Rückgriff auf den mutmaßlichen Willen korrigiert werden, es sei denn, dass die bzw. der Betroffene seine frühere Verfügung widerrufen hat oder die vorausgesetzten Umstände sich inzwischen so erheblich geändert haben, dass die frühere selbstverantwortlich getroffene Entscheidung die aktuelle Situation nicht mehr umfasst.

Wirksame Patientenverfügungen im Sinne von These 4, die die zusätzlichen Anforderungen im Sinne von These 5 Satz 1 nicht erfüllen, sind keineswegs unbeachtlich. Sie sind ein besonders starkes Indiz für den mutmaßlichen Willen und entfalten auch insoweit Bindungswirkung, unabhängig davon, ob das Grundleiden der Patientin oder des Patienten einen tödlichen Verlauf angenommen hat.

Die Annahme der Bindung an eine Patientenverfügung (insbesondere wenn sie auf einen Behandlungsverzicht ausgerichtet ist) stößt seitens der Ärzte oftmals auf Unbehagen. Deren Bedenken ergeben sich unter anderem daraus, dass für den Fall, dass nur mündliche Weisungen der Patienten wiedergegeben werden, die Ärzte die Vertrauenswürdigkeit dieser Wiedergabe nicht einzuschätzen wissen. In anderen Fällen haben die in Verantwortung stehenden Ärzte mitunter nur ein Stück Papier mit einer mehr oder minder ausführlichen Anweisung der nicht mehr entscheidungsfähigen Patienten in der Hand und stehen auch hier vor der Frage, ob diese zum Zeitpunkt der Erklärung einsichts- und urteilsfähig waren, ob sie möglicherweise unter Druck von Dritten standen, ob sie sich über die Tragweite ihrer Erklärung in medizinischer und rechtlicher Hinsicht im Klaren waren, insbesondere auch beim Ausfüllen von Formulartexten. Die Ärzte fragen, was sie zu befolgen haben, wenn sich die Patienten zwischenzeitlich mündlich gegenüber einer Vertrauensperson in abweichender Weise geäußert haben. Es wird vorgebracht, dass in der Regel nur die betreuenden (Haus-)Ärzte wissen können, ob die Verfügenden über ihre Krankheitssituation ausreichend ärztlich aufgeklärt worden sind. Insbesondere wenn aus ärztlicher Sicht eine Indikation zur Fortsetzung der Behandlung angenommen wird, ist es schwer, sich an Verfügungen der Patienten zu halten, wenn man von deren individuellem Kenntnisstand nichts weiß. Es wird auch vorgebracht, dass man sich als Arzt ungern an Patientenverfügungen gebunden fühle, die vor langer Zeit verfasst worden sind. Man könne nicht ausschließen, dass sich die Einstellung der Patienten zwischenzeitlich geändert habe. Es erweise sich immer wieder, dass die Hoffnung und der Lebenswille gerade in ausweglos erscheinenden Lagen wachse. Auch müsse an jene Fälle gedacht werden, in denen bei Abfassung der Patientenverfügung die weitere medizinische Fortentwicklung nicht absehbar gewesen sei und zwischenzeitlich Heilungsmöglichkeiten bestünden, von denen die Verfügende oder der Verfügende keine Kenntnis erlangt habe.

Diese Bedenken haben nichts mit dem in diesem Zusammenhang gern angeführten ärztlichen Paternalismus zu tun. Die Patienten sollen nicht fremdbestimmt werden. Vielmehr stellt sich die Frage, ob es Ärzten zugemutet werden kann, sich entgegen ärztlicher Erkenntnis dem Willen von Patienten unterordnen zu müssen, von denen man unter anderem nicht weiß, ob sie über die Folgen ihrer Erklärung ausreichend aufgeklärt worden sind und ob sie bei Abgabe der Erklärung einsichts- und urteilsfähig waren.

Um diesen verständlichen Bedenken Rechnung zu tragen und andererseits sicherzustellen, dass nicht zulasten der Selbstbestimmung doch wieder ein ärztlicher Entscheidungsspielraum eröffnet wird, hat sich die Kommission dafür ausgesprochen, eine Bindung an eine Verfügung der Patienten nur dann anzunehmen, wenn die Patienten über die Folgen der Behandlung bzw. deren Beendigung oder Unterlassen nachweislich aufgeklärt worden sind. Damit soll sichergestellt werden, dass die Betroffenen, die in der aktuellen Situation wegen ihrer Einwilligungsunfähigkeit nicht mehr aufgeklärt und belehrt werden können, alle für ihre Entscheidung wichtigen Informationen vorher erlangt haben. Bei der Aufklärung soll den Betroffenen bewusst gemacht werden, dass gesunde Menschen ohne die Erfahrung ernsthafter Erkrankungen Krisensituationen oftmals vollkommen anders einschätzen als Erkrankte.

Eine Bindung der Ärzte kann außerdem nur angenommen werden, wenn seitens der Patienten eine schriftliche, die Entscheidungssituation erfassende Erklärung abgegeben worden ist.

Die darüber hinaus erhobene Forderung, eine Bindung an eine länger zurückliegende Verfügung nur dann anzunehmen, wenn die Verfügung zeitnah von den Verfügenden bestätigt worden ist, lehnt die Kommission ab. Denn dies würde zu einer Art Umkehr der Beweislast führen. Es müsste nachgewiesen werden, dass die Patienten, das, was sie im Voraus bewusst verfügt haben, auch aktuell noch wollen. Vielmehr erschien der Kommission eine Beweisvermutung für den Inhalt der Patientenverfügung als der bessere Weg. Eine Bindung sollte nur für den Fall entfallen, dass die Betroffenen ihre frühere Verfügung widerrufen haben oder die vorausgesetzten Umstände sich inzwischen so erheblich geändert haben, dass die frühere selbstverantwortlich getroffene Entscheidung die aktuelle Situation nicht mehr umfasst.

Sind die Voraussetzungen für eine Bindung gegeben, müssen die berufenen Entscheidungsträger – also auch die Ärzte – entsprechend handeln. Wird dem verfügten Wunsch auf Behandlungsabbruch oder Therapiebegrenzung zuwider gehandelt, droht die Strafbarkeit des Verhaltens unter dem Gesichtspunkt der Körperverletzung. Auch Schadensersatz- und Schmerzensgeldansprüche – selbst der Erben – können darin eine Begründung finden.

Dass nur Patientenverfügungen, die den dargestellten Anforderungen genügen, ihre Adressaten binden, bedeutet keinesfalls, dass alle anderen im Sinne von These 4 wirksamen Patientenverfügungen ohne Wirkung bleiben. So kann eine Patientenverfügung, die die anstehende Entscheidung nicht ausreichend konkret umfasst, eine Grundlage zur Ermittlung des mutmaßlichen Willens darstellen. Je konkreter und zeitnaher diese Erklärungen ausfallen, um so schwieriger wird es sein, zu widerlegen, dass die Betroffenen in der konkreten Behandlungssituation etwas Anderes gewollt hätten, als sie dies zum Ausdruck gebracht haben. Auf die spezielle Frage, inwieweit Stellvertretende an den Willen der Patienten gebunden sind, wird in der nachfolgenden These eingegangen.

These 6: Entscheidungen in Stellvertretung

Liegt eine Patientenverfügung vor, so hat sich die Stellvertreterin oder der Stellvertreter für deren Verwirklichung einzusetzen.

Fehlt eine auf die Behandlung ausgerichtete Bestimmung der oder des Betroffenen, wird das Selbstbestimmungsrecht von einer Vertreterin oder einem Vertreter wahrgenommen.

Als Vertreterin oder Vertreter kommen zum Beispiel in Betracht:

- **Die oder der von der Patientin oder dem Patienten bestimmte Gesundheitsbevollmächtigte,**

- **die gesetzliche Vertreterin oder der Vertreter der Minderjährigen bzw. des Minderjährigen,**

- die vom Gericht bestellte Gesundheitsbetreuerin bzw. der -betreuer.

Die Vertreterin bzw. der Vertreter soll so entscheiden, wie die Patientin oder der Patient mutmaßlich selbst entscheiden würde, wenn sie oder er dazu in der Lage wäre.

Wenn Patienten aktuell selbst nicht entscheidungsfähig sind und eine aus therapeutischen Gründen notwendige Behandlungsentscheidung getroffen werden muss, fragt sich, wer diese zu treffen und nach welchem Maßstab sie sich zu richten hat.

Haben die Patienten durch eine Patientenverfügung ganz konkrete Anweisungen getroffen, so kommt es für die Regelung ihrer Gesundheitsangelegenheiten insoweit nicht zur Stellvertretung. Da aber in aller Regel andere, ebenso bedeutsame Entscheidungen, wie beispielsweise die Frage der Aufenthaltsbestimmung getroffen und Verträge mit Ärzten oder Krankenhäusern abgeschlossen werden müssen, wird es jedenfalls insoweit zur Stellvertretung kommen. Die Stellvertreter sind gehalten, dafür zu sorgen, dass den Patientenverfügungen der Betroffenen auch Folge geleistet wird. Das gilt insbesondere für solche Verfügungen, denen nach den Ausführungen in These 5 eine Bindungswirkung zuzuerkennen ist. Denn wenn man einer wirksamen Patientenverfügung Bindungswirkung zuerkennt, hat das zur Folge, dass niemand von dieser Verfügung abweichen darf. Die hohen Anforderungen, die an die Annahme einer Bindungswirkung der Patientenverfügung gestellt werden, sollen sicherstellen, dass Patientenverfügungen auch beachtet und nicht unterlaufen werden.

Fehlt eine solche konkret auf die Behandlung ausgerichtete Bestimmung der Betroffenen, entscheiden die vom Betroffenen bestimmten Bevollmächtigten. Der Gesetzgeber hat mit dem Betreuungsrechtsänderungsgesetz[17] entschieden, dass die Bevollmächtigung in Fragen der Gesundheitsfürsorge zulässig ist und damit die Patientenautonomie gestärkt. Denn Fremdbestimmung durch einen selbst gewählten Vertreter enthält noch ein Element der Selbstbestimmung. Soweit die Betroffenen von ihrem Selbstbestimmungsrecht durch Bestimmung eines Bevollmächtigten Gebrauch gemacht haben, ist für die Bestellung eines Betreuers kein Raum. Patientenautonomie am Ende des Lebens verwirklicht sich auch durch die Auswahl des Entscheidungsträgers. Es ist verständlich, wenn Patienten Entscheidungen über menschliche Grenzsituationen durch einen von ihnen ausgewählten Bevollmächtigten gefällt sehen möchten. Die vom Patienten benannte Vertrauensperson ist in der Regel mit seiner Wertewelt und seinen allgemeinen ethischen Überzeugungen vertraut; ihr fällt es leichter, eine Entscheidung zu treffen, die mit den Überzeugungen des Patienten übereinstimmt. An die Entscheidungen des Bevollmächtigten sind die Ärzte in gleicher Weise gebunden wie an die Weisungen des Patienten selbst.

---

[17] Gesetz zur Änderung des Betreuungsrechts sowie weiterer Vorschriften (Betreuungsrechtsänderungsgesetz – BtÄndG) vom 25. Juni 1998 (BGBl I 1998, S. 1580)

Bei Minderjährigen entscheiden die gesetzlichen Vertreter. Inwieweit bei der Entscheidung auf die Vorstellungen des Minderjährigen abzustellen ist, wird in These 20 geklärt.

Das Betreuungsrecht konstituiert zur Absicherung der Patientenautonomie die Entscheidungszuständigkeit eines gesetzlichen Betreuers (§§ 1896 ff. BGB). Da der Betreuer als gesetzlicher Vertreter des Patienten handelt, kollidiert seine Zuständigkeit nicht etwa mit der „Notvertretungskompetenz" des Arztes (siehe hierzu These 17) im Sinne einer konkurrierenden oder gemeinschaftlichen Kompetenz. Vielmehr hat bei einem einwilligungsunfähigen Patienten allein der Betreuer zu entscheiden. An dessen Weisung ist der Arzt aufgrund des geltenden Repräsentationsprinzips in gleicher Weise gebunden wie an die des Patienten. Ist die Betreuung zum Zeitpunkt der zu treffenden Entscheidung noch nicht angeordnet, so ist vom gesetzlich vorgesehenen Instrumentarium Gebrauch zu machen und – soweit die gesetzlichen Voraussetzungen vorliegen (insbesondere § 1896 Absatz 2 BGB) – ein Betreuer zu bestellen. Die Zuständigkeit des Arztes ist somit auf eine Not- und Eilfallkompetenz begrenzt (siehe These 17).

Wissenswert scheint in diesem Zusammenhang zu sein, dass der Bundesrat[18] den Entwurf eines 2. Gesetzes zur Änderung des Betreuungsrechts eingebracht hat, der unter anderem vorsieht, für die Gesundheitsfürsorge des entscheidungsunfähig gewordenen Betroffenen der Ehegattin/dem Ehegatten die gesetzliche Vertretungs- und Entscheidungsbefugnis einzuräumen, wenn der Wille des Betroffenen dem nicht entgegensteht. Diese Regelung entspricht Artikel 6 Abs. 1 GG. So richtig es ist, dass auch der Ehepartner nicht einfach über das Leben des nicht mehr einwilligungsfähigen Ehepartners entscheiden kann, so deutlich muss sein, dass ihm im Regelfall eine Priorität bei der Bestellung eines Betreuers und ein Interpretationsvorrang bei der Ermittlung des mutmaßlichen Willens zukommt. Was hier unbestritten für das Sorgerecht der Eltern (Artikel 6 Absatz 2 GG) gilt, gilt im Prinzip auch für die grundsätzliche Lebens- und Fürsorgegemeinschaft der Ehe und für die Familie insgesamt.

Die Stellvertreter haben auch im Bereich der Heilbehandlung die Wünsche der Vertretenen zu beachten. Denn auch wenn der Patient zur autonomen Wahrnehmung seiner Rechte selbst nicht mehr in der Lage ist, besteht sein Selbstbestimmungsrecht selbstverständlich fort und muss bei jeder Entscheidung über Fortdauer und Wahl der Behandlung berücksichtigt werden. Denn Träger des Grundrechts auf Selbstbestimmung gemäß Artikel 2 Absatz 1 GG sind neben den Einwilligungsfähigen auch diejenigen, die ihren Willen nicht mehr oder noch nicht artikulieren können. Die Grundrechtsposition aus Artikel 2 Absatz 1 und Absatz 2 GG geht mit dem Verlust der Entscheidungsfähigkeit nicht verloren. Es ist für den Fall, dass der Betroffene keine Vorausverfügung getroffen hat, zur Sicherung dieser Grundrechtsposition auf den mutmaßlichen subjektiven Willen abzustellen, in dessen Sinne Eltern, Betreuer, Gerichte und Ärzte quasi treuhänderisch handeln müssen. Bei der Bestimmung des mutmaßli-

---

[18] Gesetzentwurf des Bundesrates, Entwurf eines... Gesetzes zur Änderung des Betreuungsrechts (Bundestag – Drucksache 15/2494)

chen Willens haben Ärzte, Betreuer und Vormundschaftsgericht keine originäre Entscheidungs-, sondern nur eine auf die Subjektivität des konkreten Patienten Bezug nehmende Ermittlungskompetenz (siehe These 8).

These 7: Gesundheitsbevollmächtigte

Die Bestimmung einer oder eines Gesundheitsbevollmächtigten durch die so genannte Vorsorgevollmacht ist ein wichtiges Instrument der Selbstbestimmung für die Situation der Einwilligungsunfähigkeit.

Die Bestellung einer Gesundheitsbetreuerin oder eines -betreuers ist dann nicht erforderlich (§ 1896 BGB).

Wirksamkeitsvoraussetzung für die Ermächtigung ist die Einsichts- und Urteilsfähigkeit der oder des Verfügenden und die Volljährigkeit der oder des Bevollmächtigten.

Die zwischenzeitlich eingetretene Einwilligungsunfähigkeit der Vollmachtgeberin oder des Vollmachtgebers steht der Wirksamkeit der Bevollmächtigung nicht entgegen.

Die Bevollmächtigung bedarf der Schriftform und bleibt bis zum formfrei möglichen Widerruf wirksam.

Eine generelle Vollmacht zur Regelung von Gesundheitsangelegenheiten ist keine ausreichende Legitimation für einen das Leben der oder des Betroffenen gefährdenden Behandlungsverzicht. Die Befugnis, einen Behandlungsverzicht zu fordern, muss entsprechend der Regelung in § 1904 Absatz 2 BGB ausdrücklich von der Vollmachtgeberin oder von dem Vollmachtgeber eingeräumt werden.

Eine Verständigung über Inhalt und Tragweite der Vollmacht zwischen der die Vollmacht gebenden und der die Vollmacht nehmenden Person wird empfohlen.

Die Kommission geht davon aus, dass es für die Patienten eine große Beruhigung ist, wenn sie selbst eine Vertrauensperson aussuchen und mit dieser ihre Vorstellungen über ihre am Lebensende gegebenenfalls erforderlichen Entscheidungen besprechen können. Mit der Bevollmächtigung einer Vertrauensperson können die Betroffenen das ebenfalls zu ihrem Schutz vom Gesetzgeber eingeführte, aber vergleichsweise nüchterne und emotionslose, von Amts wegen durchzuführende Betreuungsverfahren ausschließen. Die Kommission empfiehlt daher eine insoweit verstärkte Öffentlichkeitsarbeit, um die Bedeutung und Vorteile der Vorsorgevollmacht in der Bevölkerung weiter bekannt zu machen. Bislang ist die Rechtsfigur des privatrechtlichen Gesundheitsbevollmächtigten unter Ärzten und Patienten, insbesondere potentiellen Patienten, immer noch weitgehend unbekannt.

Die Kommission hat sich mit der Frage befasst, ob es sinnvoll ist, für die Wirksamkeit der Gesundheitsfürsorgebevollmächtigung die Geschäftsfähigkeit des Vollmachtgebers zu verlangen. Es wird insoweit vorgebracht, dass die Bevollmächtigung ihrerseits ein Rechtsgeschäft darstelle, auf das die Vorschriften über die Geschäftsfähigkeit unmittelbar anwendbar seien. Zudem werde durch die Bevollmächtigung einer anderen Person faktisch eine Fremdbestimmung ermöglicht. Die Vollmacht reiche in der Regel auf zeitlich unübersehbare Dauer in die Zukunft und erfasse daher alle im späteren Entscheidungszeitpunkt erforderlichen medizinische Maßnahmen, auch wenn diese im Zeitpunkt der Vollmachterteilung noch nicht bekannt gewesen seien. Die Kommission meint hingegen, dass gleichwohl keine Geschäftsfähigkeit zu fordern ist, sondern eine Einsichtsfähigkeit in die konkrete Bedeutung der Bevollmächtigung ausreichen muss. Eine Auffassung, die die volle Geschäftsfähigkeit als erforderlich ansieht, berücksichtigt nicht, dass die Altersdemenz ein zunehmendes Problem der Überalterung der Gesellschaft ist. Die Demenz-Erkrankung hat verschiedenste Ursachen und Stadien, die oft fließend ineinander übergehen[19]. Daher ist schwer festzulegen, wann der Kranke noch alleine entscheiden kann und wann er einen Stellvertreter braucht. Es wäre eine unzumutbare Einschränkung, wenn man diese Patienten, die an manchen Tagen klarsichtig, dann aber auch wieder eingetrübt und daher gegebenenfalls nicht voll geschäftsfähig sind, von der Möglichkeit ausschlösse, in dem persönlichen Bereich der Gesundheitsfürsorge eine Person ihres Vertrauens zu bestimmen, ihr alle Ängste und Vorstellungen anzuvertrauen und entsprechende Weisungen zu erteilen. Sofern die Meinung vertreten wird, der Geschäftsunfähige habe schließlich die gesetzlich vorgesehene Möglichkeit, Wünsche bezüglich der Bestellung eines Betreuers zu äußern, erscheint der Kommission diese Möglichkeit von geringerer Qualität. Im Interesse der Sicherheit für den Betroffenen als auch der Rechtssicherheit scheint es allerdings angezeigt, eine Schriftlichkeit der Vollmacht zu verlangen. Die Kommission betont zudem, dass eine Bevollmächtigung dann wenig Sinn macht, wenn sie erstmals nachdem der Verfügende sein Bewusstsein verloren hat, dem Bevollmächtigten zugeht und zuvor zwischen beiden keine Verständigung stattgefunden hat. Daher spricht sie die in These 7 Absatz 7 enthaltene Empfehlung zu einer vorherigen möglichst ausgiebigen Verständigung aus.

Es steht den Patienten frei, wie konkret sie den Erklärungsspielraum der Vertreter umschreiben. Sie können sie an ganz „kurzer Leine" führen und genaue Anweisungen treffen; sie können aber auch in einer Art Generalvollmacht die Entscheidung über die weitere Behandlung in die Entscheidungsbefugnis der Vertreter legen, und auch festlegen, was sie als ihr "eigenes Wohl" ansehen, selbst wenn dies allgemeinen Vorstellungen widerspricht. Daher hält es die Kommission für richtig, dass die Rechtsmacht für Maßnahmen, die beim Vollmachtgeber zu irreversiblen Folgen führen können, in der Vollmacht ausdrücklich eingeräumt werden muss. So können Bevollmächtigte den zum Tode des Patienten führenden Behandlungsabbruch nur dann anordnen, wenn die Vorsorgevollmacht schriftlich erteilt wurde und ausdrücklich auch die Entscheidung umfasst, die Behandlung einzustellen und den Patienten sterben zu lassen (§ 1904 Absatz 2 Satz 2 BGB).

---

[19] Helmchen, Hanfried und Lauter, Hans: "Dürfen Ärzte mit Demenzkranken forschen? – Analyse des Problemfeldes, Forschungsbedarf und Einwilligungsproblematik", Georg Thieme Verlag, Stuttgart, New York 1995.

Auf die Frage, ob auch Entscheidungen des Bevollmächtigten – jedenfalls sofern sie das existenzielle Wohl des Vollmachtgebers gefährden – einer vorherigen Genehmigung durch das Vormundschaftsgericht bedürfen sollen, wird in These 10 eingegangen.

These 8: Feststellung des mutmaßlichen Willens

An die Feststellung des mutmaßlichen Willens, sterben zu wollen, sind strenge Anforderungen zu stellen. Diese Anforderungen gelten in der Regel als erfüllt, wenn sich die Patientin oder der Patient zuvor wohlüberlegt und auf der Grundlage ihrer bzw. seiner persönlichen Lebenseinstellungen und Wertüberzeugungen gegenüber einer Vertrauensperson geäußert hat. Auf jeden Fall ist davon auszugehen, dass die Patientin oder der Patient eine Basisversorgung im Sinne von These 29 wünscht und erhält.

Bei der Ermittlung des mutmaßlichen Willens sind die sich ändernden gesundheitlichen Umstände (insbesondere die ärztliche Indikation) zu berücksichtigen, unter denen lebenserhaltende Maßnahmen begonnen, fortgesetzt oder gegebenenfalls auch beendet werden sollen.

Aus dem verfassungsrechtlich gewährleisteten Selbstbestimmungsrecht ergibt sich, dass die entscheidungsfähigen Patienten die Aufnahme einer ärztlichen Behandlung verweigern oder deren Beendigung fordern dürfen, selbst wenn sie infolge dieser Anweisung sterben.

Wie aber ist zu entscheiden, wenn über die Unterlassung der Behandlung oder den Behandlungsabbruch von nicht (mehr) äußerungs- oder einwilligungsfähigen Patienten zu entscheiden ist, die keine Vorausverfügungen getroffen haben? Für diese Konstellation hat der BGH im so genannten Kemptener Fall[20] entschieden, *dass ein zulässiges Sterbenlassen durch Abbruch einer ärztlichen Behandlung oder Maßnahme nicht von vornherein ausgeschlossen ist, sofern der Patient mit dem Abbruch mutmaßlich einverstanden ist. Denn auch in dieser Situation sei das Selbstbestimmungsrecht des Patienten zu achten, gegen dessen Willen eine ärztliche Behandlung grundsätzlich weder eingeleitet noch fortgesetzt werden dürfe. An die Voraussetzungen für die Annahme eines solchen mutmaßlichen Einverständnisses seien – im Interesse des Schutzes menschlichen Lebens – in tatsächlicher Hinsicht strenge Anforderungen zu stellen. Hierfür komme es auf frühere mündliche oder schriftliche Äußerungen des Kranken ebenso an, wie auf seine religiösen Überzeugungen, seine sonstigen Wertvorstellungen, seine altersbedingte Lebenserwartung oder auf das Erleiden von Schmerzen .*

Umstritten ist bisher allerdings der genaue verfassungsrechtliche Stellenwert des mutmaßlichen Willens. Dieser ist gegenüber dem wirklich erklärten Willen stets nur ein Hilfskonstrukt, da er gerade nicht auf der geäußerten Selbstbestimmung beruht, sondern letztlich durch Dritte – die Ärzte, die Betreuer, die Familienangehörigen oder Gesundheitsbevollmächtigten – ermittelt und von diesen

---
[20] BGHSt 40, 257 (siehe hierzu Anhang)

auch formuliert wird. Insoweit wird bezweifelt, ob die nur „scheinbar harmlose Figur"[21] der mutmaßlichen Einwilligung eine hinreichende Basis zur Beurteilung eines entsprechenden (Nicht-) Behandlungswillens der Grundrechtsträger bieten kann. Wer unter Hinweis auf den sich aus der Verfassung ergebenden Anspruch auf Lebensschutz eine Entscheidung auf der Basis der Mutmaßlichkeit ablehnt, verkennt, dass Träger des Grundrechts auf Selbstbestimmung neben den (jedenfalls potentiell) Einwilligungsfähigen auch diejenige sind, die ihren Willen nicht (mehr) äußern können. An ihre Stelle treten gleichsam treuhänderisch die gesetzlichen oder rechtsgeschäftlichen Vertreter, treten aber auch Ärzte, Seelsorger und letztlich auch die Gerichte, die bei jeder Entscheidung den mutmaßlichen subjektiven Willen interpretieren und ihn nicht etwa Kraft eigenen Rechts bestimmen. Auch Schwerstkranke und Schwerstbehinderte haben insofern das Recht zur Selbstbestimmung.

Da der Mensch sich selbst frei für oder gegen eine Behandlung entscheiden kann, ist derjenige, der bei fehlender eigener Entscheidungsfähigkeit des Betroffenen an dessen Stelle entscheidet, immer verpflichtet, sich zu fragen, wie der nicht mehr Entscheidungsfähige selbst entscheiden würde, wenn er gefragt werden könnte. Es geht also keineswegs um einen objektivierten Willen oder gar um allgemeine Wertvorstellungen der Gemeinschaft, sondern um den vermuteten Ausdruck des eigenen Selbstbestimmungsrechts des Betroffenen. Bei so weittragenden Entscheidungen, wie eine zum Sterben führende Behandlungsverweigerung bzw. ein Behandlungsabbruch, kann ein Abstellen auf den mutmaßlichen Willen im Hinblick auf den verfassungsrechtlich garantierten Lebensschutz aber nur genügen, wenn tatsächliche Feststellungen für den wirklichen Willen getroffen werden können.

Dies korrespondiert im Übrigen mit den Vorgaben, die auch § 1901 Absatz 3 Satz 1 und 2 BGB für das Betreuerhandeln normiert. Maßgebend sind demnach die früher geäußerten Wünsche des Betroffenen, sofern sie sich feststellen lassen und nicht durch entgegenstehende Bekundungen widerrufen sind und dem Wohl des Betreuten nicht zuwiderlaufen. Das Wohl des Betreuten ist dabei nicht nur objektiv, sondern – im Grundsatz sogar vorrangig – subjektiv zu verstehen. Denn zum Wohl des Patienten gehört auch die Möglichkeit, sein Leben nach seinen eigenen Wünschen und Vorstellungen zu gestalten.

Für die mutmaßliche Einwilligung können frühere Äußerungen der Patienten, seien sie nun schriftlich oder mündlich erfolgt, Bedeutung erlangen. Zu denken ist an Patientenverfügungen ohne Bindungswirkung, mündliche Äußerungen der Patienten insbesondere im Zusammenhang mit ihrer eigenen Krankheitsgeschichte, gegebenenfalls gegenüber dem behandelnden Hausarzt, ihre religiösen Überzeugungen und ihre ethischen Ideale. Nach allgemeiner Auffassung sind solche Äußerungen um so gewichtiger und verbindlicher, je kürzer sie zurückliegen und je stärker sie situationsbezogen in dem Sinne sind, dass sich die Patienten dabei mit der aktuellen und konkreten oder einer vergleichbaren Situation

---

[21] Roxin/Schroth, „Medizinstrafrecht. Im Spannungsfeld von Medizin, Ethik und Strafrecht", 2001

auseinandergesetzt haben. In der exakt gleichen Krankheitssituation müssen sich die Patienten nicht befunden haben. Wesentlich ist, dass sich Feststellungen zum mutmaßlichen Willen treffen lassen.

These 9: Entscheidungsmaßstab bei fehlenden Anhaltspunkten

Fehlt es an konkreten Anhaltspunkten für einen mutmaßlichen Willen, so hat die Vertreterin oder der Vertreter so zu entscheiden, wie es dem Wohl der Patientin oder des Patienten entspricht. Sie bzw. er hat dabei grundsätzlich davon auszugehen, dass diese bzw. dieser ihr bzw. sein Leben erhalten will, wenn dies in Würde möglich ist.

Lassen sich trotz der gebotenen sorgfältigen Prüfung keine konkreten Feststellungen hinsichtlich des individuellen, subjektiven mutmaßlichen Willens der Patienten treffen, stellt sich die Frage, ob dann auf objektive Kriterien zurückgegriffen werden kann. Der BGH hat im bereits genannten Kemptener-Fall[22] entschieden: *„Lassen sich auch bei der gebotenen sorgfältigen Prüfung konkrete Umstände für die Feststellung des individuellen mutmaßlichen Willens des Kranken nicht finden, so kann und muss auf Kriterien zurückgegriffen werden, die allgemeinen Wertvorstellungen entsprechen."* Wenn man darunter nur jene Vorstellungen versteht, die als *„gemeinhin normal und vernünftig"* angesehen werden, lehnt die Kommission dies ab. Denn diese Kriterien eröffnen einen großen Interpretationsspielraum und können ökonomischen Überlegungen Vorrang vor dem Lebensschutz einräumen. Ein Abstellen auf allgemeine Wertvorstellungen bedeutet ein Einfallstor für Nützlichkeitserwägungen.

Vielmehr muss die Entscheidung im Rahmen der medizinischen Verantwortung nach pflichtgemäßem Ermessen, vor allem unter Berücksichtigung dessen, was dem Wohl der Patienten entspricht, getroffen werden. Damit hat man die Möglichkeit, mit Hilfe objektiver Kriterien dennoch einen Bezug zu den konkreten Patienten herzustellen. Deutlich wird dies, wenn man zwischen Pflege, die stets dem objektiven Interesse der Patienten dient, und der eigentlichen Weiterbehandlung unterscheidet. Letztere ist in aller Regel dann nicht in ihrem objektiven Interesse, wenn der Sterbeprozess bereits irreversibel eingesetzt hat oder eine unverhältnismäßig belastende Behandlung ansteht, die weder durchgreifend erfolgreich sein wird noch den Tod abwenden kann. Auf der Grundlage ärztlicher Prognose kommen unter anderem folgende objektive Kriterien für eine Entscheidung in Betracht: Die Lebenserwartung oder Todesnähe der Patienten aufgrund deren Krankheitsverläufen, das Erleiden nicht stillbarer Schmerzen, die Art und Schwere eines Eingriffs, die Unmöglichkeit der Wiederherstellung eines menschenwürdigen Lebens. Im Rahmen der objektiven Interessenabwägung ist der Grundsatz „in dubio pro vita" zu achten, auch wenn er als solcher kein verfassungsrechtliches Eigengewicht hat. Es gilt aber gleichermaßen, den Grundsatz „in

---

[22] BGHSt 40,257 (siehe hierzu Anhang)

dubio pro dignitate"[23] ins Blickfeld zu nehmen. Es ist also ebenso davon auszugehen, dass Menschen nicht unerträglich und unverhältnismäßig leiden möchten. Solange ein würdegemäßes Weiterleben ermöglicht werden kann, ist das Leben zu erhalten.

These 10: Überprüfung der in Stellvertretung getroffenen Entscheidungen durch das Vormundschaftsgericht (§ 1904 BGB)

Das Verlangen einer Gesundheitsbetreuerin oder eines -betreuers, die ärztliche Behandlung der oder des Vertretenen zu beenden, sollte nur in Konfliktfällen einer vormundschaftsgerichtlichen Genehmigung bedürfen, also beispielsweise, wenn das Leben der Betroffenen nur durch Fortsetzung der Behandlung erhalten werden kann und diese nach der Überzeugung der Ärztin oder des Arztes indiziert ist.

Verweigert die Gesundheitsbetreuerin oder der -betreuer bereits die Einwilligung in die lebenserhaltende Aufnahme der ärztlichen Behandlung, so sollte auch dies der Genehmigung des Vormundschaftsgerichts bedürfen, allerdings ebenfalls nur in den in Satz 1 genannten Konfliktfällen.

Das Vormundschaftsgericht soll überprüfen, ob die Entscheidung der Gesundheitsbetreuerin oder des -betreuers zulässig ist und dem erklärten oder mutmaßlichen Willen der oder des Betroffenen entspricht bzw. ob im Hinblick auf die nunmehr vorliegende Situation Anhaltspunkte für eine (mutmaßliche) Willensänderung vorliegen.

Ist kein Wille der oder des Betroffenen feststellbar, so soll das Vormundschaftsgericht überprüfen, ob eine Stellvertreter-Entscheidung zulässig ist und sie dem Wohl der oder des Betroffenen entspricht.

Die die Gesundheitsbetreuung betreffenden vorstehenden Überlegungen gelten entsprechend für Entscheidungen von Stellvertretern und Gesundheitsbevollmächtigten.

Zu der Frage, ob die Betreuer die Fortsetzung der ärztlichen Behandlung der Betreuten nur mit vorheriger Genehmigung des Vormundschaftsgerichts verweigern dürfen, löste die bereits mehrfach genannte „Kemptener Entscheidung" des 1. Strafsenats des BGH[24] zur Sterbehilfe aus dem Jahr 1994 eine erhebliche Kontroverse innerhalb der Rechtsprechung und der juristischen Literatur aus, die nunmehr durch die jüngste Entscheidung des BGH vom 17.03.2003[25] vielleicht als beendet angesehen werden kann. Der 1. Strafsenat stellte (im Wege der Rechtsfortbildung als obiter dictum) fest, *dass der Betreuer eines entscheidungsunfähigen Schwerstkranken mit aussichtsloser Prognose die Beendigung dessen ärztlicher Behandlung in analoger Anwendung der betreuungsrechtlichen Vor-*

---

[23] Hufen F.: „In dubio pro dignitate. Selbstbestimmung und Grundrechtsschutz am Ende des Lebens", in: *Neue Juristische Wochenschrift* 2001, 849 siehe auch Erläuterungen zu These 1 hinsichtlich des Grundsatzes salus ex voluntate aegroti suprema lex
[24] BGH 40, 257 ff. (siehe hierzu Anhang)
[25] BGHZ, XII ZB2/03, in: NJW 2003, S.1588, FamRZ 2003,748 (siehe hierzu Anhang)

schriften des § 1904 Absatz 1 BGB nur mit Genehmigung des Vormundschaftsgerichts verlangen kann. Nach § 1904 Absatz 1 BGB bedarf die Einwilligung des Betreuers in eine Untersuchung des Gesundheitszustandes, eine Heilbehandlung oder einen ärztlichen Eingriff der Genehmigung des Vormundschaftsgerichts, wenn die begründete Gefahr besteht, dass der Betreute aufgrund der Maßnahme stirbt oder einen schweren und länger dauernden gesundheitlichen Schaden erleidet. Nach Auffassung des 1. Strafsenats des BGH *war die Vorschrift des § 1904 Absatz 1 BGB ihrem Sinn und Zweck nach in Fällen der Sterbehilfe jedenfalls dann – erst recht – entsprechend anzuwenden, wenn die ärztliche Maßnahme in der Beendigung einer bisher durchgeführten lebenserhaltenden Maßnahme besteht und der Sterbevorgang noch nicht unmittelbar eingesetzt hat. Wenn schon bestimmte Heileingriffe wegen ihrer Gefährlichkeit der alleinigen Entscheidungsbefugnis des Betreuers entzogen seien, dann müsse dies umso mehr für Maßnahmen gelten, die eine ärztliche Behandlung beenden wollen und mit Sicherheit binnen kurzem zum Tode des Kranken führten.* Während zwei Obergerichte die Auffassung des 1. Strafsenats des BGH stützten, verweigerte ihm in der Folgezeit offenbar die Überzahl der zuständigen Amts- bzw. Vormundschaftsgerichte die Gefolgschaft. Gegen eine analoge Anwendung des § 1904 Absatz 1 BGB wurde vorgebracht, dies sei eine Ausnahmevorschrift und daher einer Analogie nicht zugänglich. Ferner fehle die Vergleichbarkeit der in § 1904 Absatz 1 BGB geregelten Fallgruppen. § 1904 Absatz 1 BGB stelle gerade auf eine Maßnahme zur Verbesserung bzw. Verhinderung der Verschlimmerung des Gesundheitszustandes ab, so dass seine Anwendbarkeit auf eine Maßnahme, die den Tod zur Folge haben soll, ausscheiden müsse. Weiter wurde vorgebracht, es fehle an einer für jede Analogie erforderlichen Regelungslücke, da dem Gesetzgeber die Problematik bei Änderung des Betreuungsrechts bekannt gewesen sei. Letztlich steht hinter der Ablehnung einer analogen Anwendung die Furcht, hierdurch würden die Richter zu *„Herren über Leben und Tod"*.

Diese Streitfragen können nunmehr mit dem Beschluss des 12. Zivilsenats des Bundesgerichtshofs vom 17. März 2003 jedenfalls als vorläufig beendet angesehen werden. Der 12. Zivilsenat hat entschieden: *„Ist für einen Patienten ein Betreuer bestellt, so hat dieser dem Patientenwillen gegenüber Arzt und Pflegepersonal in eigener rechtlicher Verantwortung und nach Maßgabe des § 1901 BGB Ausdruck und Geltung zu verschaffen. Seine Einwilligung in eine ärztlicherseits angebotene lebenserhaltende oder -verlängernde Behandlung kann der Betreuer jedoch nur mit Zustimmung des Vormundschaftsgerichts wirksam verweigern..."* Der Zivilsenat hat sich zwar gegen eine analoge Heranziehung der §§ 1904 bis 1907 BGB ausgesprochen, indes die Befugnis angenommen, für die verweigerte Einwilligung des Betreuers in eine lebensverlängernde oder -erhaltende Behandlung oder Weiterbehandlung eines nicht einwilligungsfähigen Betroffenen im Wege der Rechtsfortbildung eine vormundschaftsgerichtliche Prüfungszuständigkeit zu eröffnen. Die Entscheidung des 12. Zivilsenats besagt aber nicht, dass der Betreuer, der einen Behandlungsabbruch für den Betreuten geltend macht, generell hierfür einer vormundschaftsrichterlichen Genehmigung bedürfe. Vielmehr hat er eine wesentliche Einschränkung aufgenommen: *"Für eine Einwilligung des Betreuers und eine Zustimmung des Vormundschaftsgerichts ist kein Raum, wenn ärztlicherseits eine solche Behandlung oder Weiterbehandlung nicht angeboten wird – sei es, dass sie von vornherein medizinisch nicht indiziert, nicht mehr sinnvoll oder aus sonstigen Gründen nicht möglich ist."* Auf diese Einschränkung reagierte die juristische Literatur teilweise mit heftiger Kritik. So wurde vorgebracht, dass man nicht verstehen könne, was mit dem *"ärztlichen Angebot"* gemeint sei. Wenn hierfür die fehlende medizinische Indikation ausschlaggebend sein solle, sei dagegen nichts einzuwenden. Es werde allerdings nicht klar, ob es nicht auch ausreiche, dass ein Arzt die ärztliche Behandlung anbiete bzw. nicht anbiete, weil dies seiner eigenen ethischen Einstellung entspreche.

Die Kommission hat sich ausführlich mit dem Beschluss des 12. Zivilsenats befasst. Sie ist in Übereinstimmung mit dem 12. Zivilsenat zu der Auffassung gelangt, dass Entscheidungen der Betreuer zum Behandlungsabbruch bei Betreuten nicht generell von einer vormundschaftsgerichtlichen Genehmigung abhängig gemacht werden sollten. Andernfalls dürfe künftig – von den Akutfällen abgesehen – niemand mehr ohne "gerichtliche Genehmigung" sterben. Wenn die Betreuer auf der Grundlage des ermittelten Willens der Betreuten zu der Einsicht gelangen, dass diese nicht weiter behandelt werden möchten und ärztlicherseits eine Behandlung nicht mehr indiziert ist, dann besteht kein Bedürfnis, das Vormundschaftsgericht einzuschalten. Zum Schutz der Betroffenen ist eine Kontrolle durch das Vormundschaftsgericht nur in Grenz- bzw. Streitfragen angezeigt. Wenn also zwischen den Betreuern und den entscheidenden Ärzten keine Einigkeit hinsichtlich des Willens der Betroffenen oder hinsichtlich der medizinischen Indikation besteht, dann bedarf es in diesem Konfliktfall einer Entscheidung des Vormundschaftsgerichts. Das Vormundschaftsgericht hat dann zu prüfen, ob die Entscheidung der Betreuer der Selbstbestimmung der Betroffenen Rechnung trägt. Mit einer solchen auf Konfliktfälle beschränkten Regelungszuständigkeit soll den Patienten geholfen werden, ihren Willen durchzusetzen.

Die Kommission hält es für konsequent, die Genehmigung des Vormundschaftsgerichts nicht nur dann vorzusehen, wenn die Betreuer die Einwilligung in eine Fortsetzung der Behandlung verweigern, sondern auch dann, wenn die Betreuer bereits die Einwilligung in die Aufnahme der Behandlung versagen und die Gefahr besteht, dass die Betreuten aufgrund dieser Weigerung sterben oder einen schweren oder länger dauernden gesundheitlichen Schaden erleiden. Die Kommission denkt hierbei etwa an den Fall, dass die Betreuer die Zustimmung zum Legen einer Magensonde verweigern. Wenn feststeht, dass eine lebenserhaltende Ernährung der Betroffenen ausschließlich über eine Magensonde möglich ist, bedarf diese Verweigerung der Einwilligung durch die Betreuer dann der Genehmigung des Vormundschaftsgerichts, wenn die Ärzte das Verlegen der Sonde als medizinisch indiziert ansehen, bzw. ernstzunehmende Zweifel hinsichtlich eines diesbezüglichen Willens der Betroffenen bestehen.

Die Kommission hat sich auch mit der Frage befasst, ob mit einer Beschränkung der Genehmigungsbedürftigkeit auf die genannten Konfliktfälle die

Möglichkeit zu rechtsmissbräuchlichen Absprachen zwischen Betreuern und Ärzten besteht und daher der Kreis der Personen, die in die Entscheidung einzubinden sind, erweitert werden sollte (Anverwandte, Pflegekräfte, Ethik-Konsile an Krankenhäusern). Ein Bedürfnis hierfür sah die Kommission nicht, denn selbstverständlich bleibt die Missbrauchskontrolle durch das Vormundschaftsgericht immer möglich. Wenn also Dritte den Eindruck gewinnen, dass die vom Betreuer und den behandelnden Ärzten in gemeinsamer Verantwortung getroffene Entscheidung missbräuchlich ist, weil sie entweder dem Willen der Betroffenen widerspricht oder eine medizinische Indikation zu bejahen ist, ist es ihnen unbenommen, das Vormundschaftsgericht anzurufen.

Die Kommission hat diskutiert, ob die Genehmigungsbedürftigkeit von Betreuerentscheidungen in den genannten Konfliktfällen auch für die Gesundheitsbevollmächtigten gelten soll.

Es wurde erwogen, ob sich die Rechtsstellung der Bevollmächtigten von der der Betreuer so wesentlich unterscheidet, dass sich bereits daraus eine Ungleichbehandlung rechtfertigt. Denn die so genannten Berufsbetreuer können im Einzelfall erstmals im Zusammenhang mit der Anordnung der Betreuung auf die Betroffenen getroffen sein. Hingegen sind die Bevollmächtigten in aller Regel mit den Lebensverhältnissen der Betroffenen wohl vertraut. Die Bevollmächtigten rücken in die Rechtsstellung der Betroffenen selbst ein. Ihre Erklärungen sind nicht anders zu beurteilen, als wenn diese von den Betroffenen selbst abgegeben würden. Wenn die Betroffenen selbst die Behandlung verweigern, ist dies von keiner vormundschaftsgerichtlichen Genehmigung abhängig. Da eine wirksame Bevollmächtigung zudem voraussetzt, dass die Betroffenen den Bevollmächtigten schriftlich dazu bevollmächtigt haben müssen, den Behandlungsabbruch zu fordern, scheint eine Gleichbehandlung mit den Betreuern zumindest nicht zwingend zu sein. Andererseits darf nicht verkannt werden, dass die Entscheidungen der Bevollmächtigten für die Betreuten nicht nur schwerwiegende, sondern tödliche Folgen haben und den davon Betroffenen weder strafrechtliche Sanktionen noch zivilrechtliche Schadensersatzansprüche nutzen. Die Kommission hat sich letztlich aus pragmatischen Gründen dafür ausgesprochen, für die Betreuer und die Bevollmächtigten eine Gleichbehandlung zu fordern. Dies folgt aus der Erkenntnis, dass das Erfordernis einer vormundschaftsgerichtlichen Genehmigung eine Sicherheit dafür bieten soll, dass dem Willen der Betroffenen wirklich gefolgt wird. Auch die Bevollmächtigten müssen im Konfliktfall die Möglichkeit haben, das Vormundschaftsgericht anzurufen, um den Willen der Betroffenen rechtlich durchsetzen zu können.

In Empfehlung 4 hat die Kommission die Empfehlung ausgesprochen, die Zuständigkeit des Vormundschaftsgerichts zur Überprüfung von Stellvertreter-Entscheidungen in diesem Sinne gesetzlich zu regeln.

II. Patientinnen oder Patienten mit aussichtsloser Prognose im Endstadium ihrer Erkrankung

These 11: Situation im Sterbeprozess

Die Sterbehilfe (im Sinne dieses Abschnitts) betrifft nicht nur die unmittelbar im Sterbeprozess (in der Agonie) befindlichen Menschen, sondern auch diejenigen, deren weit fortgeschrittene Krankheit unumkehrbar in absehbarer Zeit zum Tod führt.

Der unumkehrbare Sterbeprozess ist durch ein fortschreitendes Versagen der lebenswichtigen Funktionen gekennzeichnet. Dieser Sterbeprozess dauert erfahrungsgemäß nur kurze Zeit.

In diesem kurzen Zeitraum darf die Ärztin oder der Arzt dem Sterbeprozess seinen natürlichen Verlauf lassen. Die Verpflichtung, die Leiden und Schmerzen der Patientin oder des Patienten zu lindern, besteht fort.

Mit den fortschreitenden Möglichkeiten der Medizin verändert sich für viele Menschen nicht nur ihr Leben, sondern auch ihr Sterben. Früher dominierte ein rascher Tod in jüngerem Alter, z.B. durch Infektionen oder akutes Herz- und Kreislaufversagen. Heute dominiert der Alterstod mit langer Agonie. Das gilt insbesondere für Patienten mit Karzinom, Schlaganfall, chronischer Herzinsuffizienz, chronisch obstruktiver Lungenkrankheit oder mit Demenz in den letzten Jahren ihres Lebens. Die Medizin kann den Sterbeprozess aufhalten, verlangsamen oder verzögern. Diese Veränderungen im Zusammenhang mit dem Sterben müssen auch bei der Definition des „Sterbeprozesses in zeitlicher Hinsicht" Ausdruck finden. Die zunehmenden Handlungsmöglichkeiten der Medizin werfen nicht selten Fragen der Sinnhaftigkeit ihrer Anwendung auf. Dies gilt in besonderem Umfang bei Sterbenden: Hier kann die Pflicht zur Lebensrettung und -erhaltung in einen Konflikt zwischen medizinisch-technischem Können und ethisch-rechtlichem Dürfen geraten. Um das Ausmaß der Verunsicherung in der Ärzteschaft auszuloten und Konzepte dagegen entwerfen zu können, wurde unter anderem von Mitgliedern der Kommission mit Unterstützung der Landesärztekammer Rheinland-Pfalz im Jahr 2000 eine Umfrage unter Ärzten in Rheinland-Pfalz vorgenommen[26]. Aus dieser Untersuchung geht hervor, dass große Meinungsunterschiede und Unsicherheiten in der Frage bestehen, welche Maßnahmen bei Sterbenden beendet werden dürfen und was zur unverzichtbaren Basisversorgung gehört. Erhebliche Unsicherheiten bestehen auch hinsichtlich der Einschätzung der juristischen Verbote und Konsequenzen. Die ärztlichen Pflichten ergeben sich aus den aktuellen medizinischen Standards, den jeweils gültigen Rechtsnormen, der höchstrichterlichen Rechtsprechung[27] und

---

[26] Weber M., Stiehl M., Reiter J., Rittner C.: „Ethische Entscheidungen am Lebensende: Sorgsames Abwägen der jeweiligen Situation", in: Deutsche Ärzteblatt vom 30.11.2001, B. -2697 – 2699

[27] BGHSt 32,367 (siehe hierzu Anhang) und BGHSt 40,257 (siehe hierzu Anhang)

dem Standesrecht[28]. Haben Ärzte die Behandlung von Patienten übernommen, so sind sie grundsätzlich verpflichtet, das ihnen Mögliche zu tun, um das Leben der Patienten zu erhalten, und zwar auch dann, wenn feststeht, dass die lebensverlängernden Maßnahmen das Ende nur um einen absehbaren Zeitraum hinausschieben. Unterlassen die Ärzte diese Lebenserhaltung vorsätzlich oder fahrlässig, so können sie für die dadurch begründete Lebensverkürzung wegen eines fahrlässigen oder vorsätzlichen Tötungsdelikts durch Unterlassen haftbar sein. Diese Pflicht zur Lebensverlängerung, sei es auch nur um einen absehbaren kurzen Zeitraum, ist grundsätzlich anerkannt. Es gibt aber keine Rechtspflicht zur Erhaltung des Lebens um jeden Preis. Denn die Erhaltung eines Lebens bei einem unabwendbar bevorstehenden Tod bedeutet nicht mehr Achtung der Würde der Person des Sterbenden, sondern eine Verletzung seiner Personenwürde durch Verweigerung des ihm als Person eigenen Todes. Ärzte handeln also pflichtgemäß, wenn sie die Behandlung beenden, weil das Grundleiden der Kranken nach ärztlicher Überzeugung unumkehrbar (irreversibel) ist und bereits einen tödlichen Verlauf genommen hat, so dass der Tod in kurzer Zeit eintreten wird. Sie dürfen dann auf lebensverlängernde Maßnahmen wie Beatmung, Bluttransfusion oder künstliche Ernährung verzichten. Ist der Patient noch bei Bewusstsein, so darf auf die lebensverlängernden Maßnahmen nur in Übereinstimmung mit seinem Willen verzichtet werden. Maßnahmen, die den Sterbevorgang lediglich verlängern oder den Eintritt des Todes nur noch verzögern würden, wären allenfalls dann ethisch zulässig, wenn die Sterbenden[29]dies entweder ausdrücklich fordern oder ihr mutmaßlicher Wille dahin gehen würde. Wünschen die Sterbenden hingegen keine Verlängerung des Sterbeprozesses oder fehlt begründeter Zweifel am diesbezüglichen mutmaßlichen Willen, so **dürfen** lebensverlängernde Maßnahmen nicht nur unterlassen, sondern sie **müssen** unterlassen werden. Weder gibt es aus ethischer Sicht eine Verpflichtung des Menschen zur Verlängerung des eigenen Sterbeprozesses, noch existiert eine entsprechende Pflicht oder gar ein Recht der Ärzte, diesen Prozess ohne den erklärten oder mutmaßlichen Willen der Sterbenden fortzusetzen.

Sowohl aus der Rechtsprechung als auch aus den Grundsätzen der Bundesärztekammer ergibt sich also, dass „Sterbehilfe" nur geleistet werden darf, wenn das Grundleiden der Kranken nach ärztlicher Überzeugung unumkehrbar (irreversibel) ist, einen tödlichen Verlauf angenommen hat und der Tod in kurzer Zeit eintreten wird. Ist eine derartige Prognose gegeben, so hat der Sterbevorgang eingesetzt. Erst in diesem Stadium ist es deshalb gerechtfertigt, von Hilfe für die Sterbenden und Hilfe beim Sterben, kurz: von Sterbehilfe zu sprechen.

Die Hilfe beim Sterben besteht in Schmerzlinderung und der Sorge für die Basisbetreuung, sowie der Verpflichtung, vorhandenen Ängsten Rechnung zu tragen. Ziel ist ein „Sterben in Würde".

---

[28] Grundsätze der Bundesärztekammer zur ärztlichen Sterbebegleitung vom 11.09.1998, in NJW 1998,3406 *www.bundesaerztekammer.de/bak/owa/idms.show?key=Sterben*
[29] Sterbende im Sinne von These 11 Absatz 1, 2. Halbsatz

Zu den zulässigen Maßnahmen der Sterbehilfe in Form der passiven und der indirekten Sterbehilfe folgen Ausführungen in den anschließenden Thesen.

These 12: Passive Sterbehilfe

Passive Sterbehilfe ist die Nichtaufnahme oder Einstellung lebenserhaltender bzw. -verlängernder Maßnahmen.
    Als lebensverlängernde Maßnahmen gelten u.a.:

- **Parenterale Ernährung (Infusion),**

- **Ernährung über eine Sonde,**

- **Einsatz von Respiratoren (künstliche Beatmung),**

- **die Gabe Herz und Kreislauf aktivierender Medikamente,**

- **die Behandlung hinzutretender Erkrankungen.**

Auch diese Maßnahmen sind zustimmungsbedürftige Eingriffe in die körperliche Integrität. Ihr Unterlassen oder Einstellen ist keine Tötungshandlung. Patientinnen oder Patienten haben vielmehr einen Anspruch darauf, dass Maßnahmen zur Verlängerung ihres Lebens unterlassen oder nicht weiter geführt bzw. abgebrochen werden.
    Von passiver Sterbehilfe spricht man, wenn der behandelnde Arzt und das Pflegepersonal, aber auch Angehörige es unterlassen, ein sich dem Ende zuneigendes Leben zu verlängern. Es wird auf eine Operation oder eine Intensivbehandlung verzichtet, die den Patienten noch ein etwas längeres Leben ermöglicht hätte. Das bloße Unterlassen einer Behandlung ist strafrechtlich relevant, wenn durch die Aufnahme oder Fortführung der Behandlung der Todeseintritt noch weiter hätte hinausgezögert werden können. Dabei macht es keinen Unterschied, ob durch die Behandlung das Leben über eine längere Phase oder nur kurzfristig hätte erhalten werden können. Wegen Unterlassens der Behandlung können, von den Fällen des § 323c StGB abgesehen, nur diejenigen bestraft werden, die als Garanten im Sinne von § 13 StGB eine entsprechende Erfolgsabwendungspflicht haben. Eine solche Pflicht haben auch Ärzte kraft Behandlungsübernahme oder aufgrund von Bereitschaftsdienst. Für Familienmitglieder oder andere Gemeinschaften mit naher Verbundenheit besteht zumindest die Pflicht zum Herbeirufen ärztlicher Hilfe. Liegt eine Pflicht zur Lebenserhaltung vor, so ist ihr Unterlassen dann unproblematisch, wenn der Moribunde selbst trotz medizinischer Indikation keine lebensverlängernden Maßnahmen will oder sie nicht mehr will. Denn für die Versorgung und Behandlung eines Menschen am Ende seines Lebens gelten zunächst dieselben Grundsätze wie für jede andere ärztliche Behandlung. Dieser Ansatz wird bei der Diskussion um die Sterbehilfe häufig vernachlässigt. Das Recht des Menschen, eine medizinische Behandlung zu gestatten oder zu verweigern, ist Ausfluss seines im Grundgesetz verankerten Rechts zur Selbstbestimmung. Es ist nicht Sache des Staates oder der Ärzte, ihm lebensverlängernde

Maßnahmen aufzuzwingen. Die Pflicht der Ärzte, das Leben zu verlängern, hat grundsätzlich gegenüber dessen Autonomie zurückzutreten. Der Wille der Patienten[30] ist oberstes Gebot ärztlichen Handelns. Verweigern die Patienten ihre Zustimmung zu einer Behandlung oder widerrufen sie eine früher erteilte Einwilligung zu einer Behandlung, so sind die Ärzte verpflichtet, die Behandlung einzustellen. Dabei kommt es nicht darauf an, ob sich die Entscheidung der Patienten in den Augen der verantwortlich Behandelnden als vernünftig oder unvernünftig darstellt. Behandeln sie die Patienten gegen deren Willen, begehen sie eine strafbare Körperverletzung. Diese allgemeinen Grundsätze gelten auch für Menschen am Ende ihres Lebens. Auch sie können selbst bestimmen, ob, wie lange und in welcher Weise sie behandelt und versorgt werden wollen. Das bedeutet, dass die Patienten auch nicht mehr ernährt werden dürfen, wenn sie sich dies ausdrücklich oder konkludent verboten haben. Auch wenn die Patienten in Folge ihrer Entscheidung sterben, liegt darin keine Tötung der Patienten durch Unterlassen. Die Pflicht der Ärzte zur Lebenserhaltung besteht nur in dem Rahmen, den die Patienten selbst bestimmen.

Ob für die Suizidpatienten insoweit anderes gilt, wird im Zusammenhang mit Thesen 22 bis 25 erörtert.

Es ist unerheblich, ob das Sterben-Lassen bereits durch Nichtaufnahme oder erst durch Abbruch einer (bereits begonnenen) Behandlung erfolgt; denn soweit man von der Behandlungsaufnahme absehen darf, muss man sie auch straflos beenden dürfen. Das führt zu dem viel diskutierten Problem, ob ein „technischer" Behandlungsabbruch, wie das Abschalten von Respiratoren, im Hinblick auf das aktive Eingreifen eine strafbare aktive Sterbehilfe ist. In der bereits angesprochenen, in den Jahren 1995 bis 1999 in Rheinland-Pfalz durchgeführten, Befragung von 400 Ärzten[31], gaben 48,8 % der befragten Ärzte an, das Abstellen einer künstlichen Beatmung bei einem Patienten mit infauster Prognose und weit fortgeschrittener Erkrankung sei aktive Sterbehilfe. Dass diese Ansicht falsch ist, ergibt sich mit hinreichender Klarheit aus der höchstrichterlichen Rechtsprechung. In der Terminologie des Bundesgerichtshofs handelt es sich bei einem „aktiven" Abbruch der Beatmung nicht um „aktive Tötung", sondern um zulässige „passive Sterbehilfe" [32]. Denn nach seiner sozialen Bedeutung stellt sich der Vorgang als eine Einstellung der Behandlung und damit als ein Unterlassen weiterer Tätigkeit dar. Für die genannte Beurteilung eines „technischen" Behandlungsabbruchs ist es unerheblich, ob er von einem Arzt oder einer Privatperson vorgenommen wird[33]. Auf die Frage, wie im Zusammenhang mit dem „technischen Behandlungsabbruch" das Ziehen einer Magensonde zu bewerten ist, wird in These 29 eingegangen.

Schwieriger sind hingegen die Fälle entscheidungsunfähiger Patienten. Als Entscheidungsmaßstab kommt eine gegebenenfalls vorliegende Vorausverfügung der Patienten bzw. hilfsweise ihr mutmaßlicher Wille (vgl. Thesen 5 und 4 bzw. 8)

---

[30] Salus ex voluntate suprema lex, siehe hierzu auch Erläuterung zu These 1
[31] Deutsches Ärzteblatt 2001 vom 30.11.2001, B-2697, 2699
[32] BGHSt 40, 257 (siehe hierzu Anhang) und Schöch, NStZ 1995,153,154
[33] LG Ravensbrück, in: NStZ 1987,229

in Betracht . Wenn man mangels Feststellbarkeit eines mutmaßlichen Willens auf objektive Kriterien (vgl. These 9) zurückgreifen muss, kann als Leitlinie das Diktum des Bundesgerichtshofs [34] gelten, wonach es *„keine Rechtsverpflichtung zur Erhaltung eines erlöschenden Lebens um jeden Preis gibt. Maßnahmen zur Lebenserhaltung sind nicht schon deswegen unerlässlich, weil sie technisch möglich sind. Angesichts des bisherige Grenzen überschreitenden Fortschritts medizinischer Technologie bestimmt nicht die Effizienz der Apparatur, sondern die an der Achtung des Lebens und der Menschenwürde ausgerichtete Einzelfallentscheidung die Grenze ärztlicher Behandlungspflicht".*

Unberührt bleibt davon jedoch in jedem Fall die Pflicht zur Aufrechterhaltung jener Basispflege, wie sie jedem hilfsbedürftigen Menschen zusteht. Unter Basisversorgung ist eine unverzichtbare medizinische Behandlung zu verstehen, die vermeidet, dass der Patient an Schmerzen, unter Hunger- und Durstgefühl und an fehlender Zuwendung leidet. Nähere Ausführungen sind These 29 zu entnehmen.

These 13: Indirekte Sterbehilfe

Indirekte Sterbehilfe ist eine schmerzlindernde oder sonstige leidensmindernde Therapie, die unbeabsichtigt und unvermeidbar eine Lebensverkürzung zur Folge haben kann. Da die Patientin oder der Patient im Endstadium ihrer oder seiner Erkrankung bzw. ihres oder seines Leidens einen Anspruch darauf hat, dass auch schwerste und anhaltende Schmerzen zuverlässig gelindert werden, müssen die unerwünschten Nebenwirkungen der Schmerztherapie, im äußersten Fall eine Lebensverkürzung, wenn nicht zu vermeiden, in Kauf genommen werden. Eine wirksame Schmerzbehandlung vorzuenthalten, verstößt gegen die ärztliche Sorgfaltspflicht und kann eine strafrechtlich relevante Körperverletzung sein.

Unter Sterbehilfe versteht man eine Hilfe, die sterbenden Menschen auf ihren Wunsch oder im Hinblick auf ihren mutmaßlichen Willen geleistet wird, um ihnen ein ihren Vorstellungen entsprechendes menschenwürdiges Sterben zu ermöglichen. Es gehört daher zu den ärztlichen Pflichten, Sterbenden Schmerzmittel zu verabreichen. Wenn die Schmerzlinderung unterlassen oder nur unzureichend gewährt wird, ist dieses Verhalten in der Regel eine strafbare Körperverletzung durch Unterlassen. Leider muss immer noch davon ausgegangen werden, dass Deutschland auf dem Gebiet der Schmerztherapie hinter dem internationalen Standard zurückgeblieben ist, woraus sich die in Empfehlung 1 erhobene Forderung der Kommission nach verbesserter Ausbildung in Palliativmedizin ergibt. Nimmt man das Menschenwürdegebot als Verbot der Verächtlichmachung und der Erniedrigung ernst, dann wird deutlich, dass eine unterlassene Schmerzbehandlung nicht nur Körperverletzung, sondern auch eine besondere Form der menschlichen Erniedrigung sein kann. Die Verbindung von Menschenwürde und

---
[34] BGHSt 32,379 (siehe hierzu Anhang)

Schmerzfreiheit und der unmittelbar aus Artikel 1 Grundgesetz abgeleitete Anspruch auf Leidenslinderung werden dann plausibel. Schmerz kann so weit gehen, dass er die Menschenwürde elementar beeinträchtigt. Schmerzlinderung wird primäres Gebot der Medizin, auch wenn sie aus medizinischer Sicht Risiken beinhalten mag. Das Verlangen nach einer Höherdosierung von Schmerzmitteln kann Ausdruck menschenwürdiger Selbstbestimmung sein; und die allein auf Lebensverlängerung zielende Verweigerung starker Schmerzmittel ein durch nichts zu rechtfertigender Eingriff in die Menschenwürde.

Möglicherweise ist die Zurückhaltung deutscher Ärzte gerade mit der Angst zu erklären, sich strafbar zu machen, wenn sie einem todkranken Menschen Schmerzmittel verabreichen und dadurch den Eintritt seines Todes beschleunigen. Diese Angst ist hinsichtlich der rechtlichen Bewertung eines solchen Handelns unbegründet, solange die Schmerzmittelvergabe nicht zu dem Ziel erfolgt, den Tod der Patienten herbeizuführen. Die Zulässigkeit der im Einzelfall möglicherweise lebensverkürzenden Schmerzlinderung ist höchstrichterlich anerkannt. Der Bundesgerichtshof hat erstmals 1996[35] entschieden, dass *„eine ärztlich gebotene schmerzlindernde Medikation entsprechend dem erklärten oder mutmaßlichen Patientenwillen bei einem Sterbenden nicht dadurch unzulässig wird, dass sie als unbeabsichtigte, aber in Kauf genommene unvermeidbare Nebenfolge den Todeseintritt beschleunigen kann."* In diesem Sinne äußern sich auch die bereits genannten Grundsätze der Bundesärztekammer. Die juristische Begründung macht deshalb Schwierigkeiten, weil eine durch aktives Handeln herbeigeführte, bedingt vorsätzlich bewirkte Lebensverkürzung als Totschlag gemäß § 212 StGB oder Tötung auf Verlangen gemäß § 216 StGB zu beurteilen ist. Die wohl herrschende juristische Meinung vertritt die Auffassung, dass die indirekte Sterbehilfe zwar eine Tötung ist, aber im Hinblick auf die Notstandssituation gemäß § 34 StGB gerechtfertigt sei. Die Kommission schließt sich der in den Urteilsgründen vertretenen Auffassung an, wonach *„die Ermöglichung eines Todes in Würde und Schmerzfreiheit gemäß dem erklärten oder mutmaßlichen Patientenwillen ein höherwertiges Rechtsgut ist als die Aussicht, unter schwersten Schmerzen, insbesondere Vernichtungsschmerzen, noch kurze Zeit länger leben zu müssen."* Nur sollte eben dies nach Möglichkeit im Zusammenhang mit § 216 StGB künftig im Gesetz auch klargestellt werden (siehe dazu Empfehlung 2). Es müsste auch klargestellt werden, dass die indirekte Sterbehilfe nicht nur bei bereits in Agonie befindlichen Patienten zulässig ist, sondern der Begriff des Sterbenden (siehe These 11) auch derart tödlich Erkrankte erfasst, in deren Krankheitsverlauf ärztlich erfolgreich nicht mehr eingegriffen werden kann. Weiter müsste aus einer gesetzlichen Regelung hervorgehen, dass nicht nur Schmerzen im engeren Sinn, sondern auch schwere, nicht anders zu behebende Leidenszustände, wie etwa Erstickungsangst auslösende Atemnot gemeint sind.

Besonderes Augenmerk verdient insbesondere die gerade im jüngsten Fall einer in Hannover tätigen Internistin wieder brisant gewordene Vorsatzproble-

---

[35] BGHSt 42,301

matik. Es macht wenig Sinn, wenn man einerseits von einer „unbeabsichtigten, aber in Kauf genommenen *unvermeidbaren* tödlichen Nebenfolge" ausgeht, andererseits aber fordert, dass das „Unvermeidbare" nur möglicherweise (dolus eventualis) eintritt. Entscheidend ist vielmehr ausschließlich das Motiv des Handelns. Wenn das Motiv die Leidenslinderung ist, darf eine Schmerztherapie nicht daran scheitern, dass eine Lebensverkürzung sicher ist. Im Hinblick auf die Fortentwicklung der medizinischen Erkenntnisse kann davon ausgegangen werden, dass eine langsame Steigerung der Dosierung möglich ist, so dass der Tod in aller Regel nicht durch Schmerzmittelgabe verursacht wird. Eine Fortentwicklung der Schmerzforschung ist daher durchaus auch von forensischem Interesse. Um nicht in den Verdacht einer als Schmerzbehandlung getarnten aktiven Sterbehilfe zu geraten, sollte der behandelnde Arzt für Nachvollziehbarkeit und Transparenz seiner Medikationsentscheidung sorgen. Dazu gehört vor allem eine genaue Dokumentation des Therapieverlaufs, also der Dosierung des Schmerzmittels, des vom Patienten geäußerten Schmerzempfindens und der gegebenenfalls zunehmenden Dosierung. Vergleichsweise hohe Einstiegsdosierung sowie auffällige Dosierungssprünge müssen sich therapeutisch rechtfertigen lassen; bei Erreichen kritischer Werte sollte es keine „einsamen", sondern nur von kompetenten Kollegen mitgetragene (und ebenfalls dokumentierte) Entscheidungen oder Empfehlungen geben. Bei fehlender Sachkunde sollte ein Konsil mit weiteren Fachärzten Standard sein, bzw. die Patienten an einen anderen Arzt überwiesen werden.

These 14: Aktive Sterbehilfe

Aktive Sterbehilfe ist die gezielte Tötung eines Menschen auf dessen ernstliches und ausdrückliches Verlangen durch einen anderen. Nach dem geltenden deutschen Recht darf sie auch bei aussichtsloser Prognose nicht geleistet werden.

Hiervon sollte grundsätzlich auch nicht abgewichen werden. Zu bedenken sind aber extreme Ausnahmefälle, in denen medizinische einschließlich palliativer Maßnahmen ein von der Patientin oder dem Patienten als unerträglich empfundenes Leiden nicht mindern können. In solchen Extremfällen kann aufgrund des Selbstbestimmungsrechts Sterbenskranker ausnahmsweise eine aktive Sterbehilfe ethisch und rechtlich toleriert werden. Der Gesetzgeber sollte die Möglichkeit einräumen, in solchen Fällen von Strafe abzusehen.

Nach geltendem deutschen Recht ist die aktive Sterbehilfe, d.h. die vorsätzliche, zielgerichtete Beendigung des Lebens von Sterbenden oder Schwerkranken unzulässig und strafbar. Rein begrifflich kommt aktive Sterbehilfe in Betracht aufgrund von ausdrücklichem Verlangen, aufgrund von mutmaßlichem Verlangen und sogar ohne ausdrückliches Verlangen der Getöteten. Gegenstand der nachfolgenden Ausführungen ist allerdings nur das Verbot der aktiven Sterbehilfe auf ausdrückliches Verlangen der Patienten, so wie dies in § 216 StGB unter Strafe steht. Das Verbot der aktiven Sterbehilfe und auch der Tötung auf Verlangen wird mit der Unantastbarkeit fremden Lebens begründet, der Gefahr eines

Dammbruchs beim Lebensschutz, der Sorge vor Missbrauch, der Gefährdung des Vertrauensschutzes und der Unvereinbarkeit mit der Rolle der Ärzte. Schwerkranke, alte und behinderte Menschen dürfen nicht dem Druck ausgesetzt werden, dass man ihnen die Bitte um den eigenen Tod nahe legt. Warnend wird insoweit auch auf die Entwicklungen aus jüngster Zeit hingewiesen, in denen Kranke durch Ärzte und Pflegepersonal angeblich aus Mitleid getötet wurden.

Die Kommission hat sich nicht nur eingehend mit dem geltenden deutschen, sondern auch mit dem niederländischen und dem belgischen Recht befasst. Sie hat einen Sachverständigen aus den Niederlanden befragt, um über den Wortlaut des Gesetzes hinaus Einblicke in die Rechtswirklichkeit der Niederlande zu erhalten. Auch in den Niederlanden wird die Tötung auf Verlangen bestraft. Die Tötung ist aber dann nicht strafbar, wenn sie von einem Arzt begangen wurde, der die dafür eigens aufgestellten Sorgfaltskriterien erfüllt hat. Zu einer gerichtlichen Überprüfung seines Tuns kommt es dann nicht. Die Tötung auf Verlangen darf auch an Patienten durchgeführt werden, die sich noch nicht im Sterbeprozess befinden. Es ist nicht vorgesehen, dass der Patient die Bitte um Lebensbeendigung in der aktuellen Entscheidungssituation geäußert haben muss; es ist vielmehr ausreichend, dass der Patient diese Bitte früher schriftlich geäußert hat.

In These 14 spricht sich die Kommission dezidiert für die Aufrechterhaltung des Verbotes der aktiven Sterbehilfe aus. Insbesondere bei den heutigen Möglichkeiten der Palliativmedizin ist es grundsätzlich nicht erforderlich, aktive Sterbehilfe zu leisten, selbst wenn der Patient dies noch so sehr wünscht. Nach Meinung der Kommission soll jede Tötung auf Verlangen strafbar sein und einer gerichtlichen Prüfung unterzogen werden. Ein Handeln, das den Todeseintritt beschleunigt, darf nicht aufgrund generalisierter, in Gesetzesform umschriebener Voraussetzungen gestattet werden. Die Kommission ist zu der Überzeugung gelangt, dass eine generelle Freistellung von Strafe im Hinblick auf die Tötung auf Verlangen (wie z.B. in den Niederlanden) keinesfalls in Betracht kommen kann. Eine solche Freistellung könnte sowohl in der Bevölkerung als auch in der ärztlichen Praxis die Hemmschwelle gegen die Mitleidstötung senken. Eine extensive Praxis der aktiven Sterbehilfe, einmal zur ärztlichen Routine geworden, würde zu schwerwiegenden menschlichen und ethischen Problemen führen und liefe darauf hinaus, das Selbstbestimmungsrecht, auf das sich die Begründung für eine generelle Freigabe der aktiven Sterbehilfe eigentlich beruft, in Anbetracht vielfältiger möglicher Drucksituationen letztlich sogar auszuhöhlen.

Die Kommission hat in ihre weiteren Überlegungen Krankheitsverläufe einbezogen, in denen das Leiden der Patienten unerträglich wird und nicht durch wirksame Schmerztherapie gelindert werden kann. Die Kommission diskutierte in diesem Zusammenhang unter anderem die als Hackethal-Fall bekannt gewordene Konstellation, den der Entscheidung des LG Ravensbrück[36] zugrunde liegenden Fall eines vom Ersticken bedrohten Menschen, der vom Halswirbel abwärts querschnittsgelähmt war, und den Fall einer jungen Frau, deren Krebs-

---

[36] LG Ravensbrück, in: NStZ 1987,229

leiden dazu geführt hatte, dass sich ihr Gewebe an der Scheide, dem Darm und der Blase, sogar am Damm auflöste, so dass alle innen liegenden Organe nach unten durchfielen.

Für solche gänzlich ausweglosen Situationen hat der Alternativ-Entwurf eines Gesetzes über Sterbehilfe aus dem Jahr 1986 [37] vorgesehen, dass das Gericht bei Tötung auf Verlangen von Strafe absehen kann, wenn die Tötung der Beendigung eines schwersten, vom Betroffenen nicht mehr zu ertragenden Leidenszustandes dient, der nicht durch andere Maßnahmen behoben oder gelindert werden kann. Diesem Vorschlag, der auch einer Empfehlung der strafrechtlichen Abteilung des 56. Deutschen Juristentages von 1986 entspricht, schließt sich die Kommission an, denn er wahrt einerseits das Gebot der Unantastbarkeit fremden Lebens, ermöglicht es aber andererseits, in einer ansonsten ausweglosen Konfliktsituation dem Willen des Patienten gerecht zu werden und die Menschenwürde des Patienten, der aus eigenem Entschluss um die Beendigung seines Leidens bittet, zu wahren. Für die geschilderten Extremfälle, in denen alle anderen Mittel ausgeschöpft sind, die einem tödlich Erkrankten helfen können, ist ein die Gewissensentscheidung des Handelnden und die konkreten Umstände, nämlich die Notstandssituation berücksichtigender Strafverzicht verantwortbar. Die Vorstellung der Kommission unterscheidet sich somit wesentlich von der Regelung, wie sie etwa in den Niederlanden gesetzlich fixiert ist. Die vorgeschlagene Regelung verstößt auch nicht gegen die Verfassung. Der Gesetzgeber hat bei der konkreten Ausgestaltung des Lebensschutzes einen weiten Beurteilungs- und Gestaltungsspielraum, der es ihm erlaubt, konkurrierende Interessen zu berücksichtigen. Er wäre daher nicht gehindert, das Verbot der aktiven Sterbehilfe zugunsten des Selbstbestimmungsrechts der Patienten in den eng begrenzten Fällen zu lockern, in denen Todkranke ohne äußeren Druck und bei vollem Bewusstsein einen unheilbaren und unerträglichen Leidenszustand beendet haben möchten (siehe hierzu Empfehlungen der Kommission in Empfehlung 2).

Wenn man sich mit der Frage befasst, ob eine Freigabe der aktiven Sterbehilfe erwogen werden kann, dann muss man sich von vornherein klarmachen, dass der Grundsatz des Verbots der aktiven Sterbehilfe ohnehin nur mit Einschränkungen und unter Inkaufnahme von Unschärfen und Inkonsequenzen gilt: Eine Ausnahme ist die Zulässigkeit der bereits erörterten indirekten Sterbehilfe, die, so wird dieser Sachverhalt in medizinrechtlichen Leitlinien der Schweiz[38] auch benannt, eine indirekte aktive Sterbehilfe im Rahmen der Schmerztherapie darstellt (vgl. These 13). Eine zweite Inkonsequenz kann im so genannten technischen Behandlungsabbruch gesehen werden, wenn also bestimmte aktive Handlungen vorgenommen werden müssen, um ein Sterben zu ermöglichen, auch wenn das Geschehen insgesamt als Unterlassung zu würdigen ist (vgl. These 12). Die dritte Einschränkung liegt in der Straflosigkeit der aktiven Beihilfe zur Selbsttötung, auf die noch näher in der nachfolgenden These 23 eingegangen

---
[37] Alternativentwurf eines Gesetzes zur Sterbehilfe, NStZ 1986, 337 ff.
[38] Schweizerische Akademie der Medizinischen Wissenschaften, www.samw.ch: Betreuung von Patienten am Lebensende. Medizinisch-ethische Richtlinien der SAMW. 1. Publikation zur Vernehmlassung, Februar 2004.

wird. Der entscheidende Unterschied zur aktiven Sterbehilfe ist bei der passiven wie auch grundsätzlich bei der indirekten Sterbehilfe der Umstand, dass der Krankheitsverlauf als solcher die Ursache für den Tod der Patienten ist. Die aktive Sterbehilfe löst sich hingegen vom natürlichen Krankheitsverlauf und führt den Tod durch einen gezielten Eingriff, der sich gegen das Leben richtet, herbei.

Aus Kreisen der Ärzteschaft wurde vorgetragen, dass anstelle der aktiven Tötung auf Verlangen eine terminale oder palliative Sedierung vorzuziehen sei. In den geschilderten Ausnahmefällen solle den Patienten das Bewusstsein genommen werden. Sie müssten in diesem Fall nicht künstlich ernährt werden und würden somit in überschaubarer kurzer Zeit versterben. Die Patienten versterben dann aber nicht an ihrem Grundleiden, sondern aufgrund der terminalen Sedierung. Die Grundsätze der Bundesärztekammer vom 11.9.1998 bewegen sich ebenfalls in dieser Grauzone. Zur aktiven Sterbehilfe wird in deren Präambel ausgeführt, dass *aktive Sterbehilfe unzulässig* und *auch dann mit Strafe bedroht sei, wenn sie auf Verlangen des Patienten geschehe, dass aber dieser Grundsatz dem Arzt die eigene Verantwortung in der konkreten Situation* aber *nicht abnehmen könne*. Diese Formulierung deutet die Notstandssituation an, die auch bereits nach bestehender Rechtslage einen Freispruch zur Folge haben könnte. Auf diese Notstandssituation hat auch die Kommission mit ihrer These aufmerksam machen wollen.

III. Patientinnen oder Patienten mit aussichtsloser Prognose, die sich noch nicht im Endstadium ihrer Erkrankung befinden

These 15: Therapiebegrenzung

Das Recht, würdig sterben zu dürfen, wird in Ausübung ihrer Freiheit und Selbstbestimmung auch von kranken Menschen geltend gemacht, die sich noch nicht im eigentlichen Sterbeprozess (These 11) befinden, aber nach ärztlicher Erkenntnis ohne Aussicht auf Heilung aller Voraussicht nach in absehbarer Zeit sterben werden. Entscheidet eine Patientin oder ein Patient, der Krankheit ihren natürlichen Verlauf zu lassen, bedeutet dies kein Verlangen nach Sterbehilfe, sondern nach einer Änderung des Therapieziels. Besteht die Änderung in der Einstellung einer lebenserhaltenden Behandlung (Therapiebegrenzung), muss dies grundsätzlich ausdrücklich verlangt werden oder in einer Vorausverfügung verlangt worden sein.

Auch ein bewusstseinsklarer kranker Mensch, der noch nicht im Sterben liegt (siehe hierzu These 11), kann selbst bestimmen, ob er sich behandeln lassen möchte oder nicht. Er kann dies auch durch eine Vorausverfügung für den Fall bestimmen, dass er in der aktuellen Entscheidungssituation seine Einwilligungsfähigkeit, etwa wegen Bewusstlosigkeit verloren hat. Verlangt er, dass eine Behandlung, eine Operation, die Einleitung einer neuen Therapie unterbleibt, selbst wenn diese Maßnahmen seinen Tod noch hinauszögern könnten, müssen sich die Ärzte dieser Entscheidung beugen. Das Unterlassen ärztlicher Behandlung ist in diesem Fall aber keine passive Sterbehilfe, denn diese kann nur bei Sterbenden gewährt werden. Vielmehr handelt es sich insoweit um den Verzicht auf eine gegebenenfalls lebensverlängernde Therapie. Bei dieser sprachlichen Unterscheidung handelt es sich nicht nur um eine die Akzeptanz erleichternde sprachliche Beschönigung, sondern um eine sachliche Unterscheidung. Bei Sterbenden hat die Krankheit bereits so weit ihren Lauf genommen, dass ärztliches Handeln den baldigen Todeseintritt nicht mehr hindern kann. Die Ärzte können nicht mehr therapieren, sondern nur noch beim Sterben im Sinne einer Erleichterung helfen. Bei Patienten, die an einer nicht heilbaren tödlich verlaufenden Erkrankung leiden, die noch nicht das Endstadium erreicht hat, bedeutet ärztliches Handeln eine mögliche Lebenserhaltung auf gegebenenfalls sogar unbestimmte Zeit.

Die jüngste Entscheidung des Bundesgerichtshofs vom 17.03.2003[39] hat die Frage erneut aufgeworfen, ob sich Ärzte bei Therapieverweigerung der Patienten auch dann daran halten müssen, wenn die Patienten noch nicht im Sterben liegen. Bei der Entscheidung des BGH ging es um einen Patienten, der in Folge eines Myokardinfarkts einen hypoxischen Gehirnschaden im Sinne eines apallischen Syndroms erlitten hatte und seither über eine PEG-Sonde ernährt wurde. Dieser Krankheitszustand dauerte bereits zwei Jahre und fünf Monate. Der Patient selbst hatte in einer wirksamen und nach Bewertung der Kommission auch bindenden Patientenerklärung (siehe hierzu These 5) die Einstellung der Behandlung und Ernährung verlangt. Der BGH hat in seiner Entscheidung ausgesprochen, *dass die lebenserhaltenden oder -verlängernden Maßnahmen bei einem einwilligungsunfähigen Patient unterbleiben müssen, wenn dies dem Willen des Patienten entspricht und sein Grundleiden einen irreversiblen tödlichen Verlauf angenommen hat.* Es gibt Stimmen, die diese Entscheidung dahingehend auslegen, dass der BGH nunmehr hinter seine früheren Entscheidungen in Strafsachen zurückgehen wollte und eine Beendigung lebenserhaltender Maßnahmen nur noch dann als zulässig ansieht, wenn der Sterbeprozess eingesetzt hat.

Andere weisen darauf hin, dass die vom BGH formulierte Einschränkung nur so verstanden werden könne, dass sich der geforderte irreversible tödliche Verlauf nur auf das Grundleiden, nicht aber auf den Sterbeprozess beziehe. Die Vorsitzende Richterin am BGH Frau Dr. Hahne hat mehrfach die Gelegenheit wahrgenommen, die Entscheidung ihres Senats zu erläutern. So hat sie vor dem Nationalen Ethikrat in Berlin ausgeführt[40], dass *für den Abbruch einer lebenserhaltenden Maßnahme dort kein Raum sei, wo aus ärztlicher Sicht das Grundleiden des Patienten noch keinen unumkehrbaren tödlichen Verlauf genommen habe, also noch Chancen auf Besserung bestehen.* Zu dem zusätzlichen Merkmal der unmittelbaren Todesnähe erklärte sie, *dass sie die Differenzierung nach*

---
[39] BGHZ, XIIZB 2/03, in: NJW 2003,1588, FamRZ 2003,748
[40] Hahne, „Zwischen Fürsorge und Selbstbestimmung. Über die Grenzen von Patientenautonomie und Patientenverfügung" Vortrag gehalten vor dem Nationalen Ethikrat in Berlin am 11.6.2003, in: FamRZ 2003,1619

einem reinen Zeitmoment – nämlich, „dass der Tod kurz bevorstehe" – für problematisch und in der Sache für nicht hilfreich halte.

Auch nach dem genannten Beschluss des Bundesgerichtshofs ist daher davon auszugehen, dass es der Selbstbestimmung des Menschen unterliegt, ob er behandelt werden möchte oder nicht. Dazu kommt es nicht auf das Merkmal der Todesnähe oder der Irreversibilität seiner Erkrankung an. Der Gesichtspunkt des „irreversiblen tödlichen Verlaufs der Grunderkrankung" ist insofern von Bedeutung, als es rechtlich und moralisch schwierig ist, über die Zulässigkeit der Unterlassung einer ärztlichen Behandlung zu entscheiden, wenn es sich um schwer oder unheilbar und nicht mehr äußerungsfähige Kranke handelt, deren Krankheit weit fortgeschritten ist, die zwar eine generell schlechte Prognose haben, aber nicht zwangsläufig in absehbarer Zeit sterben werden, sondern Monate oder Jahre leben können. Der Bundesgerichtshof hat in dem bereits genannten Kemptner Fall[41] zu dem Abbruch der lebenserhaltenden Sondenernährung bei „Nicht-Sterbenden" u. a. ausgeführt, *dass bei einem unheilbar erkrankten, nicht mehr entscheidungsfähigen Patienten der Abbruch einer ärztlichen Behandlung oder Maßnahme ausnahmsweise auch dann zulässig sein kann, wenn der Sterbevorgang noch nicht eingesetzt hat, wenn dies dem expliziten oder mutmaßlichen Willen des Betroffenen entspricht.*

Aus dieser Rechtsprechung lässt sich ein Grundsatz ableiten, den die Kommission nachdrücklich unterstützen möchte:

Die Einstellung einer Behandlung bei Patienten, deren Sterbeprozess noch nicht begonnen hat und die bei Fortführung der lebenserhaltenden Maßnahmen noch unbestimmte Zeit weiterleben könnten, kommt **grundsätzlich** nur in Betracht, wenn die Patienten dies in concreto ausdrücklich wünschen, d.h. diesen Wunsch in einer die gegenwärtige Situation erfassenden Patientenverfügung (Thesen 4 und 5) im Voraus geäußert haben. Nur insoweit erlangt das Selbstbestimmungsrecht Vorrang vor dem Lebensschutz und der Missbrauchsgefahr. Es darf natürlich nicht verkannt werden, dass es Konstellationen geben kann, die Ausnahmen von diesem Grundsatz rechtfertigen können (vgl. Thesen 15 – 21). Entscheidend ist die Feststellung, dass es sich beim Behandlungsabbruch bei „Nicht-Sterbenden" um **Ausnahmen** handeln muss, die an strengen Kriterien ausgerichtet werden müssen. Das Verhältnis von Grundsatz und Ausnahme kommt auch darin zum Ausdruck, dass auch verifizierbare Patientenverfügungen zum Zeitpunkt der Entscheidungsfindung dahingehend hinterfragt werden müssen, ob die Patienten in Kenntnis der konkreten Situation bei ihrer Willensäußerung bleiben würden, die sie möglicherweise in gesunden Tagen getroffen haben. Es ist ein bekanntes Phänomen, dass sich die Bewertung von Krankheit und Behinderung ändert, wenn man mit dieser Situation konkret konfrontiert ist. Diese „Überprüfungspflicht" entspricht dem in § 665 Satz 1 BGB zugrunde liegenden Rechtsgedanken. Danach ist der Beauftragte berechtigt, von den Weisungen des Auftraggebers abzuweichen, wenn er den Umständen nach annehmen darf, dass der Auftraggeber bei Kenntnis der Sachlage die Abwei-

---

[41] BGHSt 40, 257 (siehe hierzu Anhang)

chung billigen würde. Eine Änderung des in einer Patientenverfügung verlautbarten Willens darf aber nicht aufgrund hypothetischer Erwägungen unterstellt, sondern nur bei hinreichend konkreten objektivierbaren Anhaltspunkten angenommen werden.

These 16: Entscheidungen in Stellvertretung über eine Therapiebegrenzung

Nur in Ausnahmefällen kommt eine Entscheidung Dritter über Therapiebegrenzung im Sinne der Einstellung der lebenserhaltenden Behandlung in Betracht. Nach dem gegenwärtigen Stand der medizinischen Erfahrungen und Therapiemöglichkeiten ist dies insbesondere vorstellbar bei

- **Notfällen (Thesen 17 und 18),**

- **lang andauerndem Wachkoma (These 19),**

- **unheilbar schwerstkranken Minderjährigen (These 20), Neugeborenen mit lebensbedrohender Schädigung (These 21).**

Bei Entscheidungsunfähigkeit soll auch in ähnlich schweren Fällen mit irreversiblem Krankheitsverlauf eine Stellvertreterentscheidung im Sinne der Patientin oder des Patienten in engen Grenzen möglich sein.

Demenzkranke sind, obwohl zeitweise entscheidungsunfähig, als solche keine Sterbenden. Daher kommt eine Stellvertreter-Entscheidung zur Sterbehilfe in diesen Fällen nicht in Betracht[42].

Der Standpunkt, wonach bei bewusstlosen Schwerkranken, deren Sterbeprozess noch nicht begonnen hat, ein Behandlungsabbruch grundsätzlich nur dann in Betracht kommen könne, wenn sie dies selbst im Voraus so entschieden haben, erklärt sich aus der Sorge, eine Behandlung könne aus Irrtum oder Nachlässigkeit oder aus missbräuchlichen, etwa finanziellen Gründen eingestellt werden, obwohl die Hoffnung auf ein erfülltes Leben noch bestehen könnte. Dieser Standpunkt lässt sich rechtlich damit begründen, dass der Staat zum Lebensschutz verpflichtet ist und jeder Einzelne es schließlich in der Hand habe, durch Patientenverfügung sein Selbstbestimmungsrecht wahrzunehmen. Wer von dieser Möglichkeit keinen Gebrauch gemacht habe, könne einem Dritten (Stellvertreter) die Bürde einer solchen Entscheidung nicht auflasten, sondern werde dann eben nach dem Grundsatz „in dubio pro vita" weiterbehandelt. Dieser Standpunkt geht indes in vielen Fällen an der Lebenswirklichkeit vorbei, denn Patientenverfügungen sind häufig vor allem nur älteren Menschen bekannt, die allein schon auf Grund ihrer Lebenserfahrung Gelegenheit hatten, sich mit Krankheit und Sterben auseinanderzusetzen. Junge Menschen werden sich in aller Regel mit

---

[42] Helmchen, Hanfried und Lauter, Hans: "Dürfen Ärzte mit Demenzkranken forschen? – Analyse des Problemfeldes, Forschungsbedarf und Einwilligungsproblematik" Georg Thieme Verlag Stuttgart-New York 1995

solchen Fragen nicht befasst haben. Gerade aber junge Menschen, zum Beispiel „Führerscheinneulinge", sind häufig Unfallopfer, über deren weiteres Schicksal zu entscheiden ist. Darüber hinaus hatte die Kommission exemplarisch folgende Fallkonstellationen im Auge:

Ein Notfallmediziner wird zu einem schweren Verkehrsunfall gerufen. Die Unfallverletzung der Patientin ist sehr schwer, es droht die Amputation eines oder beider Beine. Die Unfallverletzungen sind gleichwohl so, dass nicht von einem tödlichen unabwendbaren Verlauf ausgegangen werden kann. Die Patientin befindet sich nicht im Sterben. Es liegt eine Patientenverfügung vor, in der die Patientin zum Ausdruck bringt, dass sie schon seit Jahren an Erkrankungen unterschiedlichen Ausmaßes leide und im Falle einer schwerwiegenden Erkrankung keine lebensverlängernden Maßnahmen mehr wünsche. Eine auf eine Unfallsituation bezogene Patientenerklärung liegt nicht vor. Wenn man eine Entscheidung eines Stellvertreters auf der Grundlage des mutmaßlichen Willens der Patientin nicht zulassen will, müsste man dem Grundsatz „in dubio pro vita" folgend die Amputation bei der Patientin durchführen und sie am Leben erhalten[43].

In dem bereits genannten Kemptener Fall[44] ging es um eine schwerst zerebral geschädigte alte Frau, die seit Ende 1990 nicht mehr ansprechbar, geh- und stehunfähig war, künstlich ernährt werden musste und auf optische, akustische und Druckreize nur mit Gesichtszuckungen oder Knurren reagierte; Anzeichen für Schmerzempfinden bestanden nicht. Eine Patientenverfügung lag nicht vor. Die Patientin hatte acht oder zehn Jahre zuvor unter dem Eindruck einer Fernsehsendung, in der ein ähnlicher Fall behandelt worden war, gesagt, „so wolle sie nicht enden". Wenn man den genannten strengen Standpunkt durchhalten wollte, müsste auch in diesem Fall nach dem Grundsatz „in dubio pro vita" das Leben der Patientin weiter erhalten werden.

Bei einem urteils- und einsichtsfähigen Minderjährigen, der mit schwersten Erkrankungen, etwa durch familiäres oder berufliches Erleben, vertraut ist und sich diesbezüglich eine konkrete Meinung gebildet hat, käme nach oben genanntem Standpunkt ebenfalls keine Entscheidung seiner gesetzlichen Vertreter in Betracht.

Auch bei schwerst kranken Neugeborenen käme unabhängig von ihrem Leidenszustand und ihren Perspektiven, jemals ein selbstbestimmtes Leben zu führen, ein Behandlungsabbruch nur in Betracht, wenn sich das Neugeborene bereits im Sterbeprozess befände.

Die aufgeführten Fälle zeigen, dass es Konstellationen gibt, in denen ein Behandlungsabbruch bei Nicht-Sterbenden auch ohne ausdrückliches Verlangen der Betroffenen ethisch gerechtfertigt erscheint. Selbstverständlich sind gewichtige Indizien zu fordern, die zwar noch unterhalb einer dezidierten Meinungsäußerung der Betroffenen liegen, aber einen zuverlässigen Rückschluss auf einen Sterbewillen der Patienten zulassen. Auch in den Fällen, in denen feststeht, dass die

---

[43] Amtsgericht Frankfurt, Beschluss vom 12.06.2002, AZ:45 XVII MOO 890/02 in: FamRZ 2002 S. 1508
[44] BGHSt 40, 257 (siehe hierzu Anhang)

Betroffenen jahrelang als eine Art „lebender Leichnam" zum Objekt der Apparatemedizin werden und niemals ein Leben führen werden, das über die bloße biologische Existenz hinausgeht, muss eine Vertreterentscheidung möglich sein.

These 17: Entscheidungen in Notfallsituationen

Auch in Notfallsituationen, die sofortiges ärztliches Handeln erforderlich machen, hat die Ärztin oder der Arzt einen Patientenwillen, der unmittelbar ersichtlich ist, zu beachten. Lässt die Dringlichkeit der notwendigen Maßnahmen zeitlich die Feststellung des Patientenwillens nicht zu, entscheidet die behandelnde Ärztin oder der Arzt über die zu treffenden Maßnahmen.

Die Entscheidung ist so zu treffen, wie es dem Wohl und dem mutmaßlichen Willen der Patientin oder des Patienten entspricht. Dabei ist davon auszugehen, dass diese bzw. dieser ihr bzw. sein Leben erhalten will.

Die Vorrangigkeit des Patientenwillens gilt auch für Maßnahmen der Notfallmedizin. Wenn ein mit dem Willen des Patienten vertrauter Hausarzt zu einem Notfall seines Patienten gerufen wird, muss er sich bei der Wahl seiner Mittel nach dem Patienten richten. Das gilt auch für den Notfallarzt, der den Patienten nicht kennt, solange der Patient seinen Willen selbst bestimmt und frei äußern kann. Für diesen Fall ist eine zuvor verfasste Patientenverfügung grundsätzlich bedeutungslos und allein der aktuelle Wille maßgeblich. Wenn eine aktuelle Willensäußerung nicht mehr möglich ist, was bei Notfällen meistens der Fall sein dürfte, ist eine Patientenverfügung, die dem Arzt rechtzeitig zur Kenntnis gelangt, zu beachten. Zu denken ist in diesem Zusammenhang an den Fall, in dem ein Notarzt in ein Altenheim gerufen wird und die dort anwesenden Vertrauenspersonen zuverlässig bekunden, dass die Patientin bzw. der Patient für den Fall einer lebensbedrohenden Erkrankung keine Notfallmaßnahmen wünscht.

Die Notfallmedizin nimmt innerhalb der „Sterbehilfethematik" insoweit eine Sonderstellung ein, als bei einem Notfall sofort gehandelt werden muss und ein Patientenwille in aller Regel gerade nicht sofort ersichtlich ist. Die zu einem Notfall gerufenen Ärzte haben in aller Regel keine Zeit, eine zuverlässige Diagnose oder verlässliche Prognose zu stellen. Wenn Patienten einen Atemstillstand haben, kann man sie nicht gründlich untersuchen, kein Labor einschalten, keine Röntgenaufnahmen anfertigen. Da gilt es, schnellstmöglich die Vitalfunktionen wiederherzustellen. Die Patienten selbst können sich in aller Regel nicht mehr äußern. Sind auskunfts- und handlungsbevollmächtigte Personen nicht anwesend und ist den Ärzten keine Patientenverfügung bekannt, müssen sie als Geschäftsführer ohne Auftrag handeln. Der Entscheidungsmaßstab für diesen außervertraglichen Bereich bestimmt sich nach § 677 BGB, der die Interessen der Patienten unter Berücksichtigung ihres tatsächlichen oder – nachrangig – hypothetischen Willens für maßgeblich erklärt. Wenn schon keine Zeit für eine gründliche Befunderhebung bleibt, versteht es sich von selbst, dass erst recht keine Zeit zur Ermittlung des Patientenwillens zur Verfügung steht. Es erscheint richtig, dass Ärzte im Notfall, wenn der tatsächliche oder mutmaßliche Wille und das Wohl der Patienten nicht dagegen sprechen, gehalten sind, alle erforderlichen Notfallmaßnahmen zu ergreifen. Die Ärzte müssen entsprechend dem Wohl der Patienten entscheiden. Daher müssen sie nach dem Grundsatz „in dubio pro vita" handeln, auch wenn dies den eigenen Vorstellungen widerstreben mag. Gerade Notärzte beklagen immer wieder, dass sie in einem Akutfall zunächst das Schema der Notfallintervention ablaufen lassen (müssen), obwohl sie die Patienten bei besserer Kenntnis in den Tod entlassen hätten, ohne ihnen noch eine quälende Zeit des Siechtums zuzumuten. Auch für die Notfallmedizin wären Patientenverfügungen hilfreich. Es müsste überlegt werden, wie man sicherstellen kann, dass sie im Notfall dann auch wirklich zur Verfügung stehen. Die in der nachfolgenden These aufgenommenen Überlegungen der Kommission, wonach der Arzt unter bestimmten Umständen berechtigt ist, die Behandlung trotz erfolgreicher Rettung nachträglich einzustellen, können möglicherweise den geschilderten Konflikt, in dem sich Notärzte befinden können, mildern.

These 18: Notfallmaßnahmen

Notfallmaßnahmen zur Lebensrettung können mit der Zeit ihre anfängliche Begründung, d.h. ihre ursprüngliche Indikation, verlieren.

Im Notfall ergriffene ärztliche Maßnahmen dürfen beendet werden, wenn das über eine Reanimation hinausgehende Behandlungsziel nicht mehr zu erreichen ist. Dies bedeutet dann nicht, dass der Tod gezielt herbeigeführt, sondern vielmehr eine Maßnahme beendet wird, die der Patientin oder dem Patienten weder geschuldet noch (mutmaßlich) von ihr bzw. ihm gewollt wird.

Die Möglichkeiten der Notfallmedizin sind nicht nur ein Segen, sondern fordern von einigen Patienten, die sich trotz der intensivmedizinischen Behandlung nicht mehr erholen oder gerade durch sie zusätzlich schwer geschädigt werden, hohe Opfer. In der Notfallmedizin stehen Ärzte oft vor der quälenden Frage, ob sie ein Menschenleben retten sollen, selbst um den Preis, dass sie den Betroffenen möglicherweise durch ihre Rettungsmaßnahmen nur ein menschenunwürdig erscheinendes Leben ermöglichen. Die Kommission hat sich daher mit der Frage befasst, ob in den Fällen, in denen die ursprünglichen Notfallpatienten in Folge der Notfallmaßnahmen nicht im Sterben liegen, und diese selbst keine entsprechende Vorausverfügung getroffen haben, ein Behandlungsabbruch in Betracht kommen kann oder ob dies eine Tötung durch Unterlassung ist.

Die Beendigung einer lebenserhaltenden Behandlung kann nur dann eine Tötung durch Unterlassung sein, wenn eine Behandlung geschuldet wird. Ob eine Behandlung geschuldet wird, hängt von den konkreten Umständen ab. Im Falle eines Notfalles, bei dem eine Prognoseentscheidung nicht möglich ist, wird der Wille der Patienten im Zweifel darauf gerichtet sein, erst einmal alle lebenserhaltende Maßnahmen zu ergreifen; eine Behandlung wird also geschuldet. Wenn das Ziel der Lebenserhaltung durch den Notfalleinsatz gelungen ist, kann sich mit der Zeit aber herausstellen, dass die mit der Notfallmedizin verbundenen Maßnahmen ihre ursprüngliche Zielsetzung nicht erreicht haben. Bei Ermittlung des mutmaßlichen Willens sind auch die sich ändernden gesundheitlichen Umstände (insbesondere die ärztliche Indikation) zu berücksichtigen, unter denen lebenserhaltende Maßnahmen fortgesetzt werden sollen. Wenn sich erweist, dass über die reine Existenz hinaus eine Zurückführung in ein Leben mit Wahrnehmung, eine – sei es nur begrenzte – Genesung durch die Behandlung nicht zu erreichen ist, dann kann man im Einzelfall davon ausgehen, dass die Fortsetzung der Behandlung vom mutmaßlichen Willen der Patienten nicht gedeckt ist, also nicht geschuldet wird. Alle ärztlichen Maßnahmen, auch die zum Zwecke der Lebenserhaltung sind zustimmungspflichtig, notfalls eben durch die Mutmaßung. Dem muss allerdings die ärztliche Indikation für die betreffende Maßnahme vorausgehen. Dabei ist zu prüfen, was bei Bewusstlosen über die reine Lebenserhaltung hinaus für sie erwartet werden kann. Wo keine weitere Besserung dieses Zustandes möglich ist, entfällt die Indikation und damit in aller Regel der mutmaßliche Wille zur Fortsetzung der Behandlung.

Die Gefahren, die darin gesehen werden, dass die Mutmaßung des Patientenwillens missbraucht werden könnte, sind nicht von der Hand zu weisen. Insoweit ist auf die Ausführungen in These 8 zu verweisen. Eine Entscheidung Dritter zur Beendigung lebenserhaltender Therapie bei Betroffenen lediglich auf der Grundlage von deren mutmaßlichem Willen kommt daher nur in Betracht, wenn sich konkrete Feststellungen zum mutmaßlichen Willen treffen lassen.

These 19: Patientinnen oder Patienten im Wachkoma

Wachkoma-Patientinnen oder -Patienten sind *keine* Sterbenden. Ihre andauernde tiefe Bewusstlosigkeit ist durch den Ausfall der meisten Großhirnfunktionen bedingt. Insbesondere nach sehr langer Dauer des Wachkomas ist dieser Zustand nur in äußerst seltenen Fällen und auch dann nur sehr eingeschränkt reversibel. Solange die vegetativen Funktionen stabil erhalten werden, tritt der Tod nicht ein.

Ein Behandlungsabbruch kommt bei diesen Patientinnen oder Patienten grundsätzlich nur dann in Betracht, wenn dies aus deren ausdrücklichen Willensäußerungen hervorgeht.

Bindend für die Beteiligten ist die Willensäußerung bei

- **schriftlicher Erklärung in einer die eingetretene Situation erfassenden Patientenverfügung (vgl. These 5),**

- **vorheriger mündlicher Erklärung gegenüber einer Vertrauensperson in Bezug auf einen Behandlungsverzicht,**

- **Vorliegen einer schriftlichen Erklärung über die Bestellung einer Vertreterin oder eines Vertreters, der oder dem ausdrücklich eingeräumt wurde, den Behandlungsverzicht im Sinne der Patientin oder des Patienten zu verlangen (so genannte Vorsorgevollmacht vgl. These 7).**

Fehlt es daran, kann eine Vertreterentscheidung, die den mutmaßlichen Willen der Wachkoma-Patientin oder des -Patienten zugrunde legt, zulässig werden, wenn nach der Stellungnahme der bzw. des behandelnden und einer weiteren unabhängigen Ärztin bzw. eines Arztes keine Chance einer Remission besteht. Eine unbedingte und unbegrenzte Lebenserhaltung ist ethisch nicht zwingend geboten, wenn bei einer Wachkoma-Patientin oder einem -Patienten nach Ablauf einer erheblichen Zeitspanne nach dem Stand der medizinischen Erkenntnis mit Gewissheit keine Besserung zu erwarten ist.

Bei Vertreterentscheidungen ist in Fällen, in denen Zweifel über die Auslegung der in Absatz 3 genannten Willensäußerungen bestehen, und im Konfliktfall die Genehmigung des Vormundschaftsgerichtes einzuholen.

Patienten mit apallischem Syndrom befinden sich in einem Zustand tiefster, durch äußere Reize nicht zu unterbrechenden Bewusstseinsstörung mit sehr verschiedenen Ursachen. Weil Apalliker die Augen geöffnet haben, spricht man von Wachkoma. In medizinischer Hinsicht wird dies als Störung bzw. Trennung der wichtigen Verbindungen von Hirnmantel (Pallium) und Hirnstamm beschrieben. Wachkoma bedeutet eine funktionelle Störung der Gehirntätigkeit, daher lässt sich dieser Zustand nicht nur durch ein MRT nachweisen. Die Hirnrinde ist inaktiv, nur der Hirnstamm arbeitet noch, auch das Herz schlägt, die Haut ist durchblutet und die Verdauung funktioniert. Häufig atmen die Patienten auch selbständig. Apalliker reagieren auf Reize bestenfalls mit primitiven Reflexen. Vom Wachkoma können Kinder genauso betroffen sein wie Jugendliche oder Erwachsene. Wachkoma-Patienten sind keine Sterbenden. Sie können durch die Möglichkeit, ihnen über eine Magensonde Nahrung zuzuführen, über Jahre auf unbestimmte Zeit am Leben erhalten werden. In medizinischer Hinsicht ist die entscheidende Frage, ob es ein Zurück aus dem Wachkoma durch individuelle Therapie bzw. frühzeitige Rehabilitationsmaßnahmen gibt. Medizinische Untersuchungen ergaben, dass die Reversibilität nach Wachkoma auch davon abhängt, ob ein Trauma oder ein Sauerstoffmangel (Hypoxie) Ursache des Wachkomas ist. Bei atraumatischer (meist hypoxischer) Genese ist die Remissionschance deutlich schlechter als bei traumatischer Genese. Ist ein Wachkoma durch Sauerstoffmangel bedingt, ist nur innerhalb weniger Wochen mit einer Remission zu rechnen. Bei einem traumatischen Auslöser beträgt die Dauer, innerhalb derer eine Remission denkbar ist, maximal 1 Jahr. Unabhängig von der Ursache des Wachkomas steht fest, dass nach mehreren Monaten in diesem Zustand eine schwere cognitive und funktionale Beeinträchtigung zeitlebens bleibt. Feststellen lässt sich ein Wachkoma durch die Ableitung eines EEG und die Auslösung von optisch und akustisch evozierten Potentialen.

Die jüngste Entscheidung des BGH vom 17.03.2003[45] hat die Diskussion um das Schicksal von Wachkoma-Patienten deutlich belebt. Der Senat hat entschieden, *dass die Fortführung der künstlichen Ernährung auch bei einem Wachkoma-*

---

[45] BGHZ, XIIZB 2/03, in: NJW 2003,1588, FamRZ 2003,748

Patienten seiner Einwilligung bedarf. Wenn diese Einwilligung durch eine ausdrückliche Vorausverfügung des Betroffenen versagt wird, muss diese lebenserhaltende und -verlängernde Maßnahme unterbleiben. Dabei ist der Senat davon ausgegangen, *dass bei dem betroffenen Wachkoma -Patienten zwar keine unmittelbare Todesnähe gegeben ist, der Sterbeprozess also noch nicht eingesetzt hat, gleichwohl aber davon ausgegangen werden muss, dass das Grundleiden einen irreversiblen tödlichen Verlauf angenommen hat und daher durch Behandlungsabbruch „Sterbehilfe im weiteren Sinn" geleistet werden dürfe.*

Die Kommission begrüßt, dass der BGH mit dieser Entscheidung den Vorrang des Patientenwillens gestärkt hat. Sie bedauert, dass der Senat davon abgesehen hat, sich mit dem Zustand des „Wachkomas" näher zu befassen und stattdessen auf den irreversiblen tödlichen Verlauf eines komatösen Zustandes abgestellt hat. Daraus ergibt sich ein Widerspruch zur sonstigen Rechtslage. Danach können Patienten jegliche medizinische Maßnahme unabhängig vom Krankheitsverlauf verbieten. Dieses Recht zur Selbstbestimmung wird nicht durch die Bewusstlosigkeit der Patienten eingeschränkt. Nichts anderes gilt für Apalliker.

Schwieriger wird es dann, wenn die Behandlung bei Patienten mit apallischem Syndrom eingestellt werden soll und keine (schriftliche oder mündliche) dahingehende Vorausbestimmung der Patienten vorliegt. Dann stellt sich die Frage, ob Dritte auf der Grundlage des lediglich mutmaßlichen Willens von Nicht-Sterbenden oder aufgrund „sonstiger" objektiver Kriterien die Einstellung der Behandlung fordern dürfen. Obwohl die oben angesprochene Entscheidung des Zivilsenats des BGH über diese Konstellation nicht zu entscheiden hatte, lassen sich aus den Urteilsgründen doch wichtige Hinweise ableiten.

Für die Beurteilung solcher Fälle sind zunächst die Grundsätze der Bundesärztekammer zur ärztlichen Sterbebegleitung vom 11.09.1998[46] und die Entscheidung des Bundesgerichtshofs vom September 1994[47] im so genannter Kemptener Fall, die durch eine zivilrechtliche Entscheidung des OLG Frankfurt vom Juli 1998[48] im Wesentlichen bestätigt worden ist, heranzuziehen. Aus den Grundsätzen der Bundesärztekammer zur ärztlichen Sterbebegleitung geht folgendes hervor: *Patienten mit einer lebensbedrohenden Krankheit, an der sie trotz generell schlechter Prognose nicht zwangsläufig in absehbarer Zeit sterben, haben, wie alle Patienten, ein Recht auf Behandlung, Pflege und Zuwendung. Lebenserhaltende Therapie einschließlich – ggfs. künstlicher – Ernährung ist daher geboten. Dieses gilt auch für Patienten mit schwersten cerebralen Schädigungen und anhaltender Bewusstlosigkeit (apallisches Syndrom, sog. „Wachkoma"). Bei fortgeschrittener Krankheit kann aber auch bei diesen Patienten eine Änderung des Therapieziels und die Unterlassung lebenserhaltender Maßnahmen in Betracht kommen. So kann der unwiderrufliche Ausfall weiterer vitaler Organfunktionen die Entscheidung rechtfertigen, auf den Einsatz substituierender technischer Hilfsmittel zu verzichten. Die Dauer der Bewusstlosigkeit dürfte dabei nicht al-*

---

[46] Grundsätze der Bundesärztekammer zur ärztlichen Sterbebegleitung vom 11.09.1998, in NJW 1998,3406; *www.bundesaerztekammer.de/bak/owa/idms.show?key=Sterben*
[47] BGHSt 40, 257 (siehe hierzu Anhang)
[48] NJW 1998, 2749

leiniges Kriterium sein. Alle Entscheidungen müssen dem Willen des Patienten entsprechen. Bei bewusstlosen Patienten werde in der Regel zur Ermittlung des mutmaßlichen Willens die Bestellung eines Betreuers erforderlich sein.

In dem vom BGH entschiedenen Fall ging es, wie schon in den Erläuterungen zu These 16 dargestellt, um eine „cerebral schwerst geschädigte" alte Frau, die seit Ende 1990 nicht mehr ansprechbar, geh- und stehunfähig war, künstlich ernährt werden musste und auf optische, akustische und Druckreize nur mit Gesichtszuckungen oder Knurren reagierte; Anzeichen für Schmerzempfinden bestanden nicht. Anfang 1993 wiesen der behandelnde Arzt und der zum Betreuer bestellte Sohn das Pflegepersonal an, die künstliche Ernährung auf Tee umzustellen, was mangels Nahrungszufuhr zum baldigen Tode der Patientin geführt hätte. Das hier interessierende Rechtsproblem ist, ob der Arzt und der Sohn aufgrund ihres Verhaltens wegen versuchten Todschlags zu bestrafen sind. Der BGH würdigte die Einstellung der Ernährung zu Recht als Unterlassen (siehe hierzu These 12). Eine Garantenstellung von Arzt und Sohn wurde bejaht. *Da die Patientin nicht im Sterben gelegen habe, könne nicht von Sterbehilfe im engen Sinn ausgegangen werden* (siehe hierzu These 11). *Dennoch müsse bedacht werden, dass auch vor dem Einsetzen des Sterbevorgangs das Selbstbestimmungsrecht des Patienten zu achten sei. Ein Behandlungsabbruch sei deshalb dann, aber auch nur dann, zulässig, wenn er dem mutmaßlichen Willen des entscheidungsunfähigen Patienten entspreche.* Bei der Festlegung des mutmaßlichen Willens legte der BGH strenge Maßstäbe an.

Die Grundsätze der Bundesärztekammer und die genannte Rechtsprechung haben heftige Auseinandersetzungen ausgelöst.

Dabei machen die Kritiker geltend, die Möglichkeit, lebensverlängernde Maßnahmen bei Apallikern lediglich aufgrund eines gemutmaßten Patientenwillens zu unterlassen, berühre unmittelbar das grundgesetzliche Prinzip des Lebensschutzes. Die Berufung auf den mutmaßlichen Wille helfe gerade beim Wachkoma-Patienten in der Lebenswirklichkeit nicht weiter. Denn entweder hätten sich die Patienten vorher eindeutig in Bezug auf die zu entscheidende Situation geäußert, dann gehe es nicht um den mutmaßlichen, sondern um den wirklichen Willen. Oder sie hätten sich nicht eindeutig geäußert, dann bestehe in der Regel kein Anlass, anzunehmen, dass sie, obwohl sie nicht leiden, etwa durch Entzug der künstlichen Ernährung getötet werden wollen. Denn es sei das Gesetz des Lebens, dass jedes Lebewesen weiterleben will. Kommunikationsfähigkeit oder aktuelles Bewusstsein seien für diesen elementaren Lebenswunsch unerheblich. Wenn die Gesellschaft solche Menschen nicht ernähren wolle, ohne durch ausdrückliches oder wenigstens eindeutig interpretierbares Verhalten des Betroffenen dazu legitimiert zu sein, handele sie nicht zum Wohl des Patienten, sondern zu ihrem eigenen Wohl.

Die Befürworter hingegen fordern, bei Wachkoma-Patienten einen Behandlungsabbruch sogar in weitergehendem Maße zuzulassen, denn einem für immer bewusst- und empfindungslosen Apalliker könne kein Interesse an der Fortdauer einer rein biologischen Existenz unterstellt werden.

Die Kommission verweist hinsichtlich der Anforderungen, die an die Feststellung eines mutmaßlichen Willens zu stellen sind, auf ihre Ausführungen in These 8. Sie geht davon aus, dass der mutmaßliche Wille der Betroffenen jedenfalls dann, wenn objektiv davon auszugehen ist, dass keine Remissionschancen bei den Betroffenen mehr bestehen, eine tragfähige Grundlage für die Entscheidung eines Behandlungsabbruchs sein kann. Wegen der Tragweite der Entscheidung fordert die Kommission über die Stellungnahme des behandelnden Arztes hinaus die Einholung eines Gutachtens eines unabhängigen (Fach-)arztes bei der Prognosestellung.

Unterstellt man die Konstellation, dass sich die Patienten, was vorwiegend bei jüngeren Menschen der Fall sein dürfte, über das Schicksal von Wachkoma-Patienten noch keine Gedanken gemacht haben, bedeutet das nicht, dass auf Behandlungsbeendigung gerichtete Stellvertreter-Entscheidungen, die sich am Wohl der Patienten orientieren, unzulässig sind. Lassen sich trotz sorgfältiger Prüfung keine konkreten Umstände für die Feststellung des individuellen Willens finden, dann hat man die Möglichkeit, auf das Wohl der Betroffenen abzustellen und damit anhand objektiver Überlegungen einen Bezug zu den Betroffenen herzustellen. Dieses Wohl gebietet lebenserhaltende Maßnahmen, soweit sie ärztlich für sinnvoll angesehen werden, etwa weil dadurch Heilungs- oder Besserungschancen bestehen. Das objektive Wohl gebietet es gerade nicht, jede heute technisch mögliche Maßnahme zu ergreifen und damit das Leben der Patienten künstlich zu verlängern, obwohl ihr Grundleiden irreversibel ist und bei natürlichem Verlauf zum Tode führen würde. Die Kommission ist zu der Überzeugung gelangt, dass beim Wachkoma die medizinischen Aussichten der Patienten von besonderem Gewicht sind. Zwar sind Apalliker „Lebende", doch verdanken sie ihr Leben ausschließlich der medizin-technischen Substitution. Ihr physisches Leben ist nur möglich, solange es von außen gestützt wird. Auch ohne den Eintritt zusätzlicher Erkrankungen darf man sich nicht der Erkenntnis verschließen, dass mit zunehmendem Zeitablauf die Chance der Wachkoma- Patienten, das Bewusstsein wieder zu erlangen und ein bewusstes und selbst bestimmtes Leben führen zu können, gegen Null geht. Deshalb muss die Lebenserhaltungspflicht dort enden, wo dem Menschen auf Grund unwiderruflichen Verlustes jeglicher Reaktions- und Kommunikationsfähigkeit die Möglichkeit weiterer Selbstwahrnehmung und Selbstverwirklichung genommen ist. Dies ist spätestens bei irreversiblem Bewusstseinsverlust der Fall. Eine unbedingte Lebenserhaltung von Wachkoma-Patienten, bei denen eine Wiederherstellung nach dem jeweiligen Stand der medizinischen Erkenntnisse mit Gewissheit nicht zu erwarten ist, entspricht in aller Regel nicht den Vorstellungen der Betroffenen von einem würdigen Leben bzw. von einem würdegemäßen Sterbeschicksal. Wenn daher sowohl die behandelnden Ärzte als auch ein weiterer unabhängiger Arzt zu der Gewissheit gelangen, dass keine Besserung zu erwarten und nicht von einem gegenteiligen Willen der Patienten auszugehen ist, dann kann eine weitere Lebenserhaltung nicht ethisch zwingend geboten, sondern im Gegenteil für die Betroffenen unzumutbar sein.

In diesen Fällen sollte nach umfassender Beratung zwischen Stellvertretern und Ärzten ein einvernehmlicher Verzicht auf lebensverlängernde Maßnahmen zulässig sein.

Angehörige, die sich in einer menschlich sehr belastenden Situation befinden, sollten in die Kommunikations- und Beratungsprozesse einbezogen und ihrerseits begleitet werden.

Strittig ist die Frage, ob ein Behandlungsabbruch, der nicht auf eine ausdrückliche Verfügung der Patienten zurückzuführen ist, auch durch Einstellung der künstlichen Ernährung erfolgen darf. Kritiker sprechen hier von einem „Verhungernlassen", das sie für unzulässig halten. Der BGH hat diese Einschränkung nicht vorgenommen. Auch die Kommission teilt diese Meinung und geht davon aus, dass Beatmung, Ernährung durch Sonden oder Medikamentenzuführung gleich zu bewertende Formen künstlicher Lebensverlängerung sind.

In jedem Fall ist für eine ausreichende Basisversorgung, für Schmerzlinderung und menschliche Zuwendung zu sorgen. Es muss also stets eine weitere orale Flüssigkeitszufuhr zur Vermeidung quälenden Austrocknens erfolgen.

Weiterhin hat die Kommission die beim Umgang mit Wachkoma-Patienten wichtige Frage erörtert, ob für den Fall, dass zwischen den Ärzten und den Stellvertretern Einigkeit dahin besteht, dass der Abbruch lebenserhaltender Maßnahmen geboten ist und dies dem mutmaßlichen Willen und dem Wohl der Betroffenen entspricht, eine Genehmigung des Vormundschaftsgerichts eingeholt werden sollte. Es entspricht durchaus rechtsstaatlicher Tradition, dass Entscheidungen von solcher Tragweite in einem ordentlichen Gerichtsverfahren auf ihre Zulässigkeit hin überprüft werden. Das Gericht hat zudem die Möglichkeit, ein weiteres Gutachten über den Zustand der Patienten einzuholen. Die Dauer eines solchen Verfahrens wäre kein Hindernis, da Eile nicht geboten ist. Andererseits ist es fraglich, ob es generell einer Kontrolle durch das Vormundschaftsgericht bedarf, wenn zwei Ärzte unabhängig voneinander die Begutachtung des Patienten vorgenommen haben und der Stellvertreter zu der Erkenntnis gelangt, dass der Betroffene mutmaßlich nicht sein Einverständnis für eine weitere Behandlung erteilen würde. Das Gericht kennt weder den Betroffenen persönlich, noch hat es ausreichenden medizinischen Sachverstand, um seine Erkenntnisse anstelle der Aussage der Mediziner setzen zu können. Es erscheint daher ausreichend, die Einschaltung des Vormundschaftsgerichts nur dann vorzusehen, wenn es hinsichtlich der Auslegung des mutmaßlichen Willens der Patienten oder der medizinischen Bewertung zu unterschiedlichen Auffassungen zwischen den Stellvertretern und den behandelnden Ärzten kommt.

In diesem Sinn ist die in Empfehlung 4 ausgesprochene Empfehlung für eine gesetzliche Regelung der Zuständigkeit des Vormundschaftsgerichts zur Überprüfung von Stellvertreter-Entscheidungen zu verstehen.

These 20: Entscheidungen bei Minderjährigen

Bei Entscheidungen einsichts- und urteilsfähiger Minderjähriger über passive, indirekte Sterbehilfe und eine Therapiebegrenzung sind die Sorgeberechtigten einzubeziehen.

Bei nicht Urteils- und Einsichtsfähigen ist der Wille der Sorgeberechtigten ausschlaggebend.

Der Wunsch, einer Krankheit ihren Lauf zu lassen, wird nicht nur von Erwachsenen, sondern auch von Kindern und Jugendlichen geäußert. Im Zusammenhang mit These 3 wurde bereits ausgeführt, dass das Recht zur Selbstbestimmung weder von der zivilrechtlichen Geschäftsfähigkeit, noch von der strafrechtlichen Schuldfähigkeit, sondern entscheidend von der natürlichen Einsichts- und Urteilsfähigkeit abhängt. Im Zusammenhang mit der Einsichts- und Urteilsfähigkeit von Minderjährigen wurde vorgeschlagen, im Interesse der Rechtssicherheit und -klarheit eine Altersgrenze von 14 Jahren festzuschreiben. Damit korrespondiert, dass sich eine entsprechende Grenze im positiven Recht, aber auch in Rechtsprechung und Lehre an verschiedener Stelle findet. So kann man ab der Vollendung des 14. Lebensjahres sein religiöses Bekenntnis bestimmen, seine Einwilligung zur Adoption widerrufen, sein Recht auf Gehör im Sorgerechtsverfahren selbständig ausüben und entsprechende Rechtsmittel geltend machen. Nach Auffassung der Kommission ist es freilich nicht nur richtig, sondern auch unbedingt notwendig zu betonen, dass die Altersgrenze von 14 Jahren allenfalls als Richtlinie zur Bestimmung der Einsichts- und Urteilsfähigkeit in Betracht kommen kann. Gerade im Problemfeld der Sterbehilfe und – begleitung empfiehlt es sich, diese Fähigkeit von Minderjährigen nicht von einer starren Altersgrenze abhängig zu machen. Schwere Krankheiten können dazu führen, dass die geistige Entwicklung und psychische Reife rascher voranschreitet als dies bei gleichaltrigen gesunden Minderjährigen der Fall ist. Andererseits sind schwerkranke Minderjährige, wie auch schwerkranke Erwachsene, eingeengt durch Schmerzen und Ängste oftmals in einem mentalen Zustand, der Zweifel an ihrer Einsichts- und Urteilsfähigkeit aufkommen lässt. Die Kommission lehnt daher starre Altersgrenzen, wie etwa „ein 13-jähriger ist nicht einsichtsfähig, ein 15-jähriger aber doch", ab. Stattdessen bevorzugt sie eine gleitende Altersgrenze. Es wird in einer Art Stufenmodell im Einzelfall zu prüfen sein, ob eine Einsichtsfähigkeit in die abstrakte Krankheitssituation besteht, ob ein Selbstbezug auf das konkrete, individuelle Schicksal hergestellt werden kann und ob diese Einsichten in eine Kommunikation eingebracht werden können.

Die weitere Diskussion ergab unterschiedliche Meinungen zu der Frage, ob einsichts- und urteilsfähigen Minderjährigen dann auch allein das Entscheidungsrecht über die Behandlungsaufnahme, deren Fortsetzung oder Beendigung zusteht. So wurde die Meinung vertreten, dass es ausschließlich auf die Entscheidung des urteilsfähigen Minderjährigen ankomme[49]. Denn wenn von einer Einsichtsfähigkeit der Minderjährigen in ihre Krankheitssituation auszugehen ist,

---

[49] Taupitz, „Empfehlen sich zivilrechtliche Regelungen zur Absicherung der Patientenautonomie am Ende des Lebens?, Gutachten A für den 63. DJT 2000, S. 12"

steht damit auch die Grundrechtsmündigkeit hinsichtlich der Grundrechte aus Artikel 1 Absatz 1, Artikel 2 Absatz 1 und 2 GG fest. Das bedeutet, dass diese Minderjährigen das Recht zur Selbstbestimmung haben. Diesem Recht steht jedoch das elterliche Erziehungsrecht aus Artikel 6 Absatz 2 GG gegenüber. Das Selbstbestimmungsrecht der Kinder wird durch das elterliche Erziehungsrecht, das sie im Interesse ihrer Kinder auszuüben haben, begrenzt. Es ergibt sich daher bereits aus der Verfassung, dass es auch bei einsichtsfähigen Minderjährigen nicht von vornherein ausschließlich auf die Entscheidung der Minderjährigen ankommt. Vielmehr ist in jedem Einzelfall eine Abwägung der betroffenen Grundrechte vorzunehmen. Bei Abwägung dieser widerstreitenden Grundrechte ist davon auszugehen, dass das Selbstbestimmungsrecht mit zunehmenden Alter der Minderjährigen ansteigt und mit Eintritt der Volljährigkeit endgültig gegeben ist. Das bedeutet, dass die Schranken um das Selbstbestimmungsrecht der Minderjährigen um so enger zu ziehen sind, je jünger die Minderjährigen sind und je nachhaltiger und unumkehrbarer sich eine Entscheidung auf ihr Leben auswirken kann. Das gilt insbesondere für Entscheidungen, wie die der letztlich zum Tode führenden Behandlungsverweigerung bzw. -beendigung oder der den Todeseintritt möglicherweise beschleunigenden Schmerztherapie. Gerade insoweit meint die Kommission, dass diese Entscheidungen, selbst wenn sie von einsichts- und urteilsfähigen Minderjährigen getroffen worden sind, nur wirksam sein sollten, wenn auch die Eltern Gelegenheit hatten, die Behandlung mit den Minderjährigen und mit den Ärzten ausführlich zu erörtern. Nur in diesem Rahmen sollte es bei der Alleinentscheidungsbefugnis der einsichtsfähigen Minderjährigen bleiben.

These 21: Entscheidungen bei Neugeborenen[50]

Auch bei einem schwerstgeschädigten oder extrem unreifen Neugeborenen ist – unabhängig von seinem Leidenszustand – die gezielte Verkürzung seines Lebens durch aktive Eingriffe verboten.

Lebenserhaltende Maßnahmen können aber unterlassen oder abgebrochen werden, wenn der Sterbeprozess bereits eingesetzt hat oder wenn sich herausgestellt hat, dass das Leben des Neugeborenen nicht auf Dauer zu erhalten, sondern der Tod in Kürze zu erwarten ist.

Im Übrigen müssen im Rahmen der ärztlichen Behandlungspflicht und der elterlichen Fürsorge bei extrem unreifen oder schwerstgeschädigten Neugeborenen nicht immer alle lebenserhaltenden oder -verlängernden Möglichkeiten ausgeschöpft werden. Dies gilt erst recht für zum Entscheidungszeitpunkt noch als experimentell einzustufende Maßnahmen.

Es ist aus ethischer und rechtlicher Sicht nicht zu beanstanden, wenn im Einzelfall der Leidensvermeidung oder -linderung der Vor-

---

[50] Neugeborene sind nach Definition der WHO Kinder bis zu einem Alter von vier Wochen.

rang gegeben wird gegenüber dem Bemühen um Lebenserhaltung oder -verlängerung.

In allen Fällen muss Einvernehmen zwischen den Eltern, gegebenenfalls den Sorgeberechtigten und der Ärztin oder dem Arzt bestehen. Besteht das Einvernehmen nicht, dürfen lebenserhaltende oder – verlängernde Maßnahmen nur mit Zustimmung des Vormundschaftsgerichts unterbleiben.

Ausreichende Basisversorgung, Leidenslinderung und insbesondere menschliche Zuwendung sind immer zu gewährleisten.

Bei Neugeborenen sind nicht nur lebensverlängernde Maßnahmen zu beurteilen, sondern auch Maßnahmen, die das Leben außerhalb des Mutterleibs überhaupt erst ermöglichen.

Die Möglichkeiten der Behandlung und Lebenserhaltung, die der Neugeborenenmedizin zur Verfügung stehen, haben sich erheblich erweitert. Das Leben zahlreicher Kinder, die früher binnen kürzester Zeit gestorben wären, kann heute gerettet oder jedenfalls verlängert werden. So musste vor 20 Jahren ein Frühgeborenes wenigstens 1000 Gramm wiegen, wenn es eine echte Chance zum Überleben haben sollte. Heute können in Einzelfällen selbst in der 23. Schwangerschaftswoche Geborene mit einem Geburtsgewicht von weniger als 400 Gramm am Leben erhalten werden. Zur nachgeburtlichen Behandlung gehören auch Absaugen, Intubieren, maschinelle Beatmung, Behandlung mit Substanzen zur Lungenreifung, Sondenernährung, die Verabreichung von Schmerz- und Beruhigungsmitteln, sowie die Gabe von Antibiotika, Monitorüberwachung und Hirnstromableitung. Bei Neugeborenen mit Fehlbildungen und erworbenen Schädigungen können operative Eingriffe hinzukommen.

Trotz dieser medizinischen Fortschritte versterben Neugeborene und überleben unreife Neugeborene mit angeborenen Fehlbildungen und Neugeborene mit erworbenen Schädigungen nur mit geistigen oder körperlichen Behinderungen unterschiedlichen, zum Teil hohen Ausmaßes.

Ob im einzelnen Fall das technisch Mögliche immer getan oder ob es ausnahmsweise unterlassen werden soll, wird damit zur kritischen Frage.

Es lassen sich drei Grenzen der Lebenserhaltungspflicht unterscheiden:

Eine erste Grenze der Lebenserhaltungspflicht ergibt sich aus einer Unmöglichkeit, das Leben zu erhalten. Wo die Ärzte das sterbende Neugeborene nicht mehr am Leben erhalten können, sind sie zu keinen über die Basisversorgung hinausgehenden Maßnahmen verpflichtet. Die Ärzte sind keinesfalls verpflichtet, den Eintritt des Todes durch die technischen Möglichkeiten der Intensiv-Medizin hinauszuzögern.

Eine weitere Grenze besteht dort, wo der unumkehrbare Sterbeprozess zwar noch nicht eingesetzt hat, aber unvermeidbar in überschaubar kurzer Zeit einsetzen wird.

Die Neugeborenenmedizin sieht sich oftmals mit Erkenntnissen der individuellen Pränataldiagnostik konfrontiert. Wenn sich daraus mit Gewissheit eine sehr eingeschränkte Überlebensfähigkeit des Kindes ableiten lässt, können Ärzte und Sorgeberechtigte schon vorgeburtlich einvernehmlich auf lebenserhaltende Maßnahmen nach der Geburt verzichten.

Fraglich ist, ob eine weitere Grenze der Lebenserhaltungspflicht in den Fällen anzunehmen ist, in denen das Leben zwar auf Dauer oder/und zumindest auf längere Zeit erhalten werden kann, aber nur mit schwersten körperlichen oder geistigen Schädigungen.

Der Umstand, dass dem Neugeborenen ein Leben mit Behinderung bevorsteht, rechtfertigt es nicht, lebenserhaltende Maßnahmen zu unterlassen oder abzubrechen. Wenn aber feststeht, dass das Neugeborene, etwa infolge schwerster perinataler Hirnschädigungen, niemals die Fähigkeit zur Wahrnehmung und damit zu einem kommunikativen Leben erlangen wird, besteht entsprechend den Überlegungen, die man für Erwachsene anstellt, keine Behandlungspflicht.

Für Geburtshelfer und Neonatologen ist es häufig ein Problem, dass sie sich aus juristischen Gründen zur Lebenserhaltung verpflichtet fühlen, obgleich sie nach ihrem ärztlichen Wissen und Gewissen anders entscheiden würden. Die Kommission rät, diesen Konflikt im Sinne von These 21 Absatz 4 zu lösen. Ist das Leben eines extrem unreifen Neugeborenen oder eines Neugeborenen mit angeborenen schwersten Fehlbildungen oder schwersten Stoffwechselstörungen auf Dauer mit hoher Wahrscheinlichkeit nicht bzw. nur unter Einsatz von zur Zeit des Geschehens als experimentell zu betrachtenden Maßnahmen zu erhalten, oder bestehen im Fall des Überlebens schwerwiegendste Folgeschäden, kann auf lebenserhaltende Maßnahmen im Konsens mit den Eltern verzichtet werden.

Diese Auffassung muss sich allerdings dem Einwand stellen, der besagt, dass die Zulassung der Sterbehilfe nur mit der verfassungsrechtlich garantierten Selbstbestimmung zu begründen sei und daher eine einsichtsfähige Person voraussetze. Sterbehilfe bei Neugeborenen, die sich noch nicht in der Sterbephase befänden, könne als die Vernichtung lebensunwerten Lebens missverstanden werden. Dem ist entgegenzuhalten, dass das Grundrecht des Artikels 2 Abs. 2 GG zwar das Leben als „Höchstwert innerhalb der verfassungsrechtlichen Ordnung" schützt, dabei aber offen bleibt, ob schwerst geschädigtes Leben auf jeden Fall künstlich gestützt und verlängert werden muss. Artikel 2 Abs. 2 GG begründet keine Pflicht zum Leben, schon gar nicht eine Pflicht zu einem Leben unter entwürdigenden Schmerzen oder unter zutiefst belastenden Bedingungen. Aus dem grundrechtlichen Lebensschutz lässt sich nicht ableiten, dass der Staat durch seine Gesetzgebung und Rechtsprechung den Schutz der biologischen Existenz so weit auszudehnen hätte, dass die Medizin tätig werden müsste, um mit dem Menschsein unvereinbar erscheinendes Leiden künstlich zu verlängern. Das gilt umso mehr, wenn mit dieser Lebensverlängerung ein Eingriff in die körperliche Integrität verbunden ist – wie beispielsweise bei einer Magensonde, aber auch bei der künstlichen Beatmung des nicht-lebensfähigen, leidenden Neugeborenen. Aus Artikel 2 Abs. 2 GG ist kein absolutes Verbot der Sterbehilfe im Falle eines schwerstgeschädigten und leidenden Neugeborenen abzuleiten.

Wenn zwischen den behandelnden Ärzten und den Sorgeberechtigten Einigkeit über die Aufnahme, die Fortsetzung oder die Unterlassung der Behandlung besteht, gibt es kein Erfordernis, das Vormundschaftsgericht einzuschalten.

Fordern hingegen nur die Sorgeberechtigten – entgegen ärztlicher Meinung – Maßnahmen, die zur Lebensbeendigung des Kindes führen, ist das Vormundschaftsgericht anzurufen.

Wenn die Entscheidung getroffen wird, lebenserhaltende Maßnahmen zu unterlassen, so bedeutet das keinesfalls, dass man das Neugeborene unversorgt lässt. Vielmehr ist eine Basisversorgung, möglichst unter Einbeziehung der Eltern, sicherzustellen.

IV. Problematik der Selbsttötung

These 22: Rechtslage zur Selbsttötung de lege lata

a) **Die Selbsttötung ist nach geltendem Recht nicht strafbar.**

b) **Handelt die oder der Sterbenskranke frei verantwortlich, ohne durch Irrtum, Täuschung oder Druck zu der Handlung veranlasst worden zu sein, so ist auch die Mitwirkung anderer Personen bei der Selbsttötung jedenfalls solange nicht strafbar, als die Suizidentin oder der Suizident selbst das zum Tode führende Geschehen beherrscht.**

c) **Wer einem infolge Suizids Hilflosen in einer lebensbedrohenden Lage die erforderliche Hilfe zur Lebensrettung nicht leistet, macht sich eines Tötungsdelikts durch Unterlassung strafbar, wenn ihn Garantenpflichten (z.B. als Ehegatte oder behandelnde Ärztin bzw. behandelnder Arzt) für das Leben des Hilflosen treffen.**

d) **Auch Nichtgaranten können unter den Voraussetzungen des c) wegen unterlassener Hilfeleistung nach § 323 c StGB strafbar sein.**

Die Tötungstatbestände im Strafgesetzbuch richten sich gegen die Tötung eines anderen Menschen. Daher ist die Selbsttötung nicht strafbar, und zwar schon mangels Tatbestandsmäßigkeit[51]. Ebenso wie die Selbsttötung als solche ist auch die vorsätzliche Teilnahme daran nach herrschender Meinung straflos, da es mangels Tatbestandsmäßigkeit an einer entsprechenden Haupttat fehlt, wobei sich dieses formale Akzessorietätsargument vor allem aus dem Prinzip der Selbstbestimmung des Opfers begründet.

Die straflose Beihilfe zur Selbsttötung wird von der strafbaren Tötung auf Verlangen danach abgegrenzt, wer das zum Tode führende Geschehen tatsächlich beherrscht. Im Einzelfall ist dafür die Art und Weise entscheidend, wie der Suizident über sein Schicksal verfügt. Hat er sich in die Hand des anderen gegeben,

---

[51] Der Bundesgerichtshof bewertet eine Selbsttötung im Urteil vom 7.2.01, AZ: 5 StR 474/00 von äußersten Ausnahmefällen abgesehen als rechtswidrig, aber straflos (siehe hierzu BGHSt 46, 279)

weil er duldend von ihm den Tod entgegennehmen wollte, dann hatte dieser andere die Tatherrschaft. Behielt er dagegen bis zuletzt die freie Entscheidung über sein Schicksal, dann tötete er sich selbst, wenn auch mit fremder Hilfe[52]. Im sogenannten Hackethal-Fall[53] ist das Gericht von strafloser Beihilfe zum Suizid ausgegangen, *weil der Suizidentin das zum Tod führende Gift nicht eingeflößt wurde, sondern sie es selbst ohne Hilfe Dritter zum Mund geführt und getrunken hat.*

Trotz eigenhändiger Selbsttötung kann jedoch ein Tötungsdelikt vorliegen, wenn der Suizident als unfreies Werkzeug eines das Geschehen beherrschenden Hintermannes tätig geworden ist. Eine solche Tötung in mittelbarer Täterschaft liegt dann vor, wenn der Suizident nicht eigenverantwortlich gehandelt hat, wenn er also als Werkzeug gegen sich selbst benutzt wurde. Von fehlender Eigenverantwortlichkeit ist zum Beispiel dann auszugehen, wenn bei dem Suizidenten eine krankhafte seelische Störung vorliegt. Juristisch wird das Fehlen der Eigenverantwortlichkeit unterschiedlich begründet. Nach einer zum Teil vertretenen Auffassung werden zur Begründung §§ 20, 35 StGB herangezogen, Andere verlangen, dass der Suizidwunsch einem „ernstlichen Verlangen" im Sinne von § 216 StGB vergleichbar ist.

Wenn der Suizident das Geschehen beherrschte und auch an seiner Eigen- oder Freiveranwortlichkeit keine Zweifel bestehen, kommt nach verbreiteter Meinung eine Strafbarkeit aber gleichwohl in Betracht. Der BGH hat im sogenannten Peterle- oder Wittig-Fall[54] entschieden, *ein Arzt oder ein sonstiger Dritter sei aus dem Gesichtspunkt der Garantenhaftung solange nicht verpflichtet einzuschreiten, wie der Suizident noch Herr des Geschehens ist. Verliere der Suizident aber infolge Bewusstlosigkeit die tatsächliche Möglichkeit der Beeinflussung des Geschehens, so hänge der Eintritt des Erfolges jetzt allein vom Verhalten des Garanten ab. Wer einen Bewusstlosen in einer lebensbedrohenden Lage antreffe, und ihm die erforderliche zumutbare Hilfe zur Lebensrettung nicht leiste, obwohl ihn – z.B. als Ehegatten oder behandelnden Arzt – Garantenpflichten für das Leben des Verunglückten treffen, mache sich eines Tötungsdelikts durch Unterlassen strafbar. An dieser Beurteilung ändere sich nichts dadurch, dass der die Hilfeleistung erfordernde Zustand des handlungs- und willensunfähig gewordenen Opfers von diesem absichtlich herbeigeführt worden sei.* Zum Schuldspruch im genannten Peterle- oder Wittig- Fall kam es gleichwohl nicht, weil der BGH zur Überzeugung gelangte, *dass wegen der infolge des Suizidversuchs zu befürchtenden zusätzlichen schweren Schädigung der Patientin ein ärztliches Einschreiten im Hinblick auf die ärztliche Gewissensentscheidung nicht zumutbar gewesen sei.*

Die Rechtsprechung des BGH stieß in der Literatur überwiegend auf Kritik, was seinerseits wiederum gegenläufige Kritik auslöste. So wurde unter anderem unter Bezugnahme auf Ergebnisse der Suizidforschung in Frage gestellt,

---

[52] BGHSt 19,135
[53] OLG München, Beschluss vom 31.7.1987 – 1 Ws 23/87 (siehe hierzu Anhang)
[54] BGHSt 32,374 (siehe hierzu Anhang)

ob man bei Suizidenten überhaupt einen freien Entschluss (Freiverantwortlichkeit) annehmen könne. Jedenfalls sei diese Einschätzung allenfalls theoretisch begründbar, für die Praxis aber nicht aussagekräftig, da die Eigen- und Freiverantwortlichkeit des Suizidenten für Dritte nicht eindeutig erkennbar sei. Gegen eine Hilfeleistungspflicht aus § 323 c StGB wurde vorgebracht, es könne bei einem freiverantwortlichen Suizid nicht von einem Unglücksfall ausgegangen werden, sonst würde man die Selbstbestimmung des Patienten für unbeachtlich erklären. Zudem könne die eine Hilfspflicht auslösende Garantenstellung dann nicht angenommen werden, wenn der Suizident seine Lebensrettung nach einem Selbsttötungsversuch untersagt habe.

Die Kommission hat sich in den nachfolgenden Thesen daher mit den Fragen befasst, inwiefern bei dem Suizid eines Sterbenskranken von eigenem Entschluss oder Freiverantwortlichkeit ausgegangen werden kann, ob ausnahmslos eine Hilfspflicht zur Rettung nach einem Suizidversuch angenommen werden und ob das standesrechtliche Verbot der ärztlichen Assistenz beim Suizid aufrechterhalten werden soll.

These 23: Entschluss zur Selbsttötung

Der Wille der oder des Sterbenskranken, ihr oder sein Leben zu beenden, ist für den Fall des freien, wohl bedachten und auf der Basis der persönlichen Wertüberzeugungen getroffenen Entschlusses zur Selbsttötung zu respektieren, wenn anzunehmen ist, dass die Entscheidung unabänderlich ist.

Sterbenskranke im Sinne dieser These sind Patientinnen und Patienten, deren weit fortgeschrittene Krankheit unumkehrbar in absehbarer Zeit zum Tode führt.

Auch unter extremem physischen Leidensdruck stehende Suizidentinnen oder Suizidenten können eine frei verantwortliche Entscheidung treffen.

Die Tendenz der höchstrichterlichen Rechtsprechung, selbst einen erkennbar wohlüberlegten und menschlich nachvollziehbaren Selbsttötungswillen in der Regel spätestens dann für unbeachtlich zu halten, wenn der Suizident nach Ausführung seines Entschlusses bewusstlos geworden ist (siehe oben These 22), findet nicht die Zustimmung der Kommission. Eine solche Haltung wäre nur dann gerechtfertigt, wenn auch der in der These beschriebene Suizid als krankhaft bedingt bewertet werden müsste. Bei den Überlegungen zur Freiverantwortlichkeit konnte sich die Kommission auf jene Fälle beschränken, die auch Gegenstand ihrer sonstigen Untersuchungen waren: Vorliegend geht es ausschließlich um Schwerkranke und um aus diesem Grund aus eigenem Entschluss sterbewillige Patienten. Die Problematik der Selbsttötung aus anderen Motiven der Lebensrealität (andere Motive der Lebensbilanzierung, persönliche, familiäre Probleme) scheidet aus. Ob man die Freiverantwortlichkeit der genannten schwerkranken Menschen dogmatisch über die Grundsätze der Schuldfähigkeit nach § 20 StGB oder über die natürliche Einsichts- und Urteilsfähigkeit nach BGB oder das ernstliche Verlangen im Sinne von § 216 StGB beurteilt, kann hier dahinstehen.

Die nachfolgenden Überlegungen der Kommission gehen jedenfalls von einem Menschen aus, der sich unter voller Einsicht in seine Krankheitssituation und unter sorgfältiger Abwägung aller für ihn maßgeblichen Umstände zum Suizid entschließt. Nach Auffassung der Kommission entfällt die freie Willensentscheidung („Freiverantwortlichkeit") des Suizidenten nicht schon deshalb, weil er unter extremem physischem Leidensdruck steht. Es ergibt sich aus den vorstehenden Thesen, dass die Möglichkeiten einer Schmerztherapie in vielen Fällen dazu führen können, den Leidensdruck zu reduzieren und deshalb einen Wunsch nach Selbsttötung oder aktiver Sterbehilfe erst gar nicht aufkommen zu lassen. Selbstverständlich müssen diese Möglichkeiten ausgeschöpft werden. Unbestritten gibt es aber Leidenszustände, die auch durch eine Schmerzmittelbekämpfung nicht zu beseitigen sind. Es wurde bereits in den vorausgehenden Thesen begründet, dass Leiden und Schmerz beim Einzelnen einen Zustand herbeiführen können, den er selbst als unvereinbar mit einem menschenwürdigen Leben ansieht. Es wird in der philosophischen, theologischen und der rechtlichen Auseinandersetzung durchaus anerkannt, dass es Situationen gibt, in denen der Selbsttötung die zentrale Norm der menschlichen Würde nicht entgegensteht, sondern die Selbsttötung die persönliche Inanspruchnahme des aus der individuellen Menschenwürde resultierenden Freiheits- und Selbstbestimmungsrechtes darstellen kann. So gilt zum Beispiel allgemein der Verzicht auf das eigene Leben als rechtsbeachtlich und mit dem Anspruch auf Achtung menschlicher Würde vereinbar, wenn dieser Verzicht zur Rettung anderer Leben erfolgt. Die philosophisch- und theologisch-ethische Tradition hat die Möglichkeit der Aufopferung des eigenen Lebens zugunsten anderer (Opfersuizid) oftmals ausdrücklich akzeptiert. Gleiches muss gelten, wenn die Selbsttötung darauf zielt, einer anders nicht behebbaren Verletzung der eigenen Menschenwürde, das heißt einem Leiden und Sterben ein Ende zu bereiten, das der Betroffene als mit der eigenen Menschenwürde nicht mehr vereinbar erachtet. Wenn man die „Freiverantwortlichkeit" bzw. das Recht auf freie, eigene Entscheidung unter Hinweis auf die mögliche mentale Verengung im Hinblick auf Schmerz und Leid pauschal in Frage stellt, würde dies zu einer Pflicht führen, wider Willen leben zu müssen.

These 24: Einschränkung der Hilfspflicht

Die Pflicht zu Rettungsmaßnahmen (Garantenpflicht, § 323 c StGB) sollte nach Auffassung der Kommission nicht angenommen werden, wenn die Suizidentin oder der Suizident nach ihrem oder seinem deutlich erkennbar geäußerten Willen auf Hilfe verzichten und ihr oder sein Leiden beenden wollte.

Hinsichtlich der Pflicht, einen Menschen nach Suizidversuch zu retten, kann auf die Ausführungen in These 17 zu Notfällen verwiesen werden. Soweit die Ärzte oder andere Hinzutretende über die Motive des Suizidenten oder die näheren Umstände des Suizides keine oder keine genauen Kenntnisse haben, sind sie zur Hilfe verpflichtet. Auch von den Gerichten können gründliche Ermittlungen erwartet werden, um auszuschließen, dass Suizide nicht durch Untätigkeit hingenommen werden, die auf einer verantwortungsausschließenden Depression beruhen oder als Appell-Suizid anzusehen sind.

Hingegen erfordert die Rettungspflicht bei einem Suizidversuch eines unheilbar Kranken, der sich in einem unwiderruflich und in absehbarer Zeit ablaufenden Sterbeprozess befindet, eine andere Beurteilung als die Rettungspflicht bei Suizidversuchen jener Personen, die aus anderen Gründen nicht mehr weiterleben wollen. Hat der Patient für den Hilfspflichtigen erkennbar und unzweifelhaft seine Entscheidung eigen- und freiverantwortlich getroffen, um dem absehbaren Verlauf einer tödlichen Krankheit durch Suizid zuvor zu kommen, sollte niemand, auch die Ärzte nicht, (straf)rechtlich verpflichtet sein, ihn daran zu hindern. Davon bleibt die Pflicht unberührt, sich bereits im Vorfeld zu bemühen, die Patienten von diesem endgültigen Schritt abzuhalten. Dazu gehört die Gabe ausreichender Schmerzmittel ebenso wie das Bemühen um Gespräche, in denen auch religiöse oder weltanschauliche Sinndeutungen sowie vor allem mitmenschliche Einbindungen eine Rolle spielen sollten. Wenn ein Mensch in dieser Situation gleichwohl die Entscheidung für eine bewusste Beendigung seiner personalen Existenz trifft, so löst dies keine Pflicht zum Handeln im Sinne von § 323 c StGB oder aufgrund einer Garantenstellung aus. Den Suizidenten entgegen seinem Willen einer Behandlung zu unterwerfen oder ihn sonst zwangsweise zu hindern, die letzte, ihn persönlich betreffende Entscheidung zu fällen, ist mit seiner aus der Menschenwürde resultierenden Selbstbestimmung nicht in Einklang zu bringen.

Da eine Änderung der Rechtsprechung nicht absehbar ist, sollte in Bezug auf die unterlassene Hilfeleistung eine Änderung des geltenden Strafrechts erfolgen (siehe hierzu Empfehlung 3).

These 25: Ärztlich assistierte Selbsttötung

Die ärztliche Beihilfe bei der Selbsttötung bleibt weiterhin standesrechtlich untersagt.

In Fällen unerträglichen, unheilbaren Leidens, das trotz Ausschöpfung aller palliativ-medizinischer Maßnahmen nicht ausreichend zu lindern ist, kann eine abweichende Entscheidung, die unter Abwägung aller Umstände des Einzelfalls und unter Zugrundelegung des Selbstbestimmungsrechts der Patientin oder des Patienten in ärztlicher Verantwortung getroffen worden ist, im Einzelfall zu rechtfertigen sein.

Hierzu gibt es ein Minderheiten-Votum (siehe Seite 144).

Die Grundsätze der Bundesärztekammer vom 11.09.1998[55] enthalten in der Präambel eine Aussage zum ärztlich assistierten Suizid. *Danach widerspricht die Mitwirkung eines Arztes bei der Selbsttötung eines anderen dem ärztlichen Ethos und es erfolgt der Hinweis, dass dies strafbar sein kann.* Auf der Grundlage

---

[55] Grundsätze der Bundesärztekammer zur ärztlichen Sterbebegleitung vom 11.09.1998, in NJW 1998,3406; *www.bundesaerztekammer.de/bak/owa/idms.show?key=Sterben*

der Erkenntnis, dass es unerträgliches und unheilbares Leiden gibt, das objektiv nicht zu lindern ist, stellte sich der Kommission die Frage, ob es bei diesem standesrechtlichen Verbot, das über die Normen des Strafrechts hinausgeht, bleiben soll.

Im Hinblick auf den Heilauftrag der Ärzte, das Tötungstabu, die berechtigten Ängste vor einem Tabubruch und die Erinnerung an das freilich ganz andere Sachverhalte betreffende so genannte Euthanasieprogramm der NS-Zeit hat sich die Kommission geschlossen dafür ausgesprochen, dass es bei dem standesrechtlichen Verbot bleiben soll und generell keine Ausnahmetatbestände geschaffen werden sollten. Sie hat sich dabei von der Einsicht leiten lassen, dass sich Normen aufzulösen drohen, sobald man generalisierend Ausnahmebedingungen zulässt.

Die Kommission hat weiter überlegt, ob man es vertreten könne, bei Nachvollziehbarkeit des Todeswunsches in Einzelfällen die ärztliche Assistenz beim Suizid ethisch als hinnehmbar und legitimierbar anzusehen und daher keine standesrechtlichen Folgen auszusprechen.

Zum Mehrheits-Votum

Die Mehrheit der Kommission meinte, dass es Ausnahmefälle gibt, in denen auf Grund der Tragik des Geschehens im Einzelfall das Sanktionsbedürfnis entfallen kann. Insoweit kann auf die Erläuterungen der These 14 (aktiven Sterbehilfe) verwiesen werden. Wenn feststehe, dass Schmerzen und Qualen den Betroffenen peinigen, eine Besserung und Linderung nicht möglich und nur noch der Zeitpunkt abzuwarten ist, in dem die Last so unerträglich geworden ist, dass der vollständige körperliche Zusammenbruch folgt, kann es im Einzelfall ethisch vertretbar und legitimierbar sein, wenn die Ärzte bei einer solchen Notlage die Selbsttötung auf ausdrücklichen Wunsch des Patienten ermöglichen oder unterstützen. Normativ könne für die Ärzte nicht etwas anderes gelten als für andere Personen, deren Hilfe beim Suizid straflos ist. Zur Vermeidung von Missverständnissen betonen die Mitglieder der Kommission, dass die Ärzte zur Beihilfe nicht verpflichtet seien und auch Einzelne keinen Anspruch darauf hätten, dass ihnen bei der Selbsttötung geholfen werde. Diejenigen, die Ärzte wegen Hilfe beim Suizid auch dann standesrechtlich sanktionieren wollten, wenn sie in einem Fall, in dem weder die passive noch die indirekte Sterbehilfe weiterhelfen konnten, gehandelt haben, müssten sich darüber im Klaren sein und es verantworten, dass sie verzweifelte Menschen allein ließen und diese das von ihnen selbst gewünschte Lebensende gar nicht oder nur unter qualvollen Bedingungen herbeiführen könnten. Solange im Bewusstsein der Menschen verankert bleibe, dass Ärzte niemals, in keinerlei Notlage beim Suizid helfen dürfen, ohne deswegen mit erheblichen Sanktionen rechnen zu müssen, hätten Länder wie die Niederlande, Belgien und die Schweiz Zulauf und würde der weitergehende Ruf nach Zulassung der aktiven Sterbehilfe nicht verstummen. Man schütze mit der strengen Auffassung der Minderheit letztlich ausschließlich das ärztliche Selbstverständnis, jedoch zu Lasten von Patienten, die man sich selbst überlässt. Die Bewahrung des generellen Vertrauens in ärztliches Handeln könne, so gewichtig sie sei, keine Rechtfertigung dafür sein, dem Einzelnen objektiv nicht linderbares Leiden zuzumuten. Solches Leiden dürfe einem Einzelnen nur zugemutet werden, wenn Lebensinteressen eines anderen zu verteidigen seien. Demgegenüber habe im Konflikt zwischen dem selbstbestimmten, vom Leiden motivierten Wunsch des Einzelnen und gesellschaftlichen oder standesrechtlichen Interessen unter bestimmten Umständen der Einzelne moralische Prävalenz.

V. Rechte und Pflichten der Ärztinnen und Ärzte, des Pflegepersonals und der Träger von Einrichtungen

These 26: Grenzen der ärztlichen Behandlungspflicht

Ärztinnen und Ärzte dürfen nicht zu Handlungen verpflichtet werden, die sie mit ihrem Gewissen nicht vereinbaren können. Die Gewissensfreiheit rechtfertigt aber in keinem Fall einen Eingriff in Selbstbestimmung und körperliche Integrität der Patientin oder des Patienten durch Einleitung oder Fortsetzung einer nicht gewollten Maßnahme. Wird von der Ärztin oder dem Arzt ein Tun oder Unterlassen verlangt, das sie oder er nicht mit ihrem oder seinem Gewissen vereinbaren kann, so soll sie bzw. er an eine andere Ärztin oder einen anderen Arzt verweisen. In jedem Fall müssen eine ausreichende Basisversorgung [56], Leidenslinderung und menschliche Zuwendung zur Verfügung stehen.

Im Mittelpunkt der Fragen zur ärztlichen Behandlung stehen die Patienten. Sie können sich aus verfassungsrechtlicher Sicht auf ihr Selbstbestimmungsrecht (Artikel 2 GG), die Menschenwürde (Artikel 1 GG) und ihre Gewissens- und Religionsfreiheit (Artikel 4 Absatz 1 GG) stützen.

Wie aber ist die Stellung der Ärzte zu beurteilen? Können sie sich auf ihre Religions- oder die Gewissensfreiheit aus Artikel 4 Absatz 1 GG berufen, wenn es darum geht, ob ein mit ihrem ärztlichen Ethos oder ihren religiösen Bindungen nicht zu vereinbarendes Patiententestament oder die am mutmaßlichen Willen des Patienten orientierte Interpretation des Bevollmächtigten oder des Betreuers Beachtung findet? Ein in der Praxis häufiges Beispiel ist die künstliche Ernährung. Sind Patienten nicht damit einverstanden, dass ihnen eine PEG-Sonde gelegt wird, erscheint dies manchen Ärzten, auch bei sterbenskranken Patienten, offenbar immer noch als ein ethisch verwerfliches „Verhungernlassen", das sie mit ihrem Gewissen nicht vereinbaren können. Unter Gewissen versteht man eine individuelle moralische Instanz, die die personale Identität eines Menschen mitkonstituiert und ihm subjektiv bindend vorschreibt, in einer konkreten Situation bestimmte – auf der Grundlage ethischer Gewissenstheorie – persönlich verantwortete Handlungen als „gut" oder „gerecht" zu tun bzw. als „böse" oder „ungerecht" zu lassen. Die Entscheidung, einen Menschen nicht

---
[56] Unter Basisversorgung versteht die Kommission u.a.: Menschenwürde Unterbringung, Zuwendung, Körperpflege, Lindern von Schmerzen, Atemnot und Übelkeit sowie das Stillen von Hunger- und Durstgefühlen.

verhungern zu lassen, ist eine Gewissensentscheidung. Sie unterliegt mithin dem Schutzbereich von Artikel 4 Absatz 1 GG. Wie jedes Grundrecht ist aber auch das Grundrecht auf Gewissensfreiheit nicht grenzenlos. Es findet seine Grenze in dem Schutzbereich anderer Grundrechte. Das bedeutet, dass die Gewissensfreiheit der Ärzte kein Recht zu ungewollten Eingriffen in die Rechte der Patienten verleiht oder gar eine Pflicht hierzu verbürgt. Im Fall der Verweigerung einer künstlichen Ernährung kollidiert das Recht der Ärzte auf Gewissensfreiheit mit dem Recht der Patienten auf Selbstbestimmung und deren Gewissensfreiheit. Zwischen den kollidierenden Grundrechten muss eine praktische Konkordanz hergestellt werden[57], d.h. die verschiedenen betroffenen Grundrechtspositionen müssen miteinander ausgeglichen werden, was auf eine Güterabwägung im konkreten Fall hinausläuft. Dieser Ausgleich verlangt und rechtfertigt bei allen Beteiligten Beschränkungen. Bei Herbeiführung der Konkordanz soll darauf geachtet werden, nach Möglichkeit eine das Gewissen schonende Alternative bereitzustellen. Denn mit der Eröffnung von Alternativen kann die Rechtsordnung Eingriffe in die Glaubens- und Gewissensfreiheit vermeiden. Sofern es hinsichtlich der Unterbringung und Versorgung des Patienten Alternativen gibt, lassen sich die jeweiligen Grundrechtspositionen am besten durch eine einvernehmliche Vertragsauflösung wahren. Wenn es keine Alternative für die Patienten gibt, können die Ärzte gezwungen werden, eine nicht gewünschte Heilbehandlung und künstliche Ernährung auch gegen ihr eigenes Gewissen zu unterlassen oder abzubrechen (vgl. weiter Thesen 27 und 28). Denn die Gewissensfreiheit gibt ihnen weder ein Recht noch gar eine Pflicht zu ungewollten Eingriffen in die Rechte der Patienten. Das Gewissen der Ärzte steht nicht über den Grundrechten der Patienten. Die Patienten müssen sich daher nicht deshalb künstlich ernähren lassen, weil ein Einstellen der künstlichen Ernährung gegen das Gewissen der behandelnden Ärzte verstößt.

Solange sich die Patienten allerdings in der Obhut des Heimes befinden, ist für eine ausreichende Basisversorgung, für Leidenslinderung und menschliche Zuwendung zu sorgen. Was im Einzelnen hierunter zu verstehen ist, kann These 29 entnommen werden.

These 27: Ethos des Pflegepersonals

Das Pflegepersonal ist an den Willen der Patientin oder des Patienten und an ärztliche Weisungen gebunden. Bei Entscheidungen über Maßnahmen der Sterbehilfe sind die Gewissensüberzeugungen der Pflegerinnen und Pfleger zu achten. Diese können jedoch einen Eingriff in die Selbstbestimmung und körperliche Integrität der Patientin oder des Patienten nicht legitimieren. Wird die Mitwirkung an einer Maßnahme oder deren Unterlassung für nicht mit dem individuellen Gewissen vereinbar gehalten, so kann sich die betreffende Person aus der Pflege

---

[57] dazu Hesse, Grundzüge des Verfassungsrechts der Bundesrepublik Deutschland, 20. Auflage (1995), Rdnr. 364

zurückziehen. **In jedem Fall muss für ausreichende Basisversorgung, Leidenslinderung und menschliche Zuwendung gesorgt werden.**

Zu der Aussage in These 27 sieht sich die Kommission im Hinblick auf den so genannten Traunsteiner Fall[58] veranlasst. In diesem Fall, dessen nähere Einzelheiten dem Anhang entnommen werden können, verweigerten die Pflegekräfte aus „pflege-ethischen" Gründen die Durchführung einer, auf Reduktion der künstlichen Ernährung eines Wachkoma-Patienten gerichteten, ärztlichen Anordnung. Dieser Fall hat unter anderen die Frage aufgeworfen, ob das Pflegeteam ein eigenes Recht hat, das es legitimiert, gegen den Willen der Patienten bzw. deren Betreuer und der betreuenden Ärzte eine künstliche Ernährung aufrechtzuerhalten.

Das Oberlandesgericht München hat hierzu u.a. ausgeführt, *dass dem beklagten Pflegeheim gegenüber dem Verlangen des Patienten auf Reduktion der künstlichen Ernährung ein aus ihren verfassungsmäßigen Rechten abzuleitendes Verweigerungsrecht zustehe. Dieses sei begründet durch das anerkannte Recht der Pflegekräfte der Beklagten auf Berücksichtigung ihrer Gewissensentscheidung nach Artikel 1, 2, 4 ff. GG. Einem solchen Ethikvorbehalt werde bisher ausdrücklich in den Resolutionen der Deutschen Gesellschaft für Chirurgie und der Bundesärztekammer zur ärztlichen Sterbebegleitung Rechnung getragen. Eine Parallele zu der Frage einer Verpflichtung Dritter zu einer Mitwirkung an einer gewünschten Sterbehilfe könne in der Regelung zum Schwangerschaftsabbruch gesehen werden. Auch im Bereich des Schwangerschaftsabbruchs stellten sich die Fragen zur Abgrenzung zwischen dem Selbstbestimmungsrecht und dem Gebot des Lebensschutzes sowie der Gewissensfreiheit derjenigen, von denen eine Mitwirkung an einem Schwangerschaftsabbruch – sei er auch rechtlich zulässig – gefordert wird. Dazu sei in § 12 Absatz 1 des Schwangeren – und Familienhilfeänderungsgesetzes vom 21.08.1995 geregelt, dass niemand verpflichtet ist, an einem Schwangerschaftsabbruch mitzuwirken. Das Weigerungsrecht des Pflegeheimes bzw. seiner Pflegekräfte sei zwar nicht aus einer gesetzlichen Regelung abzuleiten, jedoch bereits aufgrund der ihnen zustehenden verfassungsmäßigen Rechte gemäß Artikel 1, 2, 4 GG begründet, denn unstreitig berufe sich das Pflegeheim zur Begründung seiner Weigerung auf die von seinen Mitarbeitern geltend gemachten ethischen Gründe.*

Zu den Grundrechten des Pflegepersonals als verfassungsimmanente Schranke ist Folgendes anzumerken: Der Schutzbereich der Menschenwürde seitens der Pflegekräfte ist erkennbar nicht berührt. Zwar sind auch diese in ihrer beruflichen Tätigkeit unstreitig Träger der Menschenwürde, doch heißt dies noch nicht, dass ihre sämtlichen ethischen und medizinischen Vorstellungen in gleicher Weise durch das Grundrecht geschützt sind. Die Einstellung der Ernährung der Patienten bedeutet im Übrigen auch keinen Eingriff in die Menschenwürde der Pflegekräfte. Durch eine solche Entscheidung werden die Pflegekräfte nicht zum „Objekt" staatlicher Willkür, Erniedrigung und/oder Brandmarkung. Die An-

---

[58] OLG München 3 U 5090/02 (LG Traunstein 3 O 205/02; AG Rosenheim XVII 0062/99) – NJW 2003,1743), (siehe hierzu Anhang)

ordnung, die künstliche Ernährung bei den Patienten einzustellen, ist auch nicht Ausdruck der prinzipiellen Geringschätzung oder gar Verachtung des Wertes der Pfleger als Subjekt. Unerfindlich ist auch, warum sich die Pflegekräfte auf Artikel 2 GG berufen können sollten. Soweit die Selbstbestimmung gemeint ist, findet diese unweigerlich im entgegenstehenden Willen der Patienten, der Ärzte und der Betreuer ihre Grenze, bei denen es sich um „Rechte anderer" im Sinne von Artikel 2 Absatz 1 GG handelt. Es liegt auch kein Eingriff in die Rechte der Pflegekräfte aus Artikel 2 Absatz 2 GG – deren körperliche Unversehrtheit – vor. Vielmehr handelt es sich um einen solchen Eingriff in die körperliche Unversehrtheit der Patienten. Das Verhalten der Pflegekräfte lässt sich daher allenfalls auf Artikel 4 GG, also die Gewissensfreiheit der Pfleger, gründen. Es ist bereits fraglich, ob in der Anweisung der Ärzte, die künstliche Ernährung zu reduzieren, überhaupt ein Eingriff in die Gewissensfreiheit der Pflegekräfte zu sehen ist. Die Ärzte verlangen hier ein Unterlassen, eine Therapiebegrenzung. Es geht also nicht um einen aktiven Eingriff in das Leben, sondern um die Beendigung eines Eingriffs in Unversehrtheit, Selbstbestimmung und Würde der Patienten. Aus diesem Grund muss auch der vom OLG angeführte Vergleich zum Schwangeren- und Familienhilfeänderungsgesetz als verfehlt angesehen werden. Dieses Gesetz schützt Ärzte und Pflegepersonal vor einer erzwungenen Mitwirkung an Abtreibungen. Gemeint ist damit aber zunächst die aktive Mitwirkung am Schwangerschaftsabbruch, keinesfalls die mittelbare Unterstützung der Handlung anderer. Das Schwangeren- und Familienhilfeänderungsgesetz schützt vor der Mitwirkung an einer nur sozial indizierten, als solchen aber noch rechtswidrigen Handlung. Die Therapiebegrenzung ist aber nicht rechtswidrig. Umso weniger ist es die Befolgung des Patientenwillens beim Einstellen eines Eingriffs. Die Gewissensfreiheit der Pflegekräfte ist also nicht berührt. Selbst wenn es aber so wäre, dass bereits durch das Befolgen des Patientenwillens auf Einstellung medizinischer Eingriffe der Schutzbereich der Gewissensfreiheit der Pflegekräfte berührt wäre, so könnte in der Anordnung zur Therapiebegrenzung kein unzulässiger Eingriff in dieses Recht gesehen werden. Gewissensfreiheit gibt nämlich in keinem Fall das Recht, in die Rechte anderer Bürger einzugreifen bzw. die Selbstbestimmung eines anderen Bürgers zu durchbrechen. Das Gewissen kann nur die Unterlassung bestimmter Maßnahmen rechtfertigen, nicht aber die Fortsetzung eines aktiven Tuns, das sich im strafrechtlichen Sinne immerhin als Körperverletzung darstellt. Niemand kann sich auf sein Gewissen zur Rechtfertigung eines Eingriffs in die Grundrechte eines anderen berufen. Im Übrigen wäre nach den Grundsätzen der praktischen Konkordanz selbst dann eine Abwägung zwischen Gewissensfreiheit und Selbstbestimmung des Patienten vorzunehmen, wenn der Schutzbereich der Gewissensfreiheit berührt wäre und in diese Gewissensfreiheit eingegriffen würde.

Es kann insoweit auf die Ausführungen in These 26 verwiesen werden, als bei Herbeiführung der Konkordanz darauf geachtet werden soll, nach Möglichkeit eine das Gewissen schonende Alternative bereit zu stellen. Mit der Öffnung von Alternativen können Eingriffe in die Glaubens- und Gewissensfreiheit vermieden werden. Eine solche Alternative wäre es, dass sich die Pflegekräfte aus der Pflege zurückziehen und andere Pflegekräfte eingesetzt werden.

Sollte sich diese Alternative aus tatsächlichen Gründen nicht anbieten, würde eine Abwägung zum Ergebnis haben, dass die Menschenwürde und die körperliche Unversehrtheit der Patienten gegenüber der Gewissensfreiheit der Pflegekräfte den Vorrang verdienen.

These 28: Ethos der Träger und der Leitung von Krankenhäusern und Heimen

Die ethische, religiöse oder weltanschauliche Ausrichtung von Krankenhäusern und Heimen ist zu achten. Auch diese darf aber nicht dazu führen, dass es zur Missachtung der Selbstbestimmung und der körperlichen Integrität von Patientinnen und Patienten kommt. Gegebenenfalls ist eine rechtzeitige Verlegung zu ermöglichen.

Der bereits mehrfach genannte Traunsteiner-Fall[59] macht auch die Problematik deutlich, die sich daraus ergibt, dass die Träger bzw. die Leitung von Krankenhäusern und Heimen in ihrem Angebot zum Abschluss eines Heimvertrages die Leistungen festlegen, zu denen sie bereit bzw. nicht bereit sind. So könnte also in einem solchen Angebot stehen, dass bei Patienten mit einem apallischen Syndrom die ausreichende oder hochkalorische Ernährungs- und Flüssigkeitszufuhr zwingend geleistet wird und auf sie aus ethischen Gründen nicht verzichtet werden kann.

Die Möglichkeit zur Vertragsgestaltung ergibt sich aus dem Grundsatz der Privatautonomie, deren wichtigste Erscheinungsform die Vertragsfreiheit ist. Wegen dieses im Zivilrecht herrschenden Grundsatzes sind die Parteien in der Ausgestaltung ihrer vertraglichen Beziehung grundsätzlich frei. Für besonders wichtige und häufig vorkommende Verträge hat der Gesetzgeber aber spezielle Rechtsnormen aufgestellt und zuzüglich die Verträge mit einem Namen bezeichnet, so z.B. mit der Regelung des Heimgesetzes[60]. Hinsichtlich der vorliegend interessierenden Problematik enthält § 5 Absatz 3 Heimgesetz eine Regelung zum Heimvertrag, *wonach im Heimvertrag die Rechte und Pflichten des Trägers und der Bewohnerin oder des Bewohners, insbesondere die Leistungen des Trägers und das von der Bewohnerin oder dem Bewohner insgesamt zu entrichtende Heimentgelt, zu regeln sind. Der Heimvertrag muss eine allgemeine Leistungsbeschreibung des Heimes, insbesondere der Ausstattung, enthalten. Im Heimvertrag müssen die Leistungen des Trägers, insbesondere Art, Inhalt und Umfang der Unterkunft, Verpflegung und Betreuung einschließlich der auf die Unterkunft, Verpflegung und Betreuung entfallenden Entgelte angegeben werden.* Auch das Heimgesetz erlaubt es also, dass die genannten Träger ihre Vorstellungen auch in religiöser und ethischer Hinsicht in die Vertragsgestaltung einfließen lassen. Die Privatautonomie überlässt es dem Einzelnen, also auch den Trägern von Krankenhäusern oder Heimen, seine bzw. ihre Lebensverhältnisse im Rahmen der Rechtsordnung eigenverantwortlich zu gestalten. Sie ist Teil des allgemei-

---

[59] OLG München 3 U 5090/02 (LG Traunstein 3 O 205/02; AG Rosenheim XVII 0062/99), (siehe hierzu Anhang
[60] Heimgesetz vom 7.August 1974 (BGBl. I 1974, 1873)

nen Prinzips der Selbstbestimmung und wird zumindest in ihrem Kern durch Artikel 1 und Artikel 2 GG geschützt[61].

Es darf aber nicht vergessen werden, dass der Grundsatz der Vertragsfreiheit auch die Gefahr des Missbrauchs in sich birgt und als Instrument gesellschaftlicher Machtausübung benutzt werden kann. Die Vertragsfreiheit darf also nicht dazu führen, dass sie für den einen Vertragsteil zur schrankenlosen Selbstbestimmung und für den anderen zur Fremdbestimmung wird. Von Ausnahmen abgesehen stellen die Grundrechtsartikel und die sonstigen Normen des Grundgesetzes zwar keine unmittelbar wirkenden Schranken der Vertragsfreiheit dar, weil sie nach ihrer geschichtlichen Entwicklung, ihrem Inhalt und Zweck das Verhältnis zwischen Bürger und öffentlicher Gewalt betreffen; sie wirken aber unter anderem über die Generalklauseln (§§ 138, 242, 826 BGB) in das Privatrecht hinein. Diesen Schranken unterliegt nicht nur die Abschlussfreiheit, sondern auch die Freiheit inhaltlicher Gestaltung.

Für die eingangs angesprochene Fallkonstellation bedeutet dies, dass es dem Träger und der Leitung von Krankenhäusern und Heimen grundsätzlich freisteht, einen Vertrag zur Pflege von Patienten nur abzuschließen, wenn die passive Sterbehilfe mittels Unterlassen der künstliche Ernährung als Vertragsleistung ausgeschlossen wird. Führt diese Freiheit aber dazu, dass die Patienten in ihrer Region keinen zumutbaren Heimplatz finden, an dem die Verpflegung ohne künstliche Ernährung erfolgt, dann muss die Vertragsfreiheit von Krankenhaus und Heim hinter dem Recht des Patienten zur Selbstbestimmung zurücktreten. Solange eine natürliche Ernährung zudem objektiv in ausreichendem Maß möglich, die medizinische Indikation für eine künstliche Ernährung also nicht gegeben ist, mithin die Verpflegung über Sondennahrung nur wegen Reduktion des pflegerischen Einsatzes erfolgen soll, wäre die Weigerung, einen Heimvertrag zu diesen Konditionen zu schließen, ebenfalls rechtsmissbräuchlich.

These 29: Künstliche Ernährung über eine PEG-Sonde

Die künstliche Ernährung[62] insbesondere über eine PEG-Sonde geht über die Basisversorgung[63] hinaus und ist ein Eingriff in die körperliche Integrität. Sie ist ärztlich nur indiziert, wenn die Patientin oder der Patient unter Hunger und Durst leidet und bedarf der Einwilligung der bzw. des Betroffenen oder seiner Stellvertreterin bzw. seines Stellvertreters.

Nach dem Grundsatz der Vertragsfreiheit kann die medizinische oder pflegerische Einrichtung diese Maßnahme der künstlichen Ernährung der Patientin oder des Patienten zur Aufnahmebedingung

---

[61] BVerfG 70, 115 (123); 72, 155, (170)

[62] Unter künstlicher Ernährung versteht die Kommission die intravenöse Flüssigkeits- und Nahrungszufuhr und/oder die Ernährung über eine Sonde (PEG-Sonde und Nasen-Sonde).

[63] Unter Basisversorgung versteht die Kommission u.a.: Menschenwürde Unterbringung, Zuwendung, Körperpflege, Lindern von Schmerzen, Atemnot und Übelkeit sowie das Stillen von Hunger- und Durstgefühlen.

machen. Wenn hierzu keine Einwilligung vorliegt, ist die Einrichtung zur Übernahme der Patientin oder des Patienten nicht verpflichtet (außer im Notfall). Die Forderung nach genereller Vorabeinwilligung kann im Einzelfall rechtsmissbräuchlich sein, wenn die Maßnahme zu diesem Zeitpunkt medizinisch nicht indiziert ist.

Unter künstlicher Ernährung versteht die Kommission die intravenöse Flüssigkeits- und Nahrungszufuhr und/oder die Ernährung über eine Sonde (PEG-Sonde und Nasen-Sonde). Die PEG- (Percutane Endoskopische Gastrostomie) Sonde ist eine Ernährungssonde, die unter Umgehung aller normalen Nahrungsaufnahme-Organe den Magen direkt durch die Bauchdecke erreicht und die täglich erforderliche Kalorienmenge incl. erforderlicher Flüssigkeit in den Magen bringt. Eine Ernährung über eine Magensonde ist erst seit 1986 möglich. Die PEG-Sonde kommt in den letzten Jahren bei alten, kranken und geschwächten Menschen immer häufiger zum Einsatz und hat mitunter weitgehende medizinisch und sozial nachteilige Folgen. So kann, wenn auf ergänzende natürliche Nahrungsaufnahme verzichtet wird, der Schluckreflex verloren gehen und infolge der technisierten Ernährung die mitmenschliche Zuwendung entfallen. Die Kommission hat infolge von Anhörungen den Eindruck gewonnen, dass das Anlegen von PEG-Sonden in Krankenhäusern und Heimen oftmals nicht gründlich durchdacht wird und dadurch ein langer Leidensweg für sehr alte Patienten vorprogrammiert ist, die man in problematischer Weise zum Leben „verurteilt".

Ist die Fähigkeit, Speisen und Getränke zu sich zu nehmen, aufgrund von Verletzungen, Geschwülsten oder sonstigen – auch psychogen verursachten – Beeinträchtigungen des Schluckapparates erheblich vermindert oder ausgeschlossen, müssen Nahrung und Flüssigkeit künstlich zugeführt werden, um ein Verhungern des Betroffenen zu verhindern. Die Tatsache, dass die Patienten nur durch künstliche Zufuhr von Nährstoffen am Leben erhalten werden können, so dass erst ihr Entzug zum Tode durch Verhungern und Verdursten führt, löst diverse ethische und auch juristische Debatten aus.

Ausgehend von der in den vorstehenden Thesen erörterten Selbstbestimmung könnte man davon ausgehen, dass es, jedenfalls soweit bewusstseinsklare Menschen eine künstliche Ernährung aktuell oder durch Vorausverfügung verweigern, kein Problem geben dürfte, da sie selbst bestimmen können, ob sie ernährt werden möchten.

Es wird allerdings die Meinung vertreten, auf eine medizinisch indizierte künstliche Ernährung könne gar nicht verzichtet werden, da sie zur ausnahmslos geschuldeten Basisbetreuung gehöre. In Erinnerung an die ars moriendi im Mittelalter und eine Rede von Papst Pius XII. auf dem Anästhesisten-Kongress in Rom 1958 haben Weißauer und Opderbecke[64] eine Unterscheidung in gewöhnliche („ordinaria") und außergewöhnliche („extraordinaria") Maßnahmen vorgeschlagen. Sie ordnen die Sondenernährung als natürliche Nahrung auf natürlichem Weg, wenn auch über Sonde, ein. Die Flüssigkeits- und Nahrungszufuhr

---

[64] Weißauer und Opderbecke „Behandlungsabbruch bei unheilbarer Krankheit aus medikolegaler Sicht", in: MedR 1995, 456

über Sonden, auch über die PEG-Sonde, gehöre wegen ihrer relativ geringen medizinischen Schwierigkeiten zur Basisversorgung, die bei jedem Patienten sicherzustellen sei, da er andernfalls verhungere und verdurste. Wenn man die künstliche Ernährung unterlasse, verstoße man gegen Artikel 20 Absatz 3 in Verbindung mit Artikel 2 Absatz 2 Grundgesetz und leiste quasi aktive Sterbehilfe. In diesem Sinne sei auch die Präambel der Grundsätze der Bundesärztekammer zur ärztlichen Sterbebegleitung, Stand vom 11.09.1998[65] zu verstehen: „Unabhängig von dem Ziel der medizinischen Behandlung hat der Arzt in jedem Fall für eine Basisbetreuung zu sorgen. Dazu gehören u.a: Menschenwürdige Unterbringung, Zuwendung, Körperpflege, Lindern von Schmerzen, Atemnot und Übelkeit sowie Stillen von Hunger und Durst".

Betrachtet man diese Debatte um die künstliche Ernährung, so kann man den Eindruck gewinnen, als bedürfe nicht die künstliche Ernährung, sondern deren (partielle) Einstellung der rechtlichen Rechtfertigung. Grundrechtsdogmatisch gesehen ist es aber genau umgekehrt: Beides sind invasive Maßnahmen, bedeuten also einen Eingriff in die körperliche Integrität des Betroffenen. Es handelt sich beim Legen von Sonden also tatbestandsmäßig um Körperverletzung, die durch die Einwilligung der Patienten oder ihrer Stellvertreter gerechtfertigt sein muss, denn jeder Eingriff in die körperliche Integrität des Menschen ist ein rechtfertigungsbedürftiger Eingriff in das Grundrecht des Artikel 2 Absatz 2 Grundgesetz. Das gilt für den Beginn der künstliche Ernährung gleichermaßen wie für deren unerwünschte Fortsetzung. Die zwangsweise Ernährung ist ebenfalls ein Eingriff in die Menschenwürde. Die Verweigerung der Nahrungsaufnahme oder die Verweigerung der Einwilligung in eine künstliche Ernährung sind Ausdruck menschenwürdiger Selbstbestimmung. Auch die voreilige Einführung einer die normale Nahrungsaufnahme ersetzenden Magensonde ist eine Sparmaßnahme, die in die Menschenwürde eingreift. Eine Ausnahme gilt nur insoweit, als es sich um die Überbrückung einer vorübergehenden Notsituation handelt. Kein Eingriff in die körperliche Integrität und die Menschenwürde sind hingegen die medizinische Grundversorgung, die menschenwürdige Unterbringung, Pflege, Zuwendung, Körperpflege und Linderung von Schmerzen sowie das Stillen von Hunger und Durst auf natürlichem Weg. Diese Maßnahmen bezeichnet die Kommission als Basisversorgung.

Die Grundsätze der Bundesärztekammer zur ärztlichen Sterbebegleitung vom 11.9.1998[66] können nur in diesem Sinn verstanden werden. Danach gehört gemäß den Ausführungen in der Präambel neben Körperpflege und Lindern von Schmerzen, Atemnot und Übelkeit das Stillen von Hunger und Durst zur unverzichtbaren Basisbetreuung. Dabei geht die Bundesärztekammer davon aus, dass Hunger und Durst subjektive Empfindungen sind. Weiter unterscheidet die Bundesärztekammer dann „Ärztliche Pflichten bei Sterbenden" und „Verhalten bei Patienten mit infauster Prognose" und die „Behandlung bei sonstiger lebensbe-

---

[65] Grundsätze der Bundesärztekammer zur ärztlichen Sterbebegleitung vom 11.09.1998, in NJW 1998,3406; *www.bundesaerztekammer.de/bak/owa/idms.show?key=Sterben*

[66] Grundsätze der Bundesärztekammer zur ärztlichen Sterbebegleitung vom 11.09.1998, in NJW 1998,3406; *www.bundesaerztekammer.de/bak/owa/idms.show?key=Sterben*

drohender Schädigung". Für alle Patienten gilt, unabhängig von ihrer weiteren Eingruppierung, die Präambel, mithin das Gebot zur Gewährung der Basisbetreuung.

Ein Gebot zur (künstlichen) Ernährung sterbender Menschen gibt es hingegen nicht. Gerade bei Sterbenden stellt eine natürliche Nahrungs- und Flüssigkeitszufuhr oftmals eine unerträgliche Belastung dar. Ganz bewusst wurde daher seitens der Bundesärztekammer bei der Definition der Basisbetreuung auf den Begriff „Ernährung" verzichtet. Es ist anerkannt, dass die künstliche Ernährung eine medizinische Maßnahme ist, für die dann keine Indikation besteht, wenn sie ihren Sinn verloren hat. Hiervon wird beim Sterbenden ausgegangen. Auch das ärztliche Standesrecht verpflichtet den Arzt nicht, das Sterben durch künstliche Ernährung zu verlängern. Die Formulierung der Bundesärztekammer in den Grundsätzen zur ärztlichen Sterbebegleitung vom 11.09.1998 ist daher salomonisch. Wenn der Moribunde keinen Hunger und Durst mehr verspürt, braucht er nicht mehr ernährt zu werden, wenn dies seinem (mutmaßlichen) Willen entspricht. Wenn er sich das ausdrücklich oder konkludent wie durch Abwehrhaltung oder Herausreißen des Sondenschlauchs verboten hat, darf er nicht mehr künstlich ernährt werden. Maßnahmen zur Verringerung des Durstgefühls wie Mundpflege, Befeuchten der Lippen und der Zunge, Einsprühen reichen dann aus. Damit ist die Beendigung der lebenserhaltenden (künstlichen) Ernährung beim Sterbenden passive Sterbehilfe. Das Tötungsverbot wird von einem Verzicht auf Ernährung nicht berührt, weil der Eintritt des Todes damit nicht oder nur unbedeutend beeinflusst wird.

Unproblematisch ist auch das Unterlassen der medizinisch indizierten (künstlichen) Ernährung bei bewusstseinsklaren Patienten, die noch nicht im Sterben liegen (vgl. These 11). Sie können selbst bestimmen, ob sie sich behandeln lassen möchten oder nicht. Verlangen sie, dass eine Behandlung, eine Operation, die Einleitung einer neuen Therapie unterbleibt, selbst wenn diese Maßnahmen den Tod noch hinauszögern könnten, müssen sich die Ärzte dieser Entscheidung beugen. Das gilt auch im Hinblick auf die Einstellung einer eventuellen „künstlichen Ernährung", denn eine Differenzierung zwischen Entzug der invasiven Nahrungszufuhr und anderen lebenserhaltenden Maßnahmen, z.B. dem Abstellen des Respirators, ist unter dem Gesichtspunkt der Achtung der Autonomie der Patienten nicht begründbar.

Schwieriger wird die Problematik, wenn über das Unterlassen der medizinisch indizierten künstlichen Ernährung hinsichtlich jener Menschen zu entscheiden ist, die noch nicht im Sterben liegen und nicht bei Bewusstsein sind. Da es sich bei der Nahrungs- und Flüssigkeitssubstitution durch intravenöse Zufuhr oder Sondenernährung um ärztliche Maßnahmen handelt, bedürfen diese ihrer Einwilligung bzw. der ihrer Stellvertreter. Ob und unter welchen Voraussetzungen bindende Vorausverfügungen durch die Patienten selbst getroffen werden können oder Stellvertreter die Einwilligung in die künstliche Ernährung verweigern dürfen, ist in den Thesen 16–21 abgehandelt. In diesem Zusammenhang wurde stets betont, dass in jedem Fall die Pflicht aufrechterhalten bleibt, für die Basispflege zu sorgen, so wie sie jedem hilfsbedürftigen Menschen zusteht. Hinsichtlich der Ernährung ist mithin entscheidend, dass die Patienten keinen Hunger und Durst mehr verspüren. Maßnahmen zur Verringerung des Durstgefühls, wie Mundpflege, Befeuchten der Lippen und der Zunge, Einsprühen sind gleichermaßen erforderlich aber auch ausreichend.

Hier bestehen bei Ärzten und manchmal auch bei Juristen noch erhebliche Unklarheiten. Bei einer Befragung von 400 Ärzten, die von 1995 bis 1999 an onkologischen und palliativmedizinischen Fortbildungen des Tumorzentrums Rheinland-Pfalz teilgenommen haben[67], haben nur etwa 1/3 der Ärzte bei Sterbenden die Beendigung der Flüssigkeitszufuhr parenteral oder über eine Sonde für zulässig gehalten.

Eine Klarstellung des Gesetzgebers zur Abgrenzung von aktiver und passiver Sterbehilfe (siehe hierzu Thesen 31 bzw. Empfehlung 2) ist im Interesse der Rechtssicherheit zu empfehlen.

Die Einordnung der künstlichen Ernährung zu den medizinischen Maßnahmen und die Eingrenzung der Maßnahmen, die zur Basisbetreuung gehören, wird von einigen Angehörigen der Heilberufe und von manchen Krankenhausträgern als ethisch unakzeptabel bewertet. Inwieweit für sie die Möglichkeit besteht, ihren „Ethikvorbehalt" durchzusetzen, wurde in den vorstehenden Thesen 26 bis 28 ausgeführt.

Erläuterungen der Empfehlungen der Kommission

Empfehlung 1: Ärztliche und pflegerische Sterbebegleitung

Die Kommission fordert sowohl die nachhaltige Unterstützung der häuslichen Pflege als auch den verstärkten Ausbau kommunaler und caritativer Einrichtungen der Sterbebegleitung (Hospize, Palliativstationen).

Es ist unerlässlich, dass

- die Schmerzforschung weiter intensiviert wird,

- die Ärzteschaft über die Maßnahmen der Schmerztherapie und deren Grenzen, insbesondere im Rahmen der Aus-, Weiter- und Fortbildung besser informiert wird und

- in die ärztliche und pflegerische Ausbildung auch die umfassende Beratung über Situationen am Lebensende aufgenommen wird,

- schmerztherapeutische Einrichtungen sowie Institutionen der Sterbebegleitung ausgebaut und ein breites örtliches Angebot für die Patientinnen oder Patienten zur Verfügung gestellt werden,

---

[67] Weber M., Stiehl M., Reiter J., Rittner C.: „Ethische Entscheidungen am Lebensende: Sorgsames Abwägen der jeweiligen Situation", in: Deutsche Ärzteblatt vom 30.11.2001, B. -2697 - 2699

- die Bevölkerung mit den Möglichkeiten der Schmerztherapie durch Öffentlichkeitsarbeit vertraut gemacht wird und die Patientinnen oder Patienten bei gegebenem Anlass, vor allem aber auf ihren eigenen Wunsch hin durch die behandelnden Ärztinnen und Ärzte umfassend aufgeklärt werden.

Sterbende haben das Recht auf religiösen Beistand ihrer Wahl und sollen im Fall des Aufenthalts im Krankenhaus oder einer Pflegeeinrichtung ungestört und an einem geeigneten Ort von ihren Nächsten Abschied nehmen können.

Es macht wenig Sinn, Appelle gegen die Legalisierung der aktiven Sterbehilfe zu erheben, wenn man nicht gleichzeitig die Gründe beseitigt, die zu einem Wunsch nach aktiver Sterbehilfe führen. Der Ruf nach Legalisierung der aktiven Sterbehilfe wird solange nicht verstummen, wie sich an der fehlenden menschlichen und medizinischen Zuwendung bei Sterbenden nichts ändert. Heute wird in Privathäusern häufig einsam, in Kliniken und Altenheimen oftmals geradezu anonym gestorben, ohne ausreichende Therapie der Schmerzen und Angstzustände.

Es gilt daher, die Pflege von Todkranken und Sterbenden sowohl in ihrer gesamtgesellschaftlichen Wertigkeit als auch in ihrer finanziellen Ausstattung zu stärken. Die Kommission geht zudem davon aus, dass Hausärzte und Betroffene noch zu wenig über die Alternativen zum Tod im Krankenhaus und die Möglichkeiten der Palliativmedizin informiert sind.

Die Hospizarbeit verdient große Anerkennung und Unterstützung. Die Betreuung durch Mitarbeiter von Hospizen ermöglicht es unheilbar Kranken, in der Regel schmerzfrei und an einem würdigen Ort umgeben von vertrauten Menschen zu sterben. Dabei steht die Linderung von Leiden und nicht die Lebensverlängerung im Vordergrund. Die Mehrzahl der Bundesbürger wünscht das Sterben zu Hause. Damit das keine Wunschvorstellung bleibt, muss gerade auch die ambulante Hospizarbeit gefördert werden. Es sollte darauf geachtet werden, dass Hospize nicht in eine so genannte Bürokratiefalle geraten, in der dann letztlich die individuelle Betreuung von sterbenskranken Menschen auf der Strecke bleibt. Seit Jahresbeginn müssen Einrichtungen zur Betreuung Sterbender die Leistungs- und Qualitätsanforderungen für Pflegeeinrichtungen nach dem Heimgesetz (SGB XI) erfüllen. Dies bedeutet für diese Einrichtungen einen bedeutenden Anstieg an Bürokratie, was bei gleich bleibendem Personaleinsatz möglicherweise zum Nachteil der Patienten gereicht. Weiterhin sollte erneut über einen arbeitsrechtlichen Freistellungsanspruch zur Sterbebegleitung im Familienkreis, so wie dies in Frankreich und Österreich gehandhabt wird, nachgedacht werden.

Auch der Ausbau der Palliativmedizin darf nicht nur ein frommer Wunsch bleiben. Es ist unumstritten, dass die palliativmedizinische Versorgung in Deutschland unzureichend ist. Obwohl dies allgemein bekannt ist, stehen sogar preisgekrönte Modellprojekte zur Palliativmedizin mangels weiterer Finanzierung vor dem endgültigen Aus. Es muss daher eine finanzielle Förderung der Palliativmedizin sichergestellt, und ihr muss auch ein adäquater Platz in der

Aus- und Fortbildung eingeräumt werden. Zwar wurde Palliativmedizin zwischenzeitlich auf die Lehrpläne der medizinischen Fakultäten gesetzt. Solange sie aber nicht zum prüfungsrelevanten Gebiet erklärt wird, ist zu besorgen, dass die Vorlesungssäle leer bleiben. Die Palliativmedizin muss für approbierte Ärzte zum verpflichtenden Fortbildungsfach erklärt werden.

Die Studenten und Ärzte in Ausbildung, auch die bereits praktizierende Ärzte müssen lernen, wie Palliativmedizin in der Praxis tatsächlich umgesetzt werden kann[68]. Konkret bedeutet dies u.a., gegen Schwindel und Erbrechen frühzeitig anzugehen, Patienten mit Sonden oder einem Port adäquat zu versorgen oder auch Patienten nach einer Chemotherapie umfassend zu betreuen.

Gerade der derzeit zur Entscheidung anstehende so genannte Fall Dr. Bach[69] in Hannover zeigt, welche Folgen eine fehlende Ausbildung in Palliativmedizin haben kann. Es kann, unabhängig von der strafrechtlichen Bewertung des Vorgehens der genannten Ärztin, die des achtfachen Mordes angeklagt ist, jedenfalls davon ausgegangen werden, dass diese offenbar gegen ihre Dokumentations- und Aufklärungspflichten verstieß. Beides sind Pflichten von außerordentlicher Bedeutung. Eine umfassende Aufklärung ermöglicht den Patienten erst die Ausübung ihrer verfassungsrechtlich garantierten Selbstbestimmung. Weiter ist eine Fortentwicklung der Schmerzforschung und Ausbildung in Palliativmedizin auch von forensischem Interesse. Um nicht in den Verdacht einer als Schmerzbehandlung getarnten aktiven Sterbehilfe zu geraten, sollten die behandelnden Ärzte für Nachvollziehbarkeit und Transparenz ihrer Medikationsentscheidung sorgen. Dazu gehört vor allem eine genaue Dokumentation der Therapieverläufe, des von den Patienten geäußerten Schmerzempfindens und der gegebenenfalls ansteigenden Dosierung der Medikamente.

Es wäre wünschenswert, dass alle Kliniken eine eigene Palliativstation erhielten. Sterbende haben in vielen Bereichen gänzlich andere Bedürfnisse als Kranke. Sie empfinden die alltägliche Routine in Kliniken als belastend. Allzu oft empfangen sie seitens der Ärzte und Pflegekräfte die Botschaft, dass sie nicht so wichtig wie andere Patienten sind, da man sie nicht mehr heilen kann. Daher wendet man den Sterbenden weniger Aufmerksamkeit und Zeit zu. Dies ist weniger ein Zeichen von Gleichgültigkeit als ein Zeichen der Ohnmacht und Hilflosigkeit. Man wird nicht davon ausgehen können, dass jene Ärzte, denen eine Fähigkeit zur Empathie nicht gegeben ist, diese entwickeln, nur weil Palliativmedizin ein Prüfungsfach wird. Aber vielleicht kann ihnen die eine oder andere Hilfestellung gegeben werden, die es ihnen erleichtert, den Sinn ihrer ärztlichen Aufgabe nicht nur im Heilen, sondern vorwiegend im Lindern von Leiden zu sehen. Nötig ist es, dass man für Sterbende geeignete Räumlichkeiten in Krankenhäusern vorsieht. Dies müssten freundlich ausgestattete Räume sein, in denen die Sterbenden ungestört von ihren Nächsten Abschied nehmen können, wobei

---

[68] Weber M, Schildmann J, Schüz J, Herrmann E, Vollmann J und Rittner C: Ethische Entscheidungen am Lebensende – Kenntnisstand und Einstellungen Medizinstudierender". Deutsche Medizinische Wochenschrift, i.Dr

[69] Focus vom 6.10.2003

die Klarstellung wichtig erscheint, dass „ungestört" nicht mit „abgeschoben und einsam" verwechselt werden darf.

Empfehlung 2: Ärztliche Pflichten und Rechte

Wegen der weit verbreiteten Unsicherheit hinsichtlich der rechtlichen Bewertung ist eine klarstellende Regelung durch den Gesetzgeber zur aktiven, passiven und indirekten Sterbehilfe zu empfehlen.

Es sollte in diesem Zusammenhang festgelegt werden, dass unabhängig von den Maßnahmen der Sterbehilfe eine Basisversorgung zu garantieren und was darunter zu verstehen ist.

Um die Akzeptanz und die konkrete Umsetzung der bereits mehrfach genannten, 1998 veröffentlichten „Grundsätze der Bundesärztekammer zur ärztlichen Sterbebegleitung" in der Praxis zu ermitteln, wurde im Frühjahr 2000 mit Unterstützung der Landesärztekammer die bereits an anderer Stelle erwähnte Umfrage unter Ärzten in Rheinland-Pfalz[70] vorgenommen. Diese Befragung, die von 41 % (427) der befragten Ärzte beantwortet wurde, ergab neben einer großen Akzeptanz der genannten Grundsätze beachtliche Meinungsunterschiede und Unsicherheiten unter anderem in der Frage, welche Behandlungsmaßnahmen tatsächlich beendet werden dürfen und was zur unverzichtbaren Basisversorgung gehört. Unsicherheiten bestanden auch hinsichtlich der juristischen Konsequenzen. So ist das Abstellen einer künstlichen Beatmung, die Beendigung von Flüssigkeitszufuhr mittels einer PEG-Sonde bei Sterbenden und Patienten mit infauster Prognose rechtlich deutlich unterschiedlich bewertet worden (siehe hierzu These 29). Die geschilderten Unsicherheiten beschränken sich nicht auf die Ärzteschaft. Auch die Rechtsprechung offenbart mitunter erstaunliche Fehldeutungen. In einem Fall aus dem Jahr 2002 wurde über die Frage entschieden, ob bei einer 76-jährigen Betreuten, die sich nach wiederholten Hirninfarkten im Wachkoma befand, die Ernährung über Magensonde beendet werden durfte, obwohl sich die Betreute noch nicht in dem akuten Sterbevorgang befand. Ihr Hausarzt und ihr Sohn (Betreuer) entschieden unter Berufung auf das Patiententestament der Betreuten, die Sondenernährung zu beenden. In dem Beschluss des Amtsgerichts (Vormundschaftsgericht) war zu lesen: „Die Betreute ist durch PEG-Magensonde weiterhin und auf Dauer ausreichend mit Nahrung zu versorgen", weil, so die Begründung der Entscheidung, die Befolgung der Patientenverfügung gegen § 216 StGB verstoße und daher nicht nur rechtswidrig, sondern auch strafbar sei.

Aus den festgestellten Unsicherheiten und Fehldeutungen von „zulässigen Behandlungsabbrüchen" als „rechtswidrige aktive Tötungen" ergab sich die Frage, ob die 1986 vom Alternativentwurf[71] vorgeschlagenen Änderungen des Strafgesetzbuchs nicht doch notwendig und sinnvoll gewesen wären. Der dagegen vorge-

---

[70] Weber M., Stiehl M., Reiter J., Rittner C.: „Ethische Entscheidungen am Lebensende: Sorgsames Abwägen der jeweiligen Situation", in: Deutsche Ärzteblatt vom 30.11.2001, B. -2697 - 2699

[71] Alternativentwurf eines Gesetzes über Sterbehilfe (AE-Sterbehilfe). NStZ 1986, 337 ff.

brachte Einwand, es drohe eine zu starke Verrechtlichung des Arztberufs zulasten eines notwendigen Spielraums für die lex artis, geht heute mehr denn je an den Bedürfnissen der Praxis vorbei. Hätte man schon damals die heute durch richterliche Rechtsfortbildung mühsam nachgeholte Klarstellung Gesetz werden lassen, wäre Ärzten und Angehörigen manches Strafverfahren wegen ihres Verhaltens erspart geblieben.

Die Kommission empfiehlt, den richtungsweisenden Alternativentwurf eines Gesetzes über Sterbehilfe (AE-Sterbehilfe) aus dem Jahr 1986 wieder aufzugreifen und mit einigen Änderungen in ein Gesetzgebungsverfahren einzubringen. Danach waren zur Problematik der passiven, der indirekten und der aktiven Sterbehilfe folgende Regelungen vorgeschlagen worden:

§ *214 Abbruch oder Unterlassung lebenserhaltender Maßnahmen*[72]

(1) *Wer lebenserhaltende Maßnahmen abbricht oder unterlässt, handelt nicht rechtswidrig, wenn*

1. *der Betroffene dies ausdrücklich und ernstlich verlangt oder*

2. *der Betroffene nach ärztlicher Erkenntnis das Bewusstsein unwiederbringlich verloren hat oder im Falle eines schwerstgeschädigten Neugeborenen niemals erlangen wird oder*

3. *der Betroffene nach ärztlicher Erkenntnis sonst zu einer Erklärung über Aufnahme oder Fortführung der Behandlung dauernd außer Stande ist und aufgrund verlässlicher Anhaltspunkte anzunehmen ist, dass er im Hinblick auf Dauer und Verlauf seines aussichtslosen Leidenszustandes, insbesondere seinen nahe bevorstehenden Tod, diese Behandlung ablehnen würde oder*

4. *bei nahe bevorstehendem Tod im Hinblick auf den Leidenszustand des Betroffenen und die Aussichtslosigkeit einer Heilbehandlung die Aufnahme oder Fortführung lebenserhaltender Maßnahmen nach ärztlicher Erkenntnis nicht mehr angezeigt ist.*

(2) *Absatz 1 gilt auch für den Fall, dass der Zustand des Betroffenen auf einem Selbsttötungsversuch beruht.*

§ *214 a Leidensmindernde Maßnahmen*

Wer als Arzt oder mit ärztlicher Ermächtigung bei einem tödlich Kranken mit dessen ausdrücklichem oder mutmaßlichen Einverständnis Maßnahmen zur Linderung schwerer, anders nicht zu behebender Leidenszustände trifft, handelt nicht rechtswidrig, auch wenn dadurch als nicht vermeidbare Nebenwirkung der Eintritt des Todes beschleunigt wird.

---

[72] Nach derzeitiger Auffassung des Bundesgerichtshofs entfällt schon der Tatbestand.

§ 216 Tötung auf Verlangen

(1) Ist jemand durch das ausdrückliche und ernstliche Verlangen des Getöteten zur Tötung bestimmt worden, so ist auf Freiheitsstrafe von sechs Monaten bis zu fünf Jahren zu erkennen.

(2) Das Gericht kann unter den Voraussetzungen des Abs. 1 von Strafe absehen, wenn die Tötung der Beendigung eines schwersten, vom Betroffenen nicht mehr zu ertragenden Leidenszustandes dient, der nicht durch andere Maßnahmen behoben oder gelindert werden kann.

Nach Auffassung der Kommission müsste, so wie im Alternativentwurf vorgesehen, durch Gesetz klargestellt werden, dass weder das Unterlassen oder der Abbruch einer lebenserhaltenden Maßnahme *auf ausdrücklichen Wunsch des Patienten*, noch die als Nebenwirkung einer notwendigen und vom Patienten gewünschten Medikation in Kauf genommene Lebensverkürzung rechtswidrig sind. Im Zusammenhang mit den Vorschlägen zu § 214 Absatz 1 und § 214 a Alternativentwurf müsste zusätzlich klargestellt werden, dass die Zulässigkeit der dort genannten Maßnahmen nicht davon abhängt, ob das Grundleiden des Patienten einen irreversiblen tödlichen Verlauf angenommen hat (vgl. These 15). Bereits in diesem Zusammenhang könnte auch ein Hinweis erfolgen, dass die künstliche Ernährung nur mit Einwilligung der Betroffenen erfolgen darf, ihre Unterlassung mit Willen des Patienten keine Beendigung unabdingbarer Basisversorgung bedeutet (vgl. These 29).

In § 214 Absatz 1 Ziffer 3 Alternativentwurf wird der Fall angesprochen, dass kein ausdrücklicher Wunsch des Patienten vorliegt. Hier richtet sich die Entscheidung über das Unterlassen einer Behandlung danach, ob „aufgrund verlässlicher Anhaltspunkte anzunehmen ist, dass der Patient im Hinblick auf Dauer und Verlauf seines aussichtslosen Leidenszustandes und insbesondere seinen nahe bevorstehenden Tod, diese Behandlung ablehnen würde". Dies kann mit dem *mutmaßlichen Willen* gleichgesetzt werden, dessen Kriterien allerdings im Gesetz noch näher eingegrenzt werden müssten. Bei einem feststellbaren mutmaßlichen Willen unterscheidet § 214 Abs. 1 Ziffer 3 des Alternativentwurfs hinsichtlich der Rechtsfolgen zutreffend nicht zwischen „Sterbephase im engen Sinn" und dem „Zustand des Nicht-Sterbenden mit infauster Prognose".

§ 214 Absatz 1 Ziffer 2 Alternativentwurf hat die Problematik der *Koma-Patienten* und der *schwerst geschädigten Neugeborenen* zum Gegenstand. Diese beiden Fallgruppen gehören zu der Gruppe der „Nicht-Sterbenden mit infauster Prognose". Hier sieht der Alternativentwurf die Beachtung des erklärten Patientenwillens oder des mutmaßlichen Willens nicht vor. Der Kommission erscheinen Eingrenzungen, wie in den Thesen 19 und 21 ausgeführt, aber unbedingt angezeigt. Es ist nicht richtig, die Einstellung der lebensverlängernden Maßnahmen ausschließlich von der ärztlichen Erkenntnis abhängig zu machen. Für die Wachkoma-Patienten, die sich in Bezug auf ein solches Schicksal zuvor nicht ausdrücklich geäußert haben, hat die Kommission eine auf Behandlungsbeendigung gerichtete Vertreter-Entscheidung dann für zulässig angesehen, wenn der mutmaßliche Wille des Wachkoma- Patienten festgestellt werden konnte und wenn nach der Stellungnahme der behandelnden Ärzte und eines weiteren unabhängigen Arztes keine Chance einer Remission besteht. Wenn man in den genannten Fallgruppen dem Umstand Rechnung tragen möchte, dass beim Neugeborenen dessen Wille nie und beim Koma-Patienten dessen Wille häufig nicht feststellbar ist, darf man aber nicht nur auf die ärztliche Erkenntnis, sondern muss in Zusammenschau mit dieser vorrangig auf den Gesichtspunkt abstellen, ob die Behandlungsbeendigung dem Wohl des Patienten entspricht. Hierzu hat die Kommission in These 19 Absatz 4 Satz 2 ausgeführt: „Eine unbedingte und unbegrenzte Lebenserhaltung ist ethisch nicht zwingend geboten, wenn bei einer Wachkoma-Patientin oder einem -Patienten nach Ablauf einer erheblichen Zeitspanne nach dem Stand der medizinischen Erkenntnis mit Gewissheit keine Besserung zu erwarten ist."

§ 214 Absatz 1 Ziffer 4 regelt die passive Sterbehilfe bei Patienten, die sich bereits in der *unmittelbaren Sterbephase* befinden. Hier wird nicht auf den Willen des Patienten, sondern ausschließlich auf die ärztliche Erkenntnis abgestellt. Auch hier bedürfte es der ergänzenden Ausführungen. In der Begründung zu These 11 hat die Kommission ausgeführt, dass auch beim Sterbenden auf lebensverlängernde Maßnahmen nur in Übereinstimmung mit dem (mutmaßlichen) Willen des Patienten verzichtet werden kann.

Die Regelung zur indirekten Sterbehilfe in § 214 a Alternativentwurf findet die Zustimmung der Kommission. Die Kommission empfiehlt, diesen Vorschlag in ein Gesetz zu übernehmen. Sie verweist auf ihre Aussagen in These 13.

Auch der Vorschlag in § 216 Absatz 2 Alternativentwurf findet die Zustimmung der Kommission. Nehmen Ärzte in Fällen objektiv nicht behebbaren schwersten Leidens eine Tötung auf Verlangen vor, sollte das Gericht von Strafe absehen können. Insoweit wird auf These 14 verwiesen.

Empfehlung 3: Hilfeleistung und Teilnahme bei Selbsttötung

Eine Aussage zur Garantenstellung und zur Hilfeleistungspflicht nach einem Selbsttötungsversuch ist wünschenswert. So sollte im Gesetz klargestellt werden, dass eine Garanten- und eine Hilfeleistungspflicht jedenfalls dann nicht besteht, wenn ein Suizidversuch nach ernsthafter Überlegung und aufgrund freier Willensbestimmung zur Beendigung schweren unheilbaren Leidens begangen worden ist.

Die Mitwirkung bei einer Selbsttötung sollte gesetzlich generell verboten und unter Strafe gestellt werden, wenn sie aus Gewinnsucht erfolgt.

Dem Gesetzgeber wird empfohlen, Kriterien zur Bewertung von Organisationen zu erarbeiten, die sich mit der Unterstützung der Selbsttötung befassen.

Wie bereits in These 22 dargelegt, ist die Beihilfe zur freiverantwortlichen Selbsttötung mangels Tatbestandsmäßigkeit nicht strafbar. Sobald der Suizident aber infolge seines Selbsttötungsversuchs das Bewusstsein verloren hat, muss er gerettet werden, da andernfalls die Strafbarkeit wegen unterlassener Hilfeleistung gemäß § 323 c StGB oder sogar wegen Tötung durch Unterlassen droht. Hinsichtlich der dogmatischen Herleitung wird auf die Begründungen zu den oben stehenden Thesen 22 und 24 verwiesen. Die Rechtslage zur Beihilfe beim Suizid bzw. zur Nichthinderung desselben wird von vielen als widersprüchlich empfunden.

Die Kommission hat, wie in These 23 ausgeführt, keinen Zweifel daran, dass der Wunsch eines Sterbenskranken, seinem Leben ein Ende zu setzen, auch dann als frei verantwortlich angesehen werden kann, wenn der Patient unter extremem physischen Leidensdruck steht. Dabei wird nicht verkannt, dass die Rechtsprechung möglicherweise in dem einen oder anderen Fall zu Unrecht von der Annahme einer Freiverantwortlichkeit ausgegangen ist, wo gründlicheres Hinterfragen vielleicht doch eine verantwortlichkeitsausschließende Depression oder einen Appell-Suizid ergeben hätte. Solchen tatsächlichen Fehleinschätzungen braucht aber nicht durch eine generelle Pönalisierung der Nichthinderung eines Suizides begegnet zu werden. Jedenfalls erfordert der Suizidversuch eines unheilbar Kranken, der sich in einem unwiderruflich und in absehbarer Zeit ablaufenden Sterbeprozess befindet, eine andere Beurteilung, als die Suizidversuche jener Personen, die aus anderen Gründen nicht mehr weiterleben wollen. Ob hier generell die Rettungspflicht (fort-)bestehen soll, ist eine zweifelhafte und umstrittene Frage. Hat der Patient seine Entscheidung freiverantwortlich getroffen, um dem absehbaren Verlauf einer tödlichen Krankheit durch Suizid zuvor zu kommen, sollte niemand, auch der Arzt nicht, (straf)rechtlich verpflichtet sein, ihn daran zu hindern. Da eine Änderung der Rechtsprechung nicht absehbar ist, könnte das Strafrecht im Sinne von § 215 Alternativentwurf ergänzt werden, also die Nichthinderung eines Suizides straflos gestellt werden. Die Überlegungen der Kommission beschränken sich allerdings, wie bereits in der Begründung zu These 23 ausgeführt, auf einen Suizid, der nach ernsthafter Überlegung und freier Willensbestimmung „zur Beendigung schweren Leidens" begangen wurde.

Im Hinblick auf die Garanten- und Hilfeleistungspflicht nach einem solchen frei verantworteten Suizidversuch empfiehlt die Kommission die genannte Liberalisierung des bestehenden Rechts; im Hinblick auf die Tätigkeit von so genannten Sterbehilfeorganisationen spricht sie sich hingegen für eine Verschärfung des Strafrechts aus.

Da die Beihilfe zur Selbsttötung in Deutschland nach herrschender Meinung nicht strafbar ist, fragt sich, warum deutsche Sterbewillige zu diesem Zweck in die Schweiz reisen. In der deutsch-sprachigen Schweiz gibt es derzeit bereits vier Suizidhilfeorganisationen. Im Hinblick auf diese Organisationen hat in den letzten Jahren ein „Sterbetourismus" eingesetzt. Deshalb und wegen der leichtfertigen Handhabung wird nunmehr in der Schweiz über eine Beschränkung dieser Organisationen nachgedacht. Dadurch soll verhindert werden, dass Zürich, Bern oder andere Städte zu einer „Drehschreibe des internationalen Sterbetourismus" werden. Es soll mit einer Bewilligungspflicht und Registrierung von Suizidhilfeorganisationen erreicht werden, dass sich nicht jedermann für Sterbehilfe empfehlen kann. Mit der Bewilligung sollen auch bestimmte Rahmenbedingungen verknüpft werden, so z.B. Anforderungen an Instruktionen und Supervision der Sterbehilfe. Schließlich soll im Hinblick auf die „selbstsüchtigen" Motive" von Artikel 15 StGB die Entschädigung geregelt werden.

Zusätzlich wird überlegt, die schweizerische Staatsangehörigkeit der Sterbewilligen zur Voraussetzung der Zulässigkeit der Sterbehilfe zu erheben[73].

Es ist zu bedenken, dass Sterbehilfeorganisation auch in Deutschland zulässig sind. Wenn also von den Sterbehelfern ein schnell wirksames Gift verwandt würde, das eine Hilfeleistungspflicht objektiv unmöglich macht und es sich bei dem Sterbehelfer nicht um einen Arzt handelte, dieser also keine standesrechtlichen Folgen zu fürchten hätte, würde nur noch das Betäubungsmittelgesetz eingreifen, wenn der Suizid mittels verschreibungspflichtiger Betäubungsmittel verübt würde. So im Fall des Gründers der Sterbehilfeorganisation Exit, der aus der Schweiz nach Deutschland einreiste und auf Wunsch einer Patientin, die selber als Ärztin tätig gewesen war und an Multipler Sklerose mit progredientem Verlauf litt, ein Betäubungsmittel aus der Schweiz beschaffte, an dem sie so schnell starb, dass es nach Eintritt ihrer Bewusstlosigkeit keine Rettungsmöglichkeit mehr für sie gab. Nach der deutschen Rechtslage konnte der Angeklagte nur wegen Einfuhr und Überlassung eines Betäubungsmittels verurteilt werden. Das Landgericht hat den Angeklagten in der Tat wegen unerlaubter Einfuhr von Betäubungsmitteln in Tateinheit mit unerlaubtem Überlassen von Betäubungsmitteln zum unmittelbaren Verbrauch unter Einbeziehung von zwei früheren Verurteilungen zu einer Gesamtgeldstrafe von 70 Tagessätzen verurteilt. Auf die Revision des Angeklagten hat der BGH[74] lediglich eine Verwarnung mit Strafvorbehalt nach § 59 StGB verhängt. Er hat seine Ermessensentscheidung damit begründet, dass der Angeklagte mit dem Betäubungsmittel in altruistischer Weise unter relativ geringer Gefährdung Unbeteiligter in der Absicht umgegangen sei, der in schwerster Weise unheilbar kranken Empfängerin zu einem in jeder Hinsicht freien Suizid zu verhelfen, was seinem humanen Engagement entsprungen sei.

Die Entwicklung in der Schweiz zeigt, dass die Sterbehilfe nicht mehr nur physisch schwerstkranken Patienten, deren Leiden anders nicht zu beseitigen ist, sondern zunehmend auch psychisch kranken Personen geleistet wird, dies zudem ohne vorherige fundierte Abklärung. Um eine der Schweiz vergleichbare Entwicklung zu verhindern, hält die Kommission die in Empfehlung 3 Satz 2 genannte gesetzliche Regelung für angezeigt.

---

[73] siehe hierzu Schweizerische Akademie der Medizinischen Wissenschaften, www.samw.ch: Betreuung von Patienten am Lebensende. Medizinisch-ethische Richtlinien der SAMW. 1. Publikation zur Vernehmlassung, Februar 2004.
[74] BGH, Urteil vom 7.2.2001 – 5 StR 474/00 (LG Berlin), BGHSt 46,279

Empfehlung 4: Die Stärkung des Rechts zur Selbstbestimmung auf einen würdigen Tod

Es wird zum Zwecke der Stärkung des Selbstbestimmungsrechts von Patientinnen oder Patienten empfohlen,

- **die Voraussetzungen und Folgen einer Patientenverfügung,**
- **die Voraussetzungen und Folgen der Bestellung einer oder eines Gesundheitsbevollmächtigten und**
- **die Zuständigkeit des Vormundschaftsgerichts zur Überprüfung von Stellvertreter-Entscheidungen (Gesundheitsbevollmächtigte und Betreuer) gesetzlich zu regeln.**

Die Möglichkeit, durch eine Patientenverfügung Vorsorge dafür zu treffen, dass das Selbstbestimmungsrecht der Patienten auch im Zustand der Entscheidungsunfähigkeit gewahrt bleibt, wird zunehmend propagiert. Eine kaum noch überschaubare Vielfalt von Formulierungsvorschlägen ist im Umlauf. Auch die genannten Grundsätze der Bundesärztekammer stellen auf die Patientenverfügungen ab. Die Bedeutung der Patientenverfügung wurde durch den Beschluss des BGH vom 17.03.2003[75] außerordentlich gestärkt. Nach der Rechtsprechung des Bundesgerichtshofs genießt die Patientenverfügung obersten Vorrang. Damit liegt die Begründungsverpflichtung, eine Patientenverfügung nicht zu akzeptieren, beim Arzt. Ein gegebenenfalls eingesetzter Stellvertreter des Patienten ist diesem gegenüber verpflichtet, dessen „erklärten" oder „hilfsweise dessen individuell-mutmaßlichen Willen" gegenüber dem Arzt oder dem Pflegepersonal durchzusetzen.

Wenn man sich aber mit dem klinischen Alltag befasst, gewinnt man den Eindruck, als bestünden bei allen Beteiligten gleichwohl weitgehend unverändert erhebliche Unsicherheiten fort. Dabei kann man den Ärzten mitunter keine Vorwürfe machen, denn in Bezug auf die Wirksamkeitsvoraussetzungen und die Rechtsfolgen einer Patientenverfügung sind noch einige Fragen offen und überdies gibt es keine gesetzliche Regelung. Es ist daher der Ärzteschaft nicht zu verdenken, wenn sie sich im Zweifelsfall ausschließlich an die ärztliche Indikation und ihr ärztliches Ethos hält.

Daher spricht sich die Kommission für die gesetzliche Verankerung der Patientenverfügung aus. Es sollte klargestellt werden, dass frühere Äußerungen eines inzwischen entscheidungsunfähigen Patienten zur aktuell bestehenden Behandlungssituation unter den in Thesen 4 und 5 genannten Voraussetzungen verbindlich sind, sofern keine konkreten Anhaltspunkte auf eine Willensänderung des Patienten hinweisen und sie den Stellvertretern des Betroffenen, den Ärzten und Pflegenden kein verbotenes Tun abverlangen. Weiterhin könnte im Gesetz ausdrücklich klargestellt werden, dass für den Fall einer wirksamen und verbindlichen Patientenverfügung kein Bedürfnis für die Bestellung eines Betreuers besteht (vgl.1896 Absatz 2 BGB). Die Kommission hat Einvernehmen hinsichtlich

---

[75] BGHZ, XII ZB 2 / 03, in: NJW 2003, S.1588, FamRZ 2003,748

der nachfolgend aufgeführten Wirksamkeitsvoraussetzungen und Rechtsfolgen erzielt:

Wirksamkeitsvoraussetzungen für die Errichtung einer bindenden Patientenverfügung ist,

- die Einsichts- und Urteilsfähigkeit des Verfügenden,
- die Rechtmäßigkeit des geforderten Handelns oder Unterlassens,
- die Wahrung der Schriftform,
- die hinreichend konkrete Erfassung der jeweiligen Situation,
- eine angemessene Aufklärung des Betroffenen über Gehalt und Tragweite der Patientenverfügung, die in der Verfügung dokumentiert werden soll,
- das Nicht-Vorliegen eines nach Errichtung der Verfügung erklärten Widerrufs

Wirkung der Patientenverfügung ist die Bindung

- der behandelnden Ärzte und Ärztinnen, einschließlich der Pflegekräfte,
- der Gesundheitsbevollmächtigten,
- der Betreuer und Betreuerinnen der Betroffenen

an die darin getroffene Willensäußerung.

In einer gesetzlichen Regelung sollte auch erwähnt werden, dass eine Verfügung, die den strengen Wirksamkeitsvoraussetzungen nicht genügt, auf jeden Fall bei der Ermittlung des mutmaßlichen Willens zu berücksichtigen ist.

Die Kommission empfiehlt, die Bedeutung der Patientenverfügung und der Bevollmächtigung insgesamt rechtspolitisch zu stärken. Daher empfehlen sich eine Reihe flankierender Maßnahmen:

- Die Öffentlichkeitsarbeit zur Bekanntmachung der Möglichkeiten von Patientenverfügungen und Vorsorgevollmachten muss verstärkt werden.
- Es sollte über eine Ablieferungspflicht der Patientenverfügungen und Vollmachten entsprechend der Regelung in § 1901 a BGB nachgedacht werden, damit – auch aus Kostengründen – die Bestellung von Betreuern nicht erforderlich wird. Zumindest sollte eine zentrale Dokumentationsstelle für Vorsorgeverfügungen errichtet werden. Der Beschluss der Bundesnotarkammer, ein zentrales elektronisches Register für Vorsorgevollmachten und Betreuungsverfügungen einzurichten, ist in diesem Zusammenhang sehr zu begrüßen.

- Die Ärzte sollten zu Beratungsgesprächen hinsichtlich der Abfassung von Patientenverfügungen explizit aufgerufen werden. Denn vor der Erstellung einer Patientenverfügung muss sich der Patient sowohl seiner individuellen medizinischen Situation und deren vorhersehbaren Entwicklung sowie auch seiner individuellen Präferenzen und Wünsche klar werden. Dies kann am besten im Rahmen einer Beratung geschehen, die auch mögliche Entscheidungskonflikte deutlich macht. Eine Patientenverfügung sollte idealerweise am Ende eines längeren Reflexionsprozesses stehen. Ein solches Beratungsgespräch dient auch der Vermeidung von Zweifeln an der Urheberschaft der Patientenverfügung und der Einsichts- und Urteilsfähigkeit des Erklärenden in die medizinische und rechtliche Bedeutung der Vorausverfügung.

Auch in der Einschätzung der Möglichkeit, in Gesundheitsangelegenheiten eine Vertrauensperson mit der Wahrung der höchstpersönlichen Interessen zu betrauen, besteht Einvernehmen in der Kommission. Für den Betroffenen stellt es im Vergleich zu dem von Amts wegen durchzuführenden gerichtlichen Betreuungsverfahren einen erheblichen Vorteil dar, wenn er selbst eine Vertrauensperson im vorhinein bestimmen kann. Daher sollte diese Möglichkeit rechts- und gesellschaftspolitisch auch weiterhin bekannt gemacht und gefördert werden. Die Kommission hat in These 10 Überlegungen zu der Frage angestellt, ob es im Hinblick auf das Vertrauensverhältnis zwischen Betroffenem und Bevollmächtigtem angezeigt erscheint, auf eine gerichtliche Kontrolle, so wie sie in § 1904 Absatz 2 BGB vorgesehen ist, zu verzichten. Die Kommission kam zu dem Ergebnis, dass die Kontrolle des Bevollmächtigten zumindest deutlich weniger angezeigt ist als bei einem dem Betroffenen möglicherweise vollkommen fremden Berufsbetreuer. Gleichwohl hat sich die Kommission aus rein pragmatischen Gründen dafür ausgesprochen, auch beim Bevollmächtigten unter bestimmten Voraussetzungen eine Zuständigkeit des Vormundschaftsgerichts anzuerkennen, da andernfalls die Durchsetzung der Entscheidung eines Bevollmächtigten vollstreckungsrechtlich schwieriger wird. Hinsichtlich der im Gesetz als erforderlich angesehenen Regelungen wird auf die Ausführungen in These 7 verwiesen. Im Wesentlichen soll es nach der Bewertung der Kommission bei der Regelung in § 1904 Absatz 2 BGB bleiben. Im Hinblick auf die in These 10 aufgezeigte tatsächliche Problematik der Altersdemenz sollte künftig eine wirksame Bevollmächtigung aber nicht nur bei Geschäftsfähigkeit des Betroffenen angenommen werden, sondern die insoweit festzustellende Einsichts- und Urteilsfähigkeit des Betroffenen ausreichen.

Zu der Frage der Zuständigkeit des Vormundschaftsgerichts wurde bereits in der Begründung zu These 10 dargelegt, dass das Betreuungsrecht keine Regelung dazu enthält, ob das Vormundschaftsgericht medizinische Entscheidungen, die den Tod des Patienten nach sich ziehen werden, genehmigen muss.

Zu der Frage, ob die vorhandene Regelung des § 1904 BGB insoweit analog angewandt werden soll, wurden sehr unterschiedliche Auffassungen vertreten. Mit dem bereits genannten Beschluss des 12. Zivilsenats des Bundesgerichtshofs vom 17.03.2003[76] dürfte diese Streitfrage weitgehend als geklärt angesehen werden können. Die Kommission würde es, schon im Hinblick auf die offenkundige Grundrechtswesentlichkeit der berührten Fragen, begrüßen, wenn die nunmehr zumindest vorläufig durch den Beschluss des 12. Zivilsenats entschiedene Kontroverse auch einer differenzierten rechtspolitischen Lösung zugeführt würde. Der Beschluss hat nicht alle in diesem Zusammenhang bestehenden Streitigkeiten gelöst, was auch nicht seine Aufgabe war. Die Kommission befürchtet, dass die Streitfragen, die auch die aktuelle BGH-Entscheidung offen gelassen bzw. erstmals aufgeworfen hat, dazu beitragen werden, dass die weit verbreiteten Unsicherheiten im Zusammenhang mit § 1904 Abs. 1 BGB weiter bestehen. Bevor sich die fortbestehenden Kontroversen wiederum zu einer unterschiedlichen obergerichtlichen Rechtsprechung ausweiten, muss der Gesetzgeber schon aus Gründen der Rechtssicherheit umgehend für Klarheit sorgen. Zum Inhalt einer solchen Regelung enthält die nachfolgende Empfehlung 5 die dahingehenden Überlegungen der Kommission.

Empfehlung 5: Änderung/Ergänzung im Betreuungsrecht (§ 1904 BGB)

Die Kommission empfiehlt dem Gesetzgeber, § 1904 BGB dahingehend zu ergänzen, dass Gesundheitsbevollmächtigte, Betreuerinnen oder Betreuer und Vormundschaftsgerichte bei Vorliegen einer rechtswirksamen Patientenverfügung an diese Willensäußerung gebunden sind.

Zu der Frage, ob bzw. unter welchen Bedingungen die Einwilligung eines Stellvertreters in medizinische Entscheidungen am Lebensende einer richterlichen Genehmigung bedarf und hierfür eine gesetzliche Klarstellung in § 1904 BGB erfolgen sollte, hat die Kommission bereits in den Thesen 10 und 21 Stellung genommen. Die Kommission regt daher an, dass durch Gesetz folgende Klarstellungen oder Änderungen erfolgen:

- Aus dem Gesetz sollte hervorgehen, dass Gesundheitsbevollmächtigte, Betreuerinnen oder Betreuer und Vormundschaftsgerichte bei Vorliegen einer rechtswirksamen Patientenverfügung an diese Willensäußerung gebunden sind.

- Die Einwilligung des Betreuers in das Unterlassen und das Abbrechen einer lebenserhaltenden Maßnahme soll nur dann der Genehmigung des Vormundschaftsgerichts bedürfen, wenn

    – die Sterbephase noch nicht begonnen hat und

    – zwischen dem behandelnden Arzt und dem Betreuer keine Einigkeit in der Auslegung des Patientenwillens hinsichtlich der Aufnahme oder der Beendigung der Behandlung besteht.

---

[76] BGHZ, XII ZB 2 / 03, in: NJW 2003, S.1588, FamRZ 2003,748

- Die Genehmigung des Vormundschaftsgerichts soll unter den genannten Voraussetzungen auch dann erforderlich sein, wenn dieser Konflikt zwischen dem Bevollmächtigten und dem behandelnden Arzt besteht.

- Der Genehmigungsvorbehalt sollte auch für Entscheidungen von Eltern über die Lebenserhaltung von Neugeborenen gelten, wenn es zum Konflikt zwischen den Eltern und den behandelnden Ärzten kommt.

- Es wäre zu begrüßen, wenn in dem Gesetz eine Klarstellung oder zumindest eine Verweisung auf §1908 b BGB erfolgte, aus der man zweifelsfrei entnehmen kann, dass auch bei fehlendem Einwilligungsvorbehalt eine Missbrauchskontrolle, die auf Anregung von jedermann von Amts wegen durchzuführen ist, möglich bleibt.

- Da der Wortlaut von § 1904 BGB bei einem lebensgefährlichen Heileingriff die Einschaltung des Vormundschaftsgerichtes generell vorsieht, und zwar ohne Rücksicht auf bestehende Konfliktfälle, empfiehlt sich auch insoweit eine Änderung des 1904 BGB.

Minderheiten-Votum

Ärztlich assistierte Selbsttötung

Die ärztliche Beihilfe bei der Selbsttötung bleibt standesrechtlich untersagt. Auch Fälle unerträglichen, unheilbaren Leidens begründen wegen der notwendigen Bewahrung des Vertrauens in ärztliches Handeln und der Gefahr des Dammbruchs nicht eine standesrechtlich legitimierte ärztliche Beihilfe zur Selbsttötung.

In solchen Fällen ist es dem Arzt – wie bisher – nicht untersagt, im Einvernehmen mit der Patientin oder dem Patienten alle Möglichkeiten der indirekten und passiven Sterbehilfe zu nutzen.

Erläuterung des Minderheiten-Votums

Einzelne Mitglieder der Kommission haben den Vorschlag zu These 25 abgelehnt. Sie vertraten die Auffassung, dass man hierdurch eine Rechtsunsicherheit schaffe, die man keinem Arzt und keinem Patienten zumuten könne. Es sei niemals die Aufgabe der Ärzte, bei einer Selbsttötung zu helfen, unabhängig davon, wie verständlich der Wunsch der Patienten auch sei. Schon der Anschein der Duldung von ärztlich assistiertem Suizid, der aus einem Sanktionsverzicht im Einzelfall folge, bringe die Ärzteschaft insgesamt in ein Zwielicht, wenn nicht sogar in Misskredit. Wenn man den ärztlich assistierten Suizid nicht ausnahmslos standesrechtlich sanktioniere, eröffne man einen Schleichweg zur aktiven Sterbehilfe.

Sondervoten

Sondervotum von Professor Dr. Reiter
Johannes Gutenberg-Universität, Mainz
Fachbereich Katholische Theologie
Seminar für Moraltheologie und Sozialethik

Abweichende Auffassung zum Bericht der Bioethik-Kommission Rheinland-Pfalz vom 23.04.2004

Dem vorliegenden Bericht kann ich nicht zustimmen. In seiner Tendenz scheint er mir zu liberal, in einzelnen Aussagen zu unbestimmt und allzu offen für Auslegungen, die von ethischer Seite her nicht vertretbar sind.

Im Einzelnen möchte ich dies an folgenden Punkten exemplifizieren:

Zu These 14: Aktive Sterbehilfe

Mit dem von der Kommission beschlossenen Schlusssatz des zweiten Absatzes („In solchen Extremfällen kann aufgrund des Selbstbestimmungsrechts Sterbenskranker ausnahmsweise eine aktive Sterbehilfe ethisch toleriert werden.") wird die Tür zur aktiven Sterbehilfe endgültig geöffnet, was aus ethischer Sicht, in jedem Fall aus Sicht der christlichen Ethik, keinesfalls toleriert werden kann.

Zu These 19: Patientinnen und Patienten im Wachkoma

Im vierten Absatz geht es um Patienten, von denen keine ausdrückliche Willensäußerung vorliegt. Hier soll eine Vertreterentscheidung dem mutmaßlichen Patientenwillen Geltung verschaffen, was an sich schon problematisch ist, insofern es sich hier um keine Entscheidung in der Sterbephase handelt. „Eine unbedingte und unbegrenzte Lebenserhaltung" wird dann weiter im Text von der Voraussetzung abhängig gemacht, dass der Arzt bzw. die Ärztin keine Chance einer Remission mehr sieht. Demgegenüber gibt es etliche dokumentierte Fälle einer Remission. Es ist daher zu fragen, ob überhaupt mit Bestimmtheit etwas über den Zustand der Wachkoma-Patienten gesagt werden kann. Solange noch die geringsten Zweifel bestehen, wird man mit einer Entscheidung so lange warten müssen, bis definitive Klarheit über die Endgültigkeit des Zustandes gewonnen ist. Auch die im weiteren Text gebrauchte Formulierung „erhebliche Zeitspanne" ist zu vage.

Zu These 21: Entscheidungen bei Neugeborenen

Der vierte Absatz erweckt den Eindruck, als sei es ethisch vertretbar, unmittelbar und gezielt auf Lebenserhaltung zu Gunsten der Leidensvermeidung zu verzichten. Damit läge aber eine aktive Euthanasie vor, die doch eigentlich mit der These 21 ausgeschlossen werden sollte.

Zu These 25: Ärztlich assistierte Selbsttötung

Zu dieser These ist meiner Auffassung im Minderheiten-Votum Rechnung getragen worden.

Zu These 29: Künstliche Ernährung über eine PEG-Sonde

Über die Einstufung der Ernährung mittels einer PEG-Sonde als künstlich oder natürlich kann man geteilter Meinung sein. Johannes Paul II. rechnet die künstliche Ernährung zu den natürlichen Mitteln der Lebenserhaltung und bezeichnet ihre Anwendung deshalb als normal und als moralisch verpflichtend (vgl. Ansprache an die Teilnehmer am Internationalen Fachkongress zum Thema „Lebenserhaltende Behandlungen und vegetativer Zustand: Wissenschaftliche Fortschritte und ethische Dilemmata" am 20. März 2004). Von daher ist die Eindeutigkeit in These 29 hinterfragbar.

Zu Empfehlung 2: Ärztliche Pflichten und Rechte

In dieser These wird für eine rechtliche Regelung der Sterbehilfe plädiert und dabei eine Orientierung an dem Alternativentwurf Sterbehilfe aus dem Jahr 1986 empfohlen. Der Alternativentwurf hatte in § 216 Abs. 2 unter bestimmten Voraussetzungen eine Straffreiheit für aktive Euthanasie vorgesehen. Meines Erachtens müsste vor einer Neuregelung des § 216 genauer geprüft werden, ob das geltende Recht in all seinen Möglichkeiten ausgeschöpft ist.

- Auch in seiner jetzigen Form verbietet es dem Arzt nicht, die Schmerzen des Kranken weitgehend zu lindern. Der Arzt darf die Schmerzen auch dann lindern, wenn als Nebeneffekt und unbeabsichtigt der Tod des Patienten (früher) eintritt (indirekte Euthanasie). Die mitmenschliche Pflicht des Arztes zu einer solchen Gratwanderung wird durch das bestehende Recht nicht berührt.

- Auch bei dem geltenden Recht ist der Arzt nicht dazu verpflichtet, alle nur denkbaren Techniken einzusetzen, um das Leben seines Patienten um jeden Preis zu verlängern.

- Schließlich ist auch die Frage zu stellen, ob mit einer Änderung des § 216 das Sterben in unserer Gesellschaft wirklich menschenwürdiger gestaltet werden kann. Was Recht im Grenzbereich von Leben und Tod ist, kann nicht einfach aus Gesetzestexten abgelesen werden. Kein neues Gesetz kann mitmenschliche Hilfe und personale Begleitung garantieren, die dem Sterbenden die Treue halten und seinen Abschied aus diesem Leben erleichtern und erträglich machen – ebenso wie kein unbefriedigendes Gesetz sie verhindern kann.

- Die Folgen einer Änderung des § 216 im Sinne des Alternativentwurfs wären sehr weitreichend und in ihrer Tragweite auf längere Sicht nicht zu übersehen. Die (eventuellen) Mängel der bestehenden Gesetzgebung sollen nicht daran hindern, zunächst deren Möglichkeiten voll auszuschöpfen, bevor auf eine Veränderung hingearbeitet wird.

Dieser von der Mehrheitsmeinung abweichenden Auffassung schließt sich das Kommissionsmitglied, Herr Professor Dr. med. Christoph Fuchs, Hauptgeschäftsführer der Bundesärztekammer und des Deutschen Ärztetages, ohne Vorbehalt an.

Sondervotum von Dr. iur. utr. Frank Hennecke
Leitender Ministerialrat
Ministerium für Umwelt und Forsten

Abweichende Auffassung zum Bericht der Bioethik-Kommission Rheinland-Pfalz vom 23.04.2004

Zu These 19: Patientinnen oder Patienten im Wachkoma

Wachkoma-Patientinnen oder Patienten sind keine Sterbenden. Ihre andauernde tiefe Bewußtlosigkeit ist durch den Ausfall der meisten Großhirnfunktionen bedingt, der in äußerst seltenen Fällen und dann auch nur eingeschränkt reversibel ist. Solange aber die vegetativen Funktionen stabil erhalten werden, tritt der Tod nicht ein.

Ein Behandlungsabbruch besteht in der Abschaltung inversiver Apparaturen und führt den Tod des Patienten infolge Ernährungsmangels herbei. Der Behandlungsabbruch ist aktives Tun und damit eine Tötungshandlung. Die Tötungshandlung kann auch als „Tötung auf Verlangen" nicht gerechtfertigt sein (§ 216 StGB).

Eine Tötungshandlung liegt im strafrechtlichen Sinne aber dann nicht vor, wenn eine zunächst aufgenommene inversive Behandlung deswegen abgebrochen wird, weil der Wille des Patienten, der sich erst nachträglich herausstellt, einer Fortsetzung der Behandlung als einem körperlichen Eingriff entgegensteht und schon entgegengestanden hätte, wäre der Wille zuvor bekundet worden. In diesem Falle steht der Behandlungsabbruch dem Unterlassen einer Heilbehandlung gleich, zu der niemand verpflichtet ist, wenn der Patient sie von vorneherein nicht will.

Ein solcher Wille des Patienten muß jedoch ausdrücklich geäußert sein und kann angenommen werden bei

- schriftlicher Erklärung in einer die eingetretene Situation erfassenden Patientenverfügung (vgl. These 5),

- vorheriger mündlicher Erklärung gegenüber einer Vertrauensperson in Bezug auf einen Behandlungsverzicht,

- Vorliegen einer schriftlichen Erklärung über die Bestellung einer Vertreterin oder eines Vertreters, der oder dem ausdrücklich eingeräumt wurde, den Behandlungsverzicht im Sinne der Patientin oder des Patienten zu verlangen (sog. Vorsorgevollmacht, vgl. These 7).

Besteht in diesen Fällen zwischen Vertreter und Arzt Einvernehmen, ist die Beendigung lebenserhaltender Maßnahmen zulässig. Um Mißbräuche zu vermeiden und Zweifel auszuräumen, sollte eine vormundschaftsgerichtliche Genehmigung der einvernehmlichen Entscheidung, die Behandlung zu beenden, eingeführt werden. Besteht das Einvernehmen nicht, ist der Patientenwille entweder durch das Vormundschaftsgericht oder durch Änderung oder anderweitige Begründung des Behandlungsvertrages durchzusetzen.

Ein nur „mutmaßlicher Wille" genügt für sich allein nicht, die Beendigung des Lebens durch Abschaltung der Apparaturen zu rechtfertigen. Ein „mutmaßlicher Wille" bleibt naturgemäß ungewiß. Diese Ungewißheit belastet Arzt und Betreuer mit dem Risiko einer ethischen Verfehlung und einer strafbaren Handlung. Die Ungewißheit macht angesichts eintretender schwerer Todesumstände das Sterbenlassen in ethischer Hinsicht unerträglich. Bleibt im Strafprozeß der Wille des Patienten im Ungewissen, droht eine Bestrafung. Die Ungewißheit kann weder durch einen Konsens zwischen Arzt und Betreuer noch durch das Hinzutreten ethischer Abwägungskriterien ausgeräumt oder ausgeglichen werden. Zudem muß einem „mutmaßlichen Willen" eine auch nur entfernte Möglichkeit der Rehabilitation aus dem Wach-Koma gleichsam gegengerechnet werden.

Will man gleichwohl einen „mutmaßlichen Willen" genügen lassen, müßte die Ungewißheit durch ein zusätzliches Sicherheitsmerkmal ausgeglichen werden. Die Sicherung könnte durch die vormundschaftsgerichtliche Genehmigung einer zwischen Arzt und Betreuer einvernehmlichen Beendigung lebenserhaltender Maßnahmen geschaffen werden.

Ein Mangel an Einvernehmen begründet in jedem Falle Zweifel an dem „mutmaßlichen Willen" und schließt ein Genehmigungsverfahren beim Vormundschaftsgericht von vorneherein aus.

Kommt es zu keiner Genehmigung, bleiben die Patienten am Leben.

Läßt sich ein „mutmaßlicher Wille" schlechterdings nicht ermitteln, kommt eine Lebensbeendigung durch Abschalten der Apparaturen nicht in Betracht. In äußersten Fällen langandauernden Komas und irreparablen Folgeschäden mag es mit Genehmigung des Vormundschaftsgerichts jedoch Ausnahmen geben.

Dieses Ergebnis ist ethisch und rechtlich geboten.

Begründung:

In der von der Kommission mehrheitlich beschlossene These 19 scheinen die weitreichenden Konsequenzen, die verschiedenen Fallkonstellationen und die jeweils unterschiedliche Funktion des Vormundschaftsgerichts nicht hinreichend bedacht. Würde diese These in der Praxis befolgt, könnte in den zahlreichen in klinischer Behandlung befindlichen Fällen das Leben der Patienten allein aufgrund einer Absprache zwischen Arzt und Betreuer ohne weiteres beendet werden. Die öffentliche Unruhe wäre erheblich; Strafprozesse wären zu erwarten.

Die hier vorgelegte abweichende Meinung unterscheidet sich von der Meinung der Kommission im wesentlichen darin, daß in jedem Falle eine vormundschaftliche Genehmigung des einvernehmlichen Behandlungsabbruchs für erforderlich gehalten wird. An der abweichenden Meinung wird in Würdigung des umfangreichen und sorgfältigen Begründungstextes der These trotzdem festgehalten.

Die Grundkonstellation der betreffenden Fälle besteht darin, daß ein Wachkoma-Patient zunächst ohne Berücksichtigung seines eigenen Willens einer inversiven, auf dauerhafte Lebenserhaltung vornehmlich durch künstliche Ernährung zielenden Behandlung unterworfen worden ist. Erst im nachhinein, insbesondere im Falle erst nachträglich bekannt werdender Willensäußerungen des Patienten, stellt sich die Frage einer Beendigung dieser Behandlung. Stellt man die apparative Behandlung ab, tritt der Tod der körperlich meist vitalen Patienten infolge Ernährungsmangels und damit unter sehr belastenden Umständen ein.

Das Abstellen lebenserhaltender Apparaturen ist ein aktives Tun, das im Wissen um die Folgen und mit deren willentlicher Herbeiführung geschieht. Mit Verlaub: Es gehört zum Horror-Repertoire jedes Kriminalfilms, daß der Mörder in das Krankenhaus eindringt und den Tropf abstellt, an dem das Leben des Opfers hängt. Der Behandlungsabbruch ist aber im strafrechtlichen Sinne dann tatbestandlich keine Tötungshandlung, wenn der der Behandlung entgegenstehende Wille des Patienten bekannt wird und der Behandlungsabbruch daher dem schlichten Unterlassen einer Heilbehandlung gleichkommt, zu der niemand verpflichtet ist, wenn der Patient sie von vorneherein nicht will. In diesem Falle liegt auch keine „Tötung auf Verlangen" vor (§ 216 Strafgesetzbuch). Eine tatbestandsmäßige und rechtswidrige Tötungshandlung ist nicht gegeben, wenn sich die fortdauernde Behandlung selbst in einem rechtswidrigen Raum bewegt. Dies wäre der Fall, wenn der Wille des Patienten der Zwangsernährung und sonstigen Eingriffen in seine körperliche Integrität zwar entgegensteht, die Behandlung aber fortgesetzt würde. Ein Patient, der sich nicht oder nicht mehr behandeln lassen will, begehrt, wie die Kommission an anderer Stelle zu Recht hervorhebt, vom Arzt keine „Tötung", sondern macht nur sein Recht auf Selbstbestimmung geltend. Niemand muß sich einer Zwangsbehandlung unterziehen. Folgt daher der Arzt dem Willen des Patienten und beendet er die Behandlung, beendet er damit einen rechtswidrigen Zustand und handelt er rechtmäßig. Für den Tod des Patienten ist er dann nicht mehr verantwortlich.

Hat sich ein Wachkoma-Patient vor Eintritt dieses Zustandes ausdrücklich erklärt, ist aufgrund seines Selbstbestimmungsrechtes dieser Wille bindend und die Beendigung lebenserhaltender Maßnahmen daher zulässig. Besteht zwischen Arzt und Betreuer entsprechend dem Willen des Patienten Einvernehmen, handeln die Beteiligten ethisch geboten und rechtmäßig. Um Mißbräuche zu vermeiden und verbleibende Restzweifel auszuräumen, sollte jedoch eine vormundschaftsgerichtliche Genehmigung des einvernehmlichen Behandlungsabbruchs eingeführt werden. Das gerichtliche Verfahren ist geeignet, den Sachverhalt zu klären, die Beteiligten zu hören, Verdachtsmomente und Mißbräuche zu vermeiden und die notwendige Öffentlichkeit herzustellen. Gerade wegen der Sensibilität der Fälle kommt es auf eine öffentliche Kontrolle an.

Besteht kein Einvernehmen zwischen Arzt und Betreuer, begründet dieser Dissens entweder einen Zweifel am Willen des Patienten, der dann die Beendigung lebenserhaltender Maßnahmen ausschließt, oder die Notwendigkeit, den Willen des Patienten durch ein vormundschaftsgerichtliches Verfahren durchzusetzen, das sich in diesem Falle jedoch von dem genannten Genehmigungsverfahren unterscheidet, den allgemeine Rechtsregeln unterliegt und hier daher nicht eigens konstituiert werden muß.

Auch im Falle eines nur „mutmaßlichen Willens", also beim Fehlen einer ausdrücklichen und qualifizierten Voraberklärung des Patienten, ist theoretisch nicht anders zu entscheiden: Nimmt man den „mutmaßlichen Willen" an, ist dieser Patientenwille maßgeblich; die lebenserhaltenden Maßnahmen sind dann durch Abschaltung der Apparaturen zu beenden. Dies entspricht dem von der Kommission ansonsten konsequent betonten Selbstbestimmungsrecht des Patienten. Für zusätzliche ethische Abwägungen, wie sie die Kommission an dieser Stelle jedoch vornimmt, ist dann kein Raum. Ethische Abwägungen können außerdem etwa verbleibende Zweifel an dem „mutmaßlichen Willen" gleichsam als Alibi nicht überwinden und nicht sozusagen an die Stelle des Defizits an Gewißheit treten. In die Ermittlung des „mutmaßlichen Willens" muß zudem der Grad der Wahrscheinlichkeit einer Rehabilitation aus dem Wach-Koma einbezogen werden. Reichen die Indizien für einen (auch im Sinne der These 8 ermittelten) „mutmaßlichen Willen" indes nicht aus und besteht sogar eine auch nur entfernte Möglichkeit der Rehabilitation, gibt es keine ethische und rechtliche Begründung für die Lebensbeendigung.

Das Problem des „mutmaßlichen Willens" zeigt sich allerdings in der Praxis, und zwar in doppelter Weise: Selbst wenn man einen „mutmaßlichern Willen" im Sinne eines Behandlungsabbruchs annehmen wollte, würden die Zweifel hieran in dem Maße wachsen, wie sich nach Behandlungsabbruch unerträgliche Sterbensumstände einstellen würden. In juristischer Hinsicht läßt ein „mutmaßlicher Wille" das maßgebliche Tatbestandsmerkmal, das eine strafbare Handlung ausschließt, materiell-rechtlich und strafprozessual im Ungewissen, falls es zu einem Anklageverfahren gegen den Arzt oder den Betreuer kommt: Bleiben in einem strafgerichtlichen Verfahren die Zweifel am positiven Willen des Patienten zum Behandlungsabbruch bestehen, kann eine Straffreiheit allenfalls damit begründet werden, daß man einen Tatbestandsirrtum annimmt oder die Schuld ausschließt. Mit einem derartigen Risiko aber kann man Arzt und Betreuer nicht belasten.

In den Fällen des „mutmaßlichen Willens" müßte daher ein Sicherheitsmerkmal, das Zweifel ausschließt, konstitutiv geschaffen werden. Dies könnte durch eine gesetzlich neu einzuführende Genehmigung des Behandlungsabbruchs durch das Vormundschaftsgericht geleistet werden. Durch die Genehmigung würde dann die Rechtssicherheit formal geschaffen. Das Vormundschaftsgericht hätte in diesen Fällen immer auch die zusätzliche Funktion, den Sachverhalt aufzuklären, die Beteiligten zu hören, dem Mißbrauch und dem Verdacht entgegenzuwirken und die Öffentlichkeit herzustellen. Als Genehmigungskriterium käme der Gewißheitsgrad des „mutmaßlichen Willens", die medizinische Prognose und gegebenenfalls negativ auch die Mißbrauchsvorbeugung in Betracht.

Wegen der inhaltlichen Unbestimmtheit der Genehmigungskriterien bleibt ein vormundschaftliches Verfahren jedoch insgesamt problematisch; eine nicht absehbare Belastung der Gerichte wäre einzuräumen. Dies muß jedoch angesichts der sensiblen Problemlage und im Interesse des öffentlichen Vertrauens in die ärztliche Heilbehandlung und in die Rechtsordnung hingenommen werden.

Kommt es zu der Genehmigung nicht, bleiben die Patienten am Leben. Hiergegen wäre ethisch und juristisch nichts einzuwenden.

Insgesamt aber spricht im Sinne einer abschließenden Bewertung Vieles dafür, einen „mutmaßlichen Willen", soweit beunruhigende Ungewißheiten bleiben, grundsätzlich nicht dafür ausreichen zu lassen, das Leben eines Wach-Koma-Patienten durch aktives Abschalten der Apparaturen zu beenden. Auch hiergegen richten sich keine juristischen oder ethischen Einwände. Freilich sollte man in äußersten Fällen die Beendigung der Behandlung nicht vollständig ausschließen; die extreme Wirklichkeit der Welt läßt sich nicht vollkommen in einem geschlossenen Normensystem abbilden.

Anhang A.: Gerichtsentscheidungen

Bundesgerichtshof, Urteil vom 04.07.1984, AZ: 3 StR 96/84 (Landgericht Krefeld), BGHSt 32, 367 (im Sprachgebrauch auch bekannt als der so genannte Dr. Wittig-Fall oder Peterle-Fall)

Der BGH hatte über folgenden Sachverhalt zu entscheiden:

Eine 76-jährige, an hochgradiger Verkalkung der Herzkranzgefäße erkrankte Witwe hat in eindeutiger Selbsttötungsabsicht eine Überdosis Morphium und Schlafmittel eingenommen. Es existierte seit 1981 ein Schriftstück mit dem Text: „Willenserklärung. Im Vollbesitz meiner Sinne bitte ich meinen Arzt, keine Einweisung in ein Krankenhaus oder Pflegeheim, keine Intensivstation und keine Anwendung lebensverlängernder Medikamente. Ich möchte einen würdigen Tod sterben. Keine Anwendung von Apparaten. Keine Organentnahme." Der Arzt fand die Patientin bewusstlos in der Wohnung vor. In den gefalteten Händen hielt sie einen Zettel, auf dem handschriftlich vermerkt war. „An meinen Arzt – bitte kein Krankenhaus – Erlösung! 28.11.1981 Unterschrift." Ein weiterer Zettel trug die Aufschrift: „ich will zu meinem Peterle". Mit Peterle war ihr ein halbes Jahr vorher verstorbener Ehemann gemeint. Der angeklagte Arzt ging davon aus, dass die Patientin nicht ohne Inkaufnahme schwerer Dauerschäden zu retten sei und kam zu der Überzeugung, nichts zu ihrer Rettung zu unternehmen. Bis zur Todesfeststellung blieb der Arzt bei der Patientin. Das Gericht konnte nicht klären, ob das Leben der Patientin bei sofortiger Einleitung von Rettungsmaßnahmen und dem Transport in eine Klinik hätte verlängert oder gerettet werden können.

Der Arzt wurde vom Vorwurf der Tötung auf Verlangen durch Nichtgewährung ärztlicher Hilfe (§216 StGB) und der unterlassenen Hilfeleistung (§323c StGB) wegen der besonderen Umstände des Falles freigesprochen. Die rechtlich bedeutsame Konfliktsituation wurde nicht in der Frage gesehen, ob sich ein Arzt dem Todeswunsche eines Suizidenten beugen darf. Die den Angeklagten entlastende Lage bestand nach Wertung des BGH vielmehr darin, dass der Angeklagte wegen des weit fortgeschrittenen Vergiftungszustandes der Patientin davon überzeugt war, ihr Leben hätte allenfalls mittels der von ihr verabscheuten Maßnahmen der Intensivmedizin und auch dann nur unter Inkaufnahme irreparabler schwerer Schäden verlängert werden können. Die in dieser konkreten Konfliktsituation getroffene ärztliche Gewissensentscheidung wurde nicht als unvertretbar angesehen.

Bundesgerichtshof, Urteil vom 13.09.1994, AZ: 1 StR 357, 94 (LG Kempten), BGHSt 40, 257

Der Entscheidung lag folgender Sachverhalt zugrunde:

Bei einer 70-jährigen Patientin, die an einem ausgeprägten hirnorganischen Psychosyndrom im Rahmen einer präsenilen Demenz mit Verdacht auf Alzheimer-Erkrankung litt, kam es zu einem Herzstillstand. Nach Reanimation blieb die Patientin irreversibel schwerst hirngeschädigt und war wegen Schluckunfähigkeit auf künstliche Ernährung angewiesen, die über eine perkutane endoskopische Gastrostomie (PEG-Sonde) erfolgte. Die Patientin war nicht mehr ansprechbar und reagierte auf optische, akustische und Druckreize nur noch mit Gesichtszuckungen oder Knurren. Der Sohn der Patientin, der als Betreuer bestellt war, entschied nach Rücksprache mit Verwandten, dass die künstliche Ernährung durch den behandelnden Arzt eingestellt und nur noch Tee verabreicht werden solle. Die Entscheidung des Sohnes beruhte darauf, dass die Patientin acht bis zehn Jahre zuvor anlässlich einer Sendung über Gelenkversteifung vor Zeugen erklärt hatte, so wolle sie nicht enden. Der Arzt wies die Pfleger entsprechend der Entscheidung des Sohnes an. Diese hielten sich jedoch nicht an die Anweisung und schalteten das zuständige Vormundschaftsgericht ein, das die Genehmigung dieser Maßnahme versagte. Die Patientin starb Monate später an einer zusätzlich aufgetretenen Erkrankung. Das Landgericht Kempten verurteilte den Arzt und den Sohn wegen versuchten Totschlags (§§ 212 Abs. 1, 22, 23 Abs. 1 StGB). *Der 1.Strafsenat des BGH hat das Urteil des Landgerichts insgesamt aufgehoben und die Sache zur neuen Verhandlung und Entscheidung mit der Maßgabe zurückverwiesen zu prüfen, ob weitere Anhaltspunkte für eine mutmaßliche Einwilligung der Patientin vorlagen.*

Der Entscheidung wurde folgender Leitsätze vorangestellt:

1. *Bei einem unheilbar Erkrankten, nicht mehr entscheidungsfähigen Patienten kann der Abbruch einer ärztlichen Behandlung oder Maßnahme ausnahmsweise auch dann zulässig sein, wenn die Voraussetzungen der von der Bundesärztekammer verabschiedeten Richtlinien für die Sterbehilfe nicht vorliegen, weil der Sterbeprozess noch nicht eingesetzt hat. Entscheidend ist der mutmaßliche Wille des Kranken.*

2. *An die Voraussetzungen für die Annahme eines mutmaßlichen Einverständnisses sind strenge Anforderungen zu stellen. Hierbei kommt es vor*

allem auf frühere mündliche oder schriftliche Äußerungen des Patientin, seine religiöse Überzeugung, seine sonstigen persönlichen Wertvorstellungen, seine altersbedingte Lebenserwartung oder das Erleiden von Schmerzen an.

3. *Lassen sich auch bei der gebotenen sorgfältigen Prüfung konkrete Umstände für die Feststellung des individuellen mutmaßlichen Willens des Kranken nicht finden, so kann und muss auf Kriterien zurückgegriffen werden, die allgemeinen Wertvorstellungen entsprechen. Dabei ist jedoch Zurückhaltung geboten; im Zweifel hat der Schutz menschlichen Lebens Vorrang vor persönlichen Überlegungen des Arztes, eines Angehörigen oder einer anderen beteiligten Person.*

Zum Themenkomplex der vormundschaftsgerichtlichen Genehmigung eines Behandlungsabbruchs nach § 1904 BGB stellt der BGH fest, *dass die Vorschrift aufgrund des Wortlauts der Norm auf den ‚tödlich verlaufenen' Behandlungsabbruch nicht unmittelbar anwendbar ist. Ihrem Sinn und Zweck nach müsse sie jedoch in Fällen der Sterbehilfe jedenfalls dann – erst recht – entsprechend angewandt werden, wenn die ärztliche Maßnahme in der Beendigung einer bisher durchgeführten lebenserhaltenden Behandlung bestehe und der Sterbevorgang noch nicht unmittelbar eingesetzt habe. Wenn schon bestimmte Heileingriffe wegen ihrer Gefährlichkeit der alleinigen Entscheidungsbefugnis des Betreuers entzogen seien, dann müsse dies umso mehr für Maßnahmen gelten, die eine ärztliche Behandlung beenden sollen und mit Sicherheit binnen kurzem zum Tode führen können.*

Bundesgerichtshof, Beschluss vom 17.03.2003, AZ: XII ZB 2/03, in: NJW 2003, S.1588

Der Entscheidung lag folgender Sachverhalt zugrunde:
Der betroffene Patient erlitt am 29. November 2000 in Folge eines Myocardinfarktes einen hypoxischen Gehirnschaden im Sinne eines apallischen Syndroms. Seither wird er über eine PEG-Sonde ernährt; eine Kontaktaufnahme mit ihm ist nicht möglich. Das Vormundschaftsgericht bestellte den Sohn des Betroffenen zum Betreuer. Dieser beantragte im April 2002 beim Vormundschaftsgericht die Einstellung der Ernährung über die PEG-Sonde, da eine Besserung des Zustandes seines Vaters nicht zu erwarten sei und die Einstellung dessen früher geäußertem Wunsch entspreche. Der Betreuer konnte zum Nachweis hierfür eine maschinenschriftliche und vom Betreuten handschriftlich unter Angabe von Ort und Datum unterzeichnete Verfügung mit folgendem Wortlaut vorlegen: „Für den Fall, dass ich zu einer Entscheidung nicht mehr fähig bin, verfüge ich: Im Fall meiner irreversiblen Bewusstlosigkeit, schwerster Dauerschäden meines Gehirns oder des dauernden Ausfalls lebenswichtiger Funktionen meines Körpers oder im Endstadium einer zum Tode führenden Krankheit, wenn die Behandlung nur noch dazu führen würde, den Vorgang des Sterbens zu verlängern,

will ich: keine Intensivbehandlung, die Einstellung der Ernährung, nur Angst- oder schmerzlindernde Maßnahmen, wenn nötig, keine künstliche Beatmung, keine Bluttransfusion, keine Organtransplantation, keinen Anschluss eine Herz-Lungen-Maschine...."

Das Vormundschaftsgericht hat den Antrag mangels Rechtsgrundlage abgelehnt. Das Landgericht hat die hiergegen gerichtete Beschwerde zurückgewiesen. Das Oberlandesgericht hält die zulässige weitere Beschwerde für unbegründet, sieht sich an der Zurückweisung des Rechtsmittels durch die Beschlüsse des OLG Frankfurt vom 15. Juli 1998 -20 W 224/98 – FamRZ 1998,1137 und vom 20. November 2001 – 20 W 41/01 – FamRZ 2002,575 und des OLG Karlsruhe vom 29. Oktober 2001 – 19 Wx 21/01 – FamRZ 2002, 488 gehindert und hat folglich die Sache gemäß § 28 Absatz 2 FGG dem BGH vorgelegt.

Der Bundesgerichtshof hat die Entscheidung des Oberlandesgerichts aufgehoben und zur erneuten Verhandlung und Entscheidung an das Amtsgericht zurückverwiesen. Der Leitsatz der Entscheidung lautet:

a) Ist ein Patient einwilligungsunfähig und hat sein Grundleiden einen irreversiblen tödlichen Verlauf angenommen, so müssen lebenserhaltende oder -verlängernde Maßnahmen unterbleiben, wenn dies seinem zuvor – etwa in Form einer so genannten Patientenverfügung – geäußerten Willen entspricht. Dies folgt aus der Würde des Menschen, die es gebietet sein in einwilligungsfähigem Zustand ausgeübtes Selbstbestimmungsrecht auch dann noch zu respektieren, wenn er zu eigenverantwortlichem Entscheiden nicht mehr in der Lage ist. Nur wenn ein solcher erklärter Wille des Patienten nicht festgestellt werden kann, beurteilt sich die Zulässigkeit solcher Maßnahmen nach dem mutmaßlichen Willen des Patienten, der dann individuell – also aus dessen Lebensentscheidungen, Wertvorstellungen und Überzeugungen – zu ermitteln ist.

b) Ist für einen Patienten ein Betreuer bestellt, so hat dieser dem Patientenwillen gegenüber Arzt und Pflegepersonal in eigener rechtlicher Verantwortung und nach Maßgabe des § 1901 BGB Ausdruck und Geltung zu verschaffen. Seine Einwilligung in eine ärztlicherseits angebotene lebenserhaltende oder -verlängernde Behandlung kann der Betreuer jedoch nur mit Zustimmung des Vormundschaftsgerichts wirksam verweigern. Für eine Einwilligung des Betreuers und eine Zustimmung des Vormundschaftsgerichts ist kein Raum, wenn ärztlicherseits eine solche Behandlung oder Weiterbehandlung nicht angeboten wird – sei es, dass sie von vorne herein medizinisch nicht indiziert ist, nicht mehr sinnvoll oder aus sonstigen Gründen nicht möglich ist. Die Entscheidungszuständigkeit des Vormundschaftsgerichts ergibt sich nicht aus einer analogen Anwendung des § 1904, sondern aus einem unabweisbaren Bedürfnis des Betreuungsrechts.

Oberlandesgericht München, Beschluss vom 31. Juli 1987, AZ.: 1 Ws 23/87

Das Gericht hatte über folgenden Sachverhalt zu entscheiden:

Die zum Zeitpunkt ihres Todes 69 jährige Patientin litt seit ca. 7 Jahren an schwersten bösartigen Geschwulsten im Lippen- und Nasenbereich sowie im Kiefer. Eine Nahrungsaufnahme war schwer möglich. Es wurde ein rezidivierender Oberkieferhöhlentumor festgestellt, der in die Schädelbasis und die Augenhöhle hineinwuchs. Es bestand eine Mittelgesichtszerstörung mit Fehlen des Oberkiefers mit Oberlippe und unteren Nasenanteilen und eine starke beidseitige Unterlidschwellung mit völligem Verschluss des rechten Auges. Die Patientin litt trotz hoher Medikamenteneinnahme an ständigen Schmerzen. Nach vielfach geäußerter Bitte, ihr zu einem Freitod zu verhelfen, gab der Angeklagte der Patientin Kaliumcyanid mit der genauen Anweisung, wie es einzunehmen sei. Die Patientin trank das Mittel selbstständig und verstarb sodann alsbald.

Der Senat kam zusammenfassend zu dem Ergebnis, dass die Entbindung des Angeklagten von seiner Lebensschutzverantwortung bei dieser Suizidpatientin nicht anders als bei einem „Normalpatienten" zu beurteilen sei. Dem von der Patientin frei geäußerten Willen könne die rechtliche Wirksamkeit nicht abgesprochen werden. Mangels einer aus dem Arzt-Patienten-Verhältnis resultierenden, auf den Lebensschutz zielenden Garantenpflicht des Angeklagten könne daher das Unterlassen einer Behandlung nach Eintritt der Bewusstlosigkeit nicht als strafbare Tötung nach den §§ 216,13 StGB angesehen werfen.

Der Senat war weiterhin der Auffassung, dass der Tatbestand der unterlassenen Hilfeleistung entfalle, weil die Verhinderung des Suizids bei den gegebenen außergewöhnlichen Umständen nicht mehr als erforderliche „Hilfe" im Sinne des § 323c StGB gewertet werden könne.

Oberlandesgericht München, Urteil vom 13. 02.2003 – 3 U 5090/02
(Landgericht Traunstein Beschluss vom 16.10.2002, AZ: 3 O 205/02), NJW 2003, S.1743

Der Entscheidung lag folgender Sachverhalt zugrunde:

Der heute 37-jährige Betroffene wurde nach einem Selbsttötungsversuch im Juli 1998 durch den Notarzt reanimiert, erlitt jedoch durch Sauerstoffmangel bleibende Gehirnschädigungen. Er fiel in ein Wachkoma, so dass er über eine PEG-Magensonde künstlich ernährt werden musste und wurde fortan in einem Pflegeheim betreut. Der zu seinem gesetzlichen Betreuer bestellte Vater des Betroffenen genehmigte die Anordnung des behandelnden Arztes gegenüber dem Pflegepersonal, die künstliche Ernährung einzustellen, da es dem mutmaßlichen Willen des Betroffenen entspreche, in einer Situation wie der vorliegenden sterben zu wollen. Das Pflegepersonal widersprach dem aus „pflege-ethischen Gründen". *Der daraufhin beim Amtsgericht (Vormundschaftsgericht) Rosenheim gestellte Antrag des Betreuers, die Einwilligung in die Ernährungseinstellung zu genehmigen, wurde zurückgewiesen, da § 1904 BGB – nach übereinstimmender Rechtsauffassung beider Parteien – nicht anwendbar und damit eine Genehmigung nicht erforderlich sei.*

Sodann beantragte der Kläger bei dem Landgericht Traunstein, das beklagte Pflegeheim u.a. zu verurteilen, die künstliche Ernährung des Klägers unter Gewährleistung der notwendigen Flüssigkeits- und Medikamentenzufuhr zu unterlassen. Anspruchsgrundlage für den zivilrechtlichen Unterlassungsanspruch war nach Auffassung des Klägers der zwischen den Parteien geschlossene Heimvertrag, im Rahmen dessen der Wille des Betroffenen zu beachten sei. Ferner ergebe sich die Pflicht der Beklagten aus den Grundsätzen der „unerlaubten Handlung" (§§ 823 ff. BGB). Eine unerlaubte Handlung liege dann vor, wenn eine vertraglich vereinbarte medizinische Behandlung trotz des nunmehr entgegenstehenden Willens des Betroffenen fortgeführt werde. Die Beklagte bestritt eine Pflicht zur Leistung passiver Sterbehilfe aus dem Heimvertrag. Zudem handele es sich bei der Zuführung von Nahrung und Flüssigkeit mittels Magensonde nicht um eine medizinische Heilbehandlung, sondern um Basispflege. *Das Landgericht Traunstein hat die Klage abgewiesen. Es fehle an einer vormundschaftsgerichtlichen Genehmigung. Im Übrigen stünden dem Kläger die geltend gemachten Ansprüche weder aus dem Heimvertrag noch aus unerlaubter Handlung zu. Ein Wandel des bisherigen Pflege- und Behandlungsverlaufs im Sinne des klägerischen Vorbringens sei für das Pflegepersonal der Beklagten unzumutbar.*

Die hiergegen gerichtete Berufung des Klägers wurde vom Oberlandesgericht München zurückgewiesen. *Der Anspruch des Klägers lasse sich aus dem Heimvertrag nicht ableiten, da dieser auf die Bewahrung des Lebens ausgerichtet sei. Es stehe dem Kläger im Hinblick auf den Heimvertrag auch kein Anspruch auf Unterlassung bzw. Mitwirkung aus § 823 Absatz 1 und 2 BGB zu. Im übrigen stehe der Beklagten gegenüber dem Verlangen der Kläger ein aus ihren verfassungsmäßigen Rechten aus Artikel 1, 2, 4 ff GG abzuleitendes Verweigerungsrecht zu. Insoweit zog das Oberlandesgericht eine Parallele zu § 12 Absatz 1 des Schwangeren- und Familienänderungsgesetzes.*

Eine Entscheidung über die hiergegen beim BGH eingelegte Revision liegt bisher nicht vor.

Anhang B: Auszüge aus dem Strafgesetzbuch

§ 13 StGB Begehen durch Unterlassen

(1) Wer es unterlässt, einen Erfolg abzuwenden, der zum Tatbestand eines Strafgesetzes gehört, ist nach diesem Gesetz nur dann strafbar, wenn er rechtlich dafür einzustehen hat, dass der Erfolg nicht eintritt, und wenn das Unterlassen der Verwirklichung des gesetzlichen Tatbestandes durch ein Tun entspricht.

(2) Die Strafe kann nach § 49 Absatz 1 gemildert werden.

§ 212 StGB Totschlag

(1) Wer einen Menschen tötet, ohne Mörder zu sein, wird als Totschläger mit Freiheitsstrafe nicht unter 5 Jahren bestraft.

(2) In besonders schweren Fällen ist auf lebenslange Freiheitsstrafe zu erkennen.

§ 216 StGB Tötung auf Verlangen

(1) Ist jemand durch das ausdrückliche und ernstliche Verlangen des Getöteten zur Tötung bestimmt worden, so ist auf Freiheitsstrafe von sechs Monaten bis zu fünf Jahren zu erkennen.

(2) Der Versuch ist strafbar.

Anhang C: Auszug aus dem Bürgerlichen Gesetzbuch

§ 1904 BGB Ärztliche Maßnahmen

(1) Die Einwilligung des Betreuers in eine Untersuchung des Gesundheitszustandes, eine Heilbehandlung oder einen ärztlichen Eingriff bedarf der Genehmigung des Vormundschaftsgerichts, wenn die begründete Gefahr besteht, dass der Betreute aufgrund der Maßnahme stirbt oder einen schweren und länger dauernden gesundheitlichen Schaden erleidet. Ohne die Genehmigung darf die Maßnahme nur dann durchgeführt werden, wenn mit dem Aufschub Gefahr verbunden ist.

(2) Absatz 1 gilt auch für die Einwilligung eines Bevollmächtigten. Sie ist nur wirksam, wenn die Vollmacht schriftlich erteilt ist und die Absatz 1 Satz 1 genannten Maßnahmen ausdrücklich umfasst.

Anhang D: Grundsätze der Bundesärztekammer zur ärztlichen Sterbebegleitung vom 11.09.1998[77]

Präambel

Aufgabe des Arztes ist es, unter Beachtung des Selbstbestimmungsrechtes des Patienten Leben zu erhalten, Gesundheit zu schützen und wiederherzustellen sowie Leiden zu lindern und Sterbenden bis zum Tod beizustehen.
    Die ärztliche Verpflichtung zur Lebenserhaltung besteht jedoch nicht unter allen Umständen. Es gibt Situationen, in denen sonst angemessene Diagnostik und Therapieverfahren nicht mehr indiziert sind, sondern Begrenzung geboten

---

[77] Die Grundsätze der Bundesärztekammer in der überarbeiteten Fassung vom Mai des Jahres 2004 konnten bei der Schlussabstimmung der Kommission am 23. April 2004 nicht berücksichtigt werden. Die zum Auffinden der Grundsätze der Bundesärztekammer genannte Internetadresse im anschließenden Literaturverzeichnis verweist auf die überarbeitete Fassung aus dem Jahr 2004.

sein kann. Dann tritt palliativ-medizinische Versorgung in den Vordergrund. Die Entscheidung hierzu darf nicht von wirtschaftlichen Erwägungen abhängig gemacht werden.

Unabhängig von dem Ziel der medizinischen Behandlung hat der Arzt in jedem Fall für eine Basisbetreuung zu sorgen. Dazu gehören u.a.: Menschenwürdige Unterbringung, Zuwendung, Körperpflege, Lindern von Schmerzen, Atemnot und Übelkeit sowie Stillen von Hunger und Durst.

Art und Ausmaß einer Behandlung sind vom Arzt zu verantworten. Er muss dabei den Willen des Patienten beachten. Bei seiner Entscheidungsfindung soll der Arzt mit ärztlichen und pflegenden Mitarbeitern einen Konsens suchen.

Aktive Sterbehilfe ist unzulässig und mit Strafe bedroht, auch dann, wenn sie auf Verlangen des Patienten geschieht. Die Mitwirkung des Arztes bei der Selbsttötung widerspricht dem ärztlichen Ethos und kann strafbar sein.

Diese Grundsätze können dem Arzt die eigene Verantwortung in der konkreten Situation nicht abnehmen.

I. Ärztliche Pflichten bei Sterbenden

Der Arzt ist verpflichtet, Sterbenden, d.h. Kranken oder Verletzten mit irreversiblem Versagen einer oder mehrer vitaler Funktionen, bei denen der Eintritt des Todes in kurzer Zeit zu erwarten ist, so zu helfen, dass sie in Würde zu sterben vermögen. Die Hilfe besteht neben palliativer Behandlung in Beistand und Sorge für Basisbetreuung.

Maßnahmen zur Verlängerung des Lebens dürfen in Übereinstimmung mit dem Willen des Patienten unterlassen oder nicht weitergeführt werden, wenn diese nur den Todeseintritt verzögern und die Krankheit in ihrem Verlauf nicht mehr aufgehalten werden kann. Bei Sterbenden kann die Linderung des Leidens so im Vordergrund stehen, dass eine möglicherweise unvermeidbare Lebensverkürzung hingenommen werden darf. Eine gezielte Lebensverkürzung durch Maßnahmen, die den Tod herbeiführen oder das Sterben beschleunigen sollen, ist unzulässig und mit Strafe bedroht.

Die Unterrichtung des Sterbenden über seinen Zustand und mögliche Maßnahmen muss wahrheitsgemäß sein, sie soll sich aber an der Situation des Sterbenden orientieren und vorhandenen Ängsten Rechnung tragen. Der Arzt kann auch Angehörige oder nahe stehende Personen informieren, es sei denn, der Wille des Patienten steht dagegen. Das Gespräch mit ihnen gehört zu seinen Aufgaben.

II. Verhalten bei Patienten mit infauster Prognose

Bei Patienten mit infauster Prognose, die sich noch nicht im Sterben befinden, kommt eine Änderung des Behandlungszieles nur dann in Betracht, wenn die Krankheit weit fortgeschritten ist und eine lebenserhaltende Behandlung nur Leiden verlängert. An die Stelle von Lebensverlängerung und Lebenserhaltung treten dann palliativ-medizinische und pflegerische Maßnahmen. Die Entscheidung über Änderung des Therapieziels muss dem Willen des Patienten entsprechen.

Bei Neugeborenen mit schwersten Fehlbildungen oder schweren Stoffwechselstörungen, bei denen keine Aussicht auf Heilung oder Besserung besteht, kann nach hinreichender Diagnostik und im Einvernehmen mit den Eltern eine lebenserhaltende Behandlung, die ausgefallene oder ungenügende Vitalfunktion ersetzt, unterlassen oder nicht weitergeführt werden. Gleiches gilt für extrem unreife Kinder, deren unausweichliches Sterben abzusehen ist und für Neugeborene, die schwerste Zerstörungen des Gehirns erlitten haben. Eine weniger schwere Schädigung ist kein Grund zur Vorenthaltung oder zum Abbruch lebenserhaltender Maßnahmen, auch dann nicht, wenn Eltern dies fordern. Ein offensichtlicher Sterbevorgang soll nicht durch lebenserhaltende Therapie künstlich in die Länge gezogen werden.

Alle diesbezüglichen Entscheidungen müssen individuell erarbeitet werden. Wie bei Erwachsenen gibt es keine Ausnahmen von der Pflicht zu leidensmindernder Behandlung, auch nicht bei unreifen Frühgeborenen.

III. Behandlung bei sonstiger lebensbedrohender Schädigung

Patienten mit einer lebensbedrohenden Krankheit, an der sie trotz generell schlechter Prognose nicht zwangsläufig in absehbarer Zeit sterben, haben, wie alle Patienten, ein Recht auf Behandlung, Pflege und Zuwendung. Lebenserhaltende Therapie einschließlich – ggfs. künstlicher – Ernährung ist daher geboten. Dieses gilt auch für Patienten mit schwersten cerebralen Schädigungen und anhaltender Bewusstlosigkeit (apallisches Syndrom, „sog. Wachkoma").

Bei fortgeschrittener Krankheit kann aber auch bei diesen Patienten eine Änderung des Therapiezieles und die Unterlassung lebenserhaltender Maßnahmen in Betracht kommen. So kann der unwiderrufliche Ausfall weiterer vitaler Organfunktionen die Entscheidung rechtfertigen, auf den Einsatz substituierender technischer Hilfsmittel zu verzichten. Die Dauer der Bewusstlosigkeit darf dabei nicht alleiniges Kriterium sein.

Alle Entscheidungen müssen dem Willen des Patienten entsprechen. Bei bewusstlosen Patienten wird in der Regel zur Ermittlung des mutmaßlichen Willens die Bestellung eines Betreuers erforderlich sein.

IV. Ermittlung des Patientenwillens

Bei einwilligungsfähigen Patienten hat der Arzt den aktuell geäußerten Willen des angemessen aufgeklärten Patienten zu beachten, selbst wenn sich dieser Wille nicht mit den aus ärztlicher Sicht gebotenen Diagnose- und Therapiemaßnahmen deckt. Das gilt auch für die Beendigung schon eingeleiteter lebenserhaltender Maßnahmen. Der Arzt soll Kranken, die eine notwendige Behandlung ablehnen, helfen, die Entscheidung zu überdenken.

Bei einwilligungsunfähigen Patienten ist die Erklärung des gesetzlichen Vertreters, z.B. der Eltern oder des Betreuers, oder des Bevollmächtigten maßgeblich. Diese sind gehalten, zum Wohl des Patienten zu entscheiden. Bei Verdacht auf Missbrauch oder offensichtlicher Fehlentscheidung soll sich der Arzt an das Vormundschaftsgericht wenden.

Liegen weder vom Patienten noch von einem gesetzlichen Vertreter oder einem Bevollmächtigten Erklärungen vor oder können diese nicht rechtzeitig eingeholt werden, so hat der Arzt so zu handeln, wie es dem mutmaßlichen Willen des Patienten in der konkreten Situation entspricht. Der Arzt hat den mutmaßlichen Willen aus den Gesamtumständen zu ermitteln. Eine besondere Bedeutung kommt hierbei einer früheren Erklärung des Patienten zu. Anhaltspunkte für den mutmaßlichen Willen des Patienten können seine Lebenseinstellung, seine religiöse Überzeugung, seine Haltung zu Schmerzen und zu schweren Schäden in der ihm verbleibenden Lebenszeit sein. In die Ermittlung des mutmaßlichen Willens sollen auch Angehörige oder nahe stehende Personen einbezogen werden.

Lässt sich der mutmaßliche Wille des Patienten nicht anhand der genannten Kriterien ermitteln, so handelt der Arzt im Interesse des Patienten, wenn er die ärztlich indizierten Maßnahmen trifft.

V. Patientenverfügungen, Vorsorgevollmachten und Betreuungsverfügungen

Patientenverfügungen, auch Patiententestamente genannt, Vorsorgevollmachten und Betreuungsverfügungen sind eine wesentliche Hilfe für das Handeln des Arztes.

Patientenverfügungen sind verbindlich, sofern sie sich auf die konkrete Behandlungssituation beziehen und keine Umstände erkennbar sind, dass der Patient sie nicht mehr gelten lassen würde. Es muss stets geprüft werden, ob die Verfügung, die eine Behandlungsbegrenzung erwägen lässt, auch für die aktuelle Situation gelten soll. Bei der Entscheidungsfindung sollte der Arzt daran denken, dass solche Willensäußerungen meist in gesunden Tagen verfasst wurden und dass Hoffnung oftmals in ausweglos erscheinenden Lagen erwächst. Bei der Abwägung der Verbindlichkeit kommt der Ernsthaftigkeit eine wesentliche Rolle zu. Der Zeitpunkt der Aufstellung hat untergeordnete Bedeutung.

Anders als ein Testament bedürfen Patientenverfügungen keiner Form, sollten aber in der Regel schriftlich abgefasst sein.

Im Wege der Vorsorgevollmacht kann ein Bevollmächtigter auch für die Einwilligung in ärztliche Maßnahmen, deren Unterlassung oder Beendigung bestellt werden. Bei Behandlung mit hohem Risiko für das Leben und Gesundheit bedarf diese Einwilligung der Schriftform (§ 1904 BGB) und muss sich ausdrücklich auf eine solche Behandlung beziehen. Die Einwilligung des Betreuers oder Bevollmächtigten in eine „das Leben gefährdende Behandlung" bedarf der Zustimmung des Vormundschaftsgericht (§ 1904 BGB). Nach der Rechtsprechung (Oberlandesgericht Frankfurt a.M.: vom 15.07.1998 – Az: 20W224/98) ist davon auszugehen, dass dieses auch für die Beendigung lebenserhaltender Maßnahmen im Vorfeld der Sterbephase gilt.

Betreuungsverfügungen können Empfehlungen und Wünsche zur Wahl des Betreuers und zur Ausführung der Betreuung enthalten.

Anhang E: Auszug aus: Alternativentwurf eines Gesetzes über Sterbehilfe (AE-Sterbehilfe)

§ 214 Abbruch oder Unterlassung lebenserhaltender Maßnahmen.

(1) Wer lebenserhaltende Maßnahmen abbricht oder unterlässt, handelt nicht rechtswidrig, wenn

1. der Betroffene dies ausdrücklich und ernstlich verlangt oder
2. der Betroffene nach ärztlicher Erkenntnis das Bewusstsein unwiederbringlich verloren hat oder im Falle eines schwerstgeschädigten Neugeborenen niemals erlangen wird oder
3. der Betroffene nach ärztlicher Erkenntnis sonst zu einer Erklärung über Aufnahme oder Fortführung der Behandlung dauernd außerstande ist und aufgrund verlässlicher Anhaltspunkte anzunehmen ist, dass er im Hinblick auf Dauer und Verlauf seines aussichtslosen Leidenszustandes, insbesondere seinen nahe bevorstehenden Tod, diese Behandlung ablehnen würde, oder
4. bei nahe bevorstehendem Tod im Hinblick auf den Leidenszustand des Betroffenen und die Aussichtslosigkeit einer Heilbehandlung die Aufnahme oder Fortführung lebenserhaltender Maßnahmen nach ärztlicher Erkenntnis nicht mehr angezeigt ist.

(2) Abs. 1 gilt auch für den Fall, dass der Zustand des Betroffenen auf einem Selbsttötungsversuch beruht.

§ 214 a Leidensmindernde Maßnahmen

Wer als Arzt oder mit ärztlicher Ermächtigung bei einem tödlich Kranken mit dessen ausdrücklichem oder mutmaßlichen Einverständnis Maßnahmen zur Linderung schwerer, anders nicht zu behebender Leidenszustände trifft, handelt nicht rechtswidrig, auch wenn dadurch als nicht vermeidbare Nebenwirkung der Eintritt des Todes beschleunigt wird.

§ 215 Nichthinderung einer Selbsttötung

(1) Wer es unterlässt, die Selbsttötung eines anderen zu hindern, handelt nicht rechtswidrig, wenn die Selbsttötung auf einer frei verantwortlichen, ausdrücklich erklärten oder aus den Umständen erkennbaren ernstlichen Entscheidung beruht.

(2) Von einer solchen Entscheidung darf insbesondere nicht ausgegangen werden, wenn der andere noch nicht 18 Jahre alt ist oder wenn seine freie Willensbestimmung entsprechend §§ 20, 21 StGB beeinträchtigt ist.

§ 216 Tötung auf Verlangen

(1) Ist jemand durch das ausdrückliche und ernstliche Verlangen des Getöteten zur Tötung bestimmt worden, so ist auf Freiheitsstrafe von sechs Monaten bis zu fünf Jahren zu erkennen.

(2) Das Gericht kann unter den Voraussetzungen des Abs. 1 von Strafe absehen, wenn die Tötung der Beendigung eines schwersten, vom Betroffenen nicht mehr zu ertragenden Leidenszustandes dient, der nicht durch andere Maßnahmen behoben oder gelindert werden kann.

(3) Der Versuch ist strafbar.

Anhang F: Zusammensetzung der Kommission

Unter dem Vorsitz des Ministers der Justiz Herbert Mertin und Frau Staatssekretärin Dr. Stefanie Lejeune haben an der Kommissionsarbeit mitgewirkt:

Als sachverständige Mitglieder:

Prof. Dr. theol. Dr. rer. nat. Dr. rer. nat. h. c. Günter Altner
Universität Koblenz – Landau
Fachbereich Evangelische Theologie
Gründungsmitglied des Freiburger Öko-Instituts e.V.
Mitglied bis 17.02.2002

Prof. Dr. rer. nat. Timm Anke
Universität Kaiserslautern
Fachbereich Biologie
Lehrbereich Biotechnologie
Sprecher des Forschungsschwerpunkts Biotechnologie
Vorstandsvorsitzender des Instituts für Biotechnologie und
Wirkstoff-Forschung e.V.

Prof. Dr. med. Christoph Fuchs
Hauptgeschäftsführer der Bundesärztekammer und des Deutschen Ärztetages
Prof. Dr. jur. Rudolf Gerhardt
Johannes Gutenberg-Universität, Mainz
Mitherausgeber der Zeitschrift für Rechtspolitik
Freier Mitarbeiter bei der „Frankfurter Allgemeine Zeitung"

Prof. Dr. phil. Dr. phil. h.c. Carl Friedrich Gethmann
Universität Duisburg – Essen
Europäische Akademie zur Erforschung von Folgen wissenschaftlich-technischer
Entwicklungen Bad Neuenahr-Ahrweiler GmbH

Dipl.-Pädagogin Edeltraud Glänzer
Stellvertretende Landesbezirksleiterin der Industriegewerkschaft Bergbau,
Chemie, Energie
Landesbezirk Rheinland-Pfalz/Saarland

Prof. Dr. jur. Ernst-Walter Hanack
Johannes Gutenberg-Universität, Mainz
Fachbereich Rechts- und Wirtschaftswissenschaften

Prof. Dr. jur. Friedhelm Hufen
Johannes Gutenberg-Universität, Mainz
Lehrstuhl für Öffentliches Recht, Staats- und Verwaltungsrecht
Mitglied der Zentralen Ethikkommission der Bundesärztekammer
Stellvertretender Vorsitzender des Interdisziplinären Arbeitskreises „Ethik und
Recht in der Medizin" der Johannes Gutenberg-Universität, Mainz

Prof. Dr. theol. Hartmut Kreß
Rheinische Friedrich Wilhelms-Universität, Bonn
Abteilung Sozialethik, Evangelisch-Theologische Fakultät

Prof. Dr. theol. Johannes Reiter
Johannes Gutenberg-Universität, Mainz
Fachbereich Katholische Theologie
Seminar für Moraltheologie und Sozialethik

Prof. Dr. med. Christian Rittner
Johannes Gutenberg-Universität, Mainz
Vorsitzender der Ethik-Kommission bei der Landesärztekammer
Rheinland-Pfalz

Dr. jur. Eckhard Sünner
Leiter des Zentralbereichs Recht, Steuern und Versicherung
BASF Aktiengesellschaft

Prof. Dr. med. Ursel Theile
Johannes Gutenberg-Universität, Mainz
Institut für Humangenetik am Klinikum der Johannes Gutenberg-Universität
Leiterin der genetischen Beratungsstelle

Prof. Dr. med. Dr. rer. nat. Gerhard Thews †
Johannes Gutenberg-Universität, Mainz
Altpräsident der Akademie der Wissenschaften und der Literatur, Mainz
Stellvertretender Vorsitzender der Ethik-Kommission der Landesärztekammer
Rheinland-Pfalz

Mitglieder aus den Ressorts der Landesregierung:

Staatskanzlei
Ministerialdirigent Prof. Dr. jur. Klaus Gebauer
Mitglied bis 01.08.2002

Politologin M.A. Iris Bauer
Mitglied ab 01.08.2002

Vertretung des Landes Rheinland-Pfalz beim Bund und der Europäischen Union
Ministerialrat Stefan Schnorr

Ministerium des Innern und für Sport
Ministerialrat Dr. jur. Hermann Franz
Mitglied bis 13.11.03

Ministerium der Finanzen
Ministerialrätin Doris Karwatzki

Ministerium für Arbeit, Soziales, Familie und Gesundheit
Ministerialdirigent Wolfgang Glöckner
Ministerialrat Gernot Werther

Ministerium für Wirtschaft, Verkehr, Landwirtschaft und Weinbau
Leitender Ministerialrat Dr.-Ing. Ulrich Müller

Ministerium für Bildung, Frauen und Jugend
Diplom-Biologin Brigitte van Essen
Mitglied ab 28.05.2002

Ministerium für Wissenschaft, Weiterbildung, Forschung und Kultur
Ministerialrätin Brigitte Klempt

Ministerium für Umwelt und Forsten
Leitender Ministerialrat Dr. iur. utr. Frank Hennecke

Ministerium der Justiz
Ministerialdirigent Dr. jur. Klaus Böhm (mitgewirkt bis 24.01.2003)
Präsidentin des Landesprüfungsamts Marliese Dicke (mitgewirkt ab 28.05.2002)
Ministerialdirigent a.D. Heinrich Lenz (mitgewirkt 02.09.2003))
Ministerialdirigent Gerhard Meiborg (mitgewirkt bis 28.05.2002)
Leitender Ministerialrat Helmut Pandel
Ministerialrätin Dr. jur. Victoria Stein-Hobohm

Mitwirkende Gäste

Ministerialrätin Uta Becker
Ministerium für Arbeit, Soziales, Familie und Gesundheit

Ministerialrat Dr. rer. publ. Jürgen Faltin
Ministerium für Arbeit, Soziales, Familie und Gesundheit

Dr. phil. (AUS) Rudolf Teuwsen
Leiter der Geschäftsstelle des Nationalen Ethikrats

Sachverständige zu den Einzelthemen:

Prof. Dr. phil. Werner Burgheim
Professor für Erwachsenenbildung und Krisenpädagogik
Lehrbeauftragter am Fachbereich Pflege- und Gesundheitswissenschaften
1. Vorsitzender der Internationalen Gesellschaft für Sterbebegleitung und
Lebensbeistand (IGSL-Hospiz)"von 1996 bis 2003

Prof. Dr. theol. Ulrich Eibach
Rheinische Friedrich Wilhelms-Universität, Bonn
Evangelisch Theologische Fakultät, Abt. Systematische Theologie
Pfarrer am Universitätsklinikum, Bonn
Beauftragter der Evangelischen Kirche im Rheinland für Fortbildung und
Fragen der Ethik in Biologie und Medizin

Dr. med. Günther Frey
Rheinhessen-Fachklinik, Alzey
Facharzt für Neurologie Rehabilitationswesen
Leitender Oberarzt der Abt. Neurologie und Neurologische Frührehabilitation

Dr. jur. Meo-Micaela Hahne
Vorsitzende Richterin am Bundesgerichtshof, Karlsruhe

Prof. Dr. jur. Heinz Holzhauer
Westfälische Wilhelms-Universität, Münster

Prof. Dr. jur. Friedhelm Hufen
Sachverständiges Mitglied der Bioethik-Kommission Rheinland-Pfalz

Prof. Dr. Henk Jochemsen
Director G.A. Lindeboom Institut, Zentrum für medizinische Ethik,
Niederlande

Klaus Kutzer
Vorsitzender Richter am Bundesgerichtshof a.D., Karlsruhe
Ordentliches Mitglied im Ausschuss ethischer und medizinisch-juristischer
Grundsatzfragen der Bundesärztekammer

Privatdozent Dr. med. Dietmar Mauer
Facharzt für Anästhesie
Deutsche Stiftung Organtransplantation
Geschäftsführender Arzt der Region Mitte

Prof. Dr. phil. Randolph Ochsmann
Johannes Gutenberg-Universität, Mainz
Vorsitzender des Interdisziplinären Arbeitskreises „Thanatologie" FB 12 –
Psychologisches Institut

Prof. Dr. med. H. W. Opderbecke
ehem. Vorstand des Instituts für Anästhesiologie des Städtischen Klinikums,
Nürnberg

Ursula Phillip
Dipl.-Religionspädagogin, Dipl.-Sozialarbeiterin
Mitarbeiterin der Betreuungsbehörde, Kreisverwaltung Neuwied
Ehrenamtliche Mitarbeiterin beim Hospizverein Neuwied

Rechtsanwalt Wolfgang Putz
Überregionale medizinrechtliche Sozietät Putz und Teipel
Rechtsanwälte – Notar
Berlin – München

Prof. Dr. med. Rittner
Sachverständiges Mitglied der Bioethik-Kommission Rheinland-Pfalz

Dr. phil. Kurt F. Schobert
Geschäftsführer der Deutschen Gesellschaft für Humanes Sterben (DGHS) e.V.
Chefredakteur der Verbandszeitschrift „Humanes Leben – Humanes Sterben"
Mitglied des Wissenschaftlichen Beirats der DGHS

Rudolf Sonntag
Richter am Amtsgericht (Vormundschaftsgericht), Mainz

Prof. Dr. med. Herwig Stopfkuchen
Universitätskliniken Mainz Kinderklinik

Dr. med. Martin Weber
III. Medizinische Klinik der Universitätskliniken Mainz
Oberarzt für den Bereich „Palliativmedizin"
Vorsitzender der Landesarbeitsgemeinschaft Hospiz Rheinland-Pfalz

Anhang G: Quellen- und Literaturhinweise

Normen und Richtlinien

Bürgerliches Gesetzbuch (BGB) i.d.F. v. 2.1.2002 (BGBl I 42; ber. S. 2909, 2003 S. 738), zuletzt geändert durch Gesetz 23.4.2004 (BGBl. I 2004, 598)

Gesetz zur Änderung des Betreuungsrechts sowie weiterer Vorschriften (BtÄndG) i.d.F. v. 25.6.1998 (BGBl. I 1998, 1580), zuletzt geändert am 1.1.1999

Grundgesetz für die Bundesrepublik Deutschland (GG) i.d.F. v. 23.5.1949, (BGBl I, S. 1) zuletzt geändert durch das Gesetz zur Änderung des Grundgesetzes am 16.7.1998, (BGBl I 1998, 1822)

Heimgesetz vom 7.August 1974 (BGBl. I 1974, 1873)

Strafgesetzbuch (StGB) i.d.F. v. 13.11.1998 (BGBl. I 1998, 3322), zuletzt geändert durch Art. 1 des Gesetzes zu Änderung des Strafgesetzbuchs v. 27.12.2003 (BGBl. I 2003, 3007)

Zivilprozessordnung (ZPO) i.d.F. v. 12.9.1950 (BGBl. I 1950, 455,533), zuletzt geändert durch das Gesetz zur Änderung der Zivilprozessordnung vom 23.4.2004 (BGBl. I 2004, 598 m.W.v. 30.4.2004)

Grundsätze der Bundesärztekammer zur ärztlichen Sterbebegleitung vom 11.09. 1998, in: *Neue Juristische Wochenschrift* 1998, S. 3406
http://www.bundesaerztekammer.de/30/Richtlinien/Empfidx/ Sterbebegleitung2004/index.html

Parlamentarische Versammlung des Europarats, Empfehlung 1418 „Protection of the human rights and dignity of the terminally dying" (1999)

Parlamentarische Versammlung des Europarats, Berichtsentwurf „Euthanasia", Doc. 9898, v. 10.09.2003

Schweizerische Akademie der Medizinischen Wissenschaften, www.samw.ch: Betreuung von Patienten am Lebensende. Medizinisch-ethische Richtlinien der SAMW. 1. Publikation zur Vernehmlassung, Februar 2004.

Rechtsprechung

EGMR (Vierte Sektion), Urteil vom 29.04.2002 – 2346/02 (Pretty / Vereinigtes Königreich), in: *Neue Juristische Wochenschrift* 2002, S. 2851

Europäische Grundrechtscharta, verkündet am 7.12.2000, Abl. EG C 364/1 v. 18.12.2000, http://www.europarl.eu.int/charter/pdf/text_de.pdf

BVerfG, Beschluss des 1. Senats vom 04.6.85, 1 BvL 12/84, in: BVerfG 70, 115 (123)

BVerfG, Beschluss des 1. Senats vom 13.5.86, 1 BvR 1542/84, in: BVerfG 72, 155 (170)

BGH, Urteil vom 28.11.1957, 4 StR 525/57 (LG Essen), in: BGHSt 11, 111 (114)

BGH, Urteil vom 4.7.1984, 3 StR 96/84 (LG Krefeld), in: BGHSt 32, 367

BGH, Urteil vom 25.3.1988, 2 StR 93/88 (LG Aachen), in: BGHSt 35, 246 (249)

BGH, Urteil vom 8.5.1991, 3 StR 467/90 (LG Wuppertal), in: BGHSt 37, 376

BGH, Urteil vom 13.9.1994, 1StR 357/94 (LG Kempten), in: BGHSt 40, 257, in: *Neue Juristische Wochenschrift 1995*, S. 204

BGH, Urteil vom 15.11.1996, 3 StR 79/96 (LG Kiel), BGHSt 42,301, in *Neue Juristische Wochenschrift* 1997, S. 807

BGH, Urteil vom 7.2.2001, 5 StR 474/00 (LG Berlin), in: BGHSt 46,279 und in: *Neue Juristische Wochenschrift* 2001, S. 1802

BGH, Beschluss vom 17.3 2003, XII ZB 2/03 (OLG Schleswig), in: *Neue Juristische Wochenschrift* 2003, S. 1588

BGH, Urteil vom 20.5.2003, 5 StR 66/03 (LG Hamburg), in: *Neue Juristische Wochenschrift* 2003, S. 2326

BGH, Urteil vom 7.2.1984, VI ZR 174/82 (LG Frankfurt), in: BGHZ 90, 103 (111)

OLG München, Beschluss vom 31.7.1987, 1 Ws 23/87, in: *Juristische Arbeitsblätter* 1987, S. 579

BayObLG, Beschluss vom 3.8.1995, 3 ZBR 190/95, in: *Betreuungsrechtliche Praxis* 1995, S. 218

OLG Frankfurt/M., Beschluss vom 15.7.1998, 20 W 224/98, in: *Neue Juristische Wochenschrift* 1998, S. 2747

OLG Zweibrücken, Beschluss vom 16.11.1999, 3 W 223/99, in: *Neue Juristische Wochenschrift* 2000, S. 2750

OLG Brandenburg, Beschluss vom 17.2.2000, 10 UF 45/99, in *Neue Juristische Wochenschrift* 2000, S. 2361

OLG Hamm, Vorlagebeschluss vom 6.4.2000, 15 W 76/00, in: *Neue Juristische Wochenschrift* 2000, S. 3448

OLG Düsseldorf, Beschluss vom 27.3.2001, 25 Wx 128/00, in: *Neue Juristische Wochenschrift* 2001, S. 2807

OLG Karlsruhe/Freiburg, Beschluss vom 29.10.2001, 19 Wx 21/01, in: *Praxis der Freiwilligen Gerichtsbarkeit* 2002, S.26

OLG Frankfurt/M., Beschluss vom 20.11.2001, 20 W 419/ 01, in: *Monatsschrift für Deutsches Recht* 2002, S. 218

OLG Schleswig, Vorlagebeschluss vom 12.12.2002, 2 W 168/02, in: *Praxis der Freiwilligen Gerichtsbarkeit* 2003, S. 78

OLG München, Urteil vom 13.2.2003 – 3 U 5090/02, in: *Neue Juristische Wochenschrift* 2003, S.1744

OLG Zweibrücken, Beschluss vom 26.2.2003, 3 W 17/03, in: *Neue Juristische Wochenschrift* Rechtsprechungs-Report 2003, S. 869

LG Ravensburg, Urteil vom 3.12.1986, 3 Kls 31/86, in: *Neue Zeitschrift für Strafrecht* 1987, S. 229

LG Augsburg, Beschluss vom 4.8.1999, 5 T 2780/99, in: *Neue Juristische Wochenschrift* 2000, 2363

LG München I, Beschluss vom 18.2.1999, 13 T 478/99, in: *Neue Juristische Wochenschrift* 1999, S.1788

LG Duisburg, Beschluss vom 9.6.1999, 22 T 22/99, in: *Neue Juristische Wochenschrift* 1999, S. 2744

LG Mainz, Urteil 19.2.2003, 3214 Js 8484/02. 1 KLs

Amtsgericht Hamburg-Wandsbek, Beschluss vom 16.2.2001 – 708 N 528, in: *Neue Juristische Wochenschrift* Rechtssprechungs-Report 2001, S. 1159

Amtsgericht Frankfurt, Beschluss vom 12.6.2002, 45 XVII MOO 890/02, in: *Zeitschrift für das gesamte Familienrecht* 2002 S. 1508

VG Karlsruhe, Urteil vom 11.12.1987, 8 K 205/87, in: *Juristenzeitung* 1988, S.208

Stellungnahmen und Sonstiges

Akademie für Ethik in der Medizin e.V. (Hrsg.):„Passive und indirekte Sterbehilfe. Eine praxisorientierte Analyse des Regelungsbedarfs gesetzlicher Rahmenbedingungen in Deutschland", Empfehlung einer interdisziplinären Arbeitsgruppe in der Akademie für Ethik in der Medizin e.V., Göttingen, Juni 2003
http://www.aem-online.de/main.htm

Alternativentwurf eines Gesetzes über Sterbehilfe (AE-Sterbehilfe): *Neue Zeitschrift für Strafrecht*, 1986, S. 337 ff.

Bundestagsdrucksache 13/11433 vom 11.9.1998, Kleine Anfrage der Abgeordneten Monika Knoche und der Fraktion Bündnis 90/Die Grünen „Sterbebegleitung, Sterbehilfe und der grundrechtliche Schutz des Lebens"

Bundestagsdrucksache 14/5659 vom 27.3. 2001, Antwort der Bundesregierung auf die Kleine Anfrage der Abgeordneten Dr. Ilja Seifert, Dr. Ruth Fuchs, Monika Balt und der Fraktion der PDS – 14/5489 – vom 07.03.2001 „Versorgung von Wachkoma-Patienten im häuslichen Bereich, in ambulanten und stationären Einrichtungen"

Bundestagsdrucksache 14/7398 vom 6.11.2001, Kleine Anfrage der Abgeordneten Seifert, Balt, Lüth, Dr. Fuchs, Maier und der Fraktion der PDS „Menschenwürde und Menschenrechte in Pflegeheimen"

Bundestagsdrucksache 14/7567 vom 26.11.2001, Antwort der Bundesregierung auf die Kleine Anfrage der Abgeordneten Seifert, Balt, Lüth, Dr. Fuchs, Maier und der Fraktion der PDS „Menschenwürde und Menschenrechte in Pflegeheimen"

Bundestagsdrucksache 14/9020 vom 14.5.2002, Schlussbericht der Enquete-Kommission „Recht und Ethik der modernen Medizin"

Deutscher Ärztetag (106.) vom 20 bis 23. Mai 2003 in Köln, III. Palliativmedizinische Versorgung in Deutschland
http://www.aeksh.de/shae/200306/h036038a.html

Deutsche Gesellschaft für Medizinrecht e.V. (DGMR), „Der Wille des Menschen zwischen Leben und Sterben. Ausgewählte medizinrechtliche Aspekte des Arzt-Patientenverhältnisses am Ende des Lebens. Empfehlungen", Heidelberg, 2000

Deutsche Gesellschaft für Medizinrecht e.V. (DGMR), „Einbecker Empfehlungen, Grenzen ärztlicher Behandlungspflicht bei schwerstgeschädigten Neugeborenen" Revidierte Fassung 1992, in: *Medizinrecht* 1992, S. 206

Deutscher Juristinnenbund: Gesetzentwurf der Kommission „Ältere Menschen" zum ärztlichen Behandlungsvertrag unter besonderer Berücksichtigung der Patientenrechte und unter Einbeziehung der Sterbebegleitung (Stand: Juni 2000) http://www.djb.de

Deutscher Juristentag (Hrsg.), Gutachten D für den 56. Deutschen Juristentag. Erstattet von Prof. Dr. Harro Otto: „Recht auf den eigenen Tod? Strafrecht im Spannungsverhältnis zwischen Lebenserhaltungspflicht und Selbstbestimmung", Berlin 1986.

Deutscher Juristentag (Hrsg.), Sitzungsbericht M über die Verhandlungen der strafrechtlichen Abteilung zum 56. Deutschen Juristentag, Berlin 1986

Deutscher Juristentag (Hrsg.), Band I, Gutachten Teil A zum 63. Deutschen Juristentag. Erstattet von Prof. Dr. Jochen Taupitz: "Empfehlen sich zivilrechtliche Regelungen zur Absicherung der Patientenautonomie am Ende des Lebens?", Leipzig 2000

Deutscher Juristentag (Hrsg.), Band II/1 Referat K 29/34 zum 63. Deutschen Juristentag, Leipzig 2000

Enquete-Kommission „Recht und Ethik der modernen Medizin": „Schlussbericht" vom 14.5.2002, *Bundestagsdrucksache 14/9020*

Fachtagung für Richterinnen und Richter sowie Staats- und Amtsanwältinnen und Staats- und Amtsanwälte

Rechtsmedizinisches Seminar „Maximale Schmerztherapie und ihre Abgrenzung vom Tötungsdelikt". Tagung I/9 des Gemeinsamen Justizbildungsprogramms der Länder Rheinland-Pfalz und Saarland, Mainz, November 2001,

Handreichungen für Ärzte zum Umgang mit Patientenverfügungen, in: *Deutsches Ärzteblatt* 96, Heft 43 (29.10.1999), S. A-2720, *http://www.bundesaerztekammer. de/30/Richtlinien/Empfidx/Patientenverf.html*

Konferenz (75.) der für das Gesundheitswesen zuständigen Ministerinnen und Minister, Senatorinnen und Senatoren der Länder am 20./21.6.2002 in Düsseldorf, http://www.gesundheitstelematik.de/files/GMK75_Beschluss_TOP7.2_Telematik.pdf

Stellungnahme des Vormundschaftsgerichtstags e.V., *Betreuungsrechtliche Praxis,* 1998, S.161

Wissenschaftliche Veröffentlichungen

Alberts, H.: „Sterben mit Genehmigungsvorbehalt?", in: *Betreuungsrechtliche Praxis,* 2003, S.139

Alberts, H.: „Sterbehilfe, Vormundschaftsgericht und Verfassung", in: *Neue Juristische Wochenschrift* 1999, S. 835

Auerswald, U.: „Palliativmedizinische Versorgung in Deutschland", 106. Deutscher Ärztetag, 20.–23. Mai 2003, Köln, TOP III
http://www.bundesaerztekammer.de/30/Aerztetag/106_DAET/24Referate/Palliativmedizin.html

Baumann, W., Hartmann, C.: „Die zivilrechtliche Absicherung der Patientenautonomie am Ende des Lebens aus der Sicht der notariellen Praxis", in: *Deutsche Notar Zeitung* 2000, S.594

Beckmann, J.: „Die ‚Grundsätze der Bundesärztekammer zur ärztlichen Sterbebegleitung' vom 11. September 1998 aus philosophischer Sicht", in: *Jahrbuch für Wissenschaft und Ethik, 1999, Band 4, S.419*

Beckmann, J.: „Sterben und Tod aus der Sicht der Philosophie", in: *Jahrbuch für Wissenschaft und Ethik, 1997, Band 2, S.181*

Berger, C.: Zum 63. Deutschen Juristentag Abteilung Zivilrecht. „Privatrechtliche Gestaltungsmöglichkeiten zur Sicherung der Patientenautonomie am Ende des Lebens", in: *Juristen Zeitung* 2000, S.797

Bernat, E.: „Behandeln oder Sterbenlassen. Rechtsdogmatische und rechtsvergleichende Überlegungen zum Abbruch lebenserhaltender medizinischer Behandlung", in: Festschrift für Prof. Dr. Dr. hc. mult. Erwin Deutsch, 1999, 443 ff.

Bienwald, W.: "Die Notwendigkeit der Schaffung einer Zentrale für Vorsorgeverfügungen", in: *Betreuungsrechtliche Praxis* 2002, S. 244

Bienwald, W.: „Anmerkung zum Beschluss des OLG Frankfurt/M. vom 20.11. 2001 – 20W419/01", in: *Zeitschrift für das gesamte Familienrecht* 2002, S.577

Birnbacher, D.: „Eine ethische Bewertung der Unterschiede in der Praxis der Sterbehilfe in den Niederlanden und in Deutschland", in: *Medizinethik und Kultur*, Gordijn, B., ten Have, H. (Hrsg), Stuttgart-Bad Cannstadt, 2000

Bockenheimer-Lucius, G.: „Verwirrung und Unsicherheiten im Umgang mit der Patientenverfügung. Auswirkungen des BGH-Urteils vom 17. März 2003 auf eine Entscheidung des Amtsgerichts Hamm vom 1. Juli 2003", in: *Ethik in der Medizin* 2003, S.302

Borasio, G.D., Putz, W., Eisenmenger, W.: „Verbindlichkeit von Patientenverfügungen gestärkt", in: *Deutsches Ärzteblatt* Jg. 100 Heft 31–32, 4. August 2003, A 2062

Brysch, E.: „Fremdbestimmte Selbstbestimmung – Aktive Sterbehilfe als ‚Lebenshilfe' für ein unwürdiges Gesundheitssystem?", in: Walter Schweidler u.a. (Hrsg.), Menschenleben – Menschenwürde, S. 281, Münster, 2003

Bühler, E., Stolz, K.: „Wann hat ein Grundleiden einen irreversiblen tödlichen Verlauf angenommen?", in: *Zeitschrift für das gesamte Familienrecht* 2003, S. 1622

Bühler, E., Stolz K.,: „Sterbehilfe – Sterbebegleitung – Patientenverfügung: – Ergebnisse einer bundesweiten Umfrage unter Ärzten", in: *Betreuungsrechtliche Praxis* 2002, S.232

Burchardi, N., Rauprich, O., Vollmann, J.,: „Patientenselbstbestimmung und Patientenverfügungen aus der Sicht von Patienten mit amyotropher Lateralsklerose. Eine qualitativ-empirische Studie", in: *Ethik in der Medizin* 2004, S. 7

Clie, T., Student, J.-Ch.: „Die Patientenverfügung". *Herder-Spektrum Band 5044*, Freiburg/Br., 3. Aufl., 2001

Coeppicus, R.: „Anreize zur Errichtung von Patientenverfügungen", in: *Zeitschrift für Rechtspolitik* 2003, S 175

Coeppicus, R.: „Behandlungsabbruch, mutmaßlicher Wille und Behandlungsrecht", in: *Neue Juristische Wochenschrift 1998, S. 3381*

Czerner, F.: „Aktive Sterbehilfe auch gegenüber Kindern? Zur Übertragbarkeit der aktuellen Diskussion in den Niederlanden auf die Bundesrepublik Deutschland unter verfassungsrechtlichen Gesichtspunkten", in: *Medizinrecht* 2001, S. 354

Deichmann: „Vormundschaftsgerichtlich genehmigtes Töten durch Unterlassen", in: *Monatsschrift für Deutsches Recht* 1995, S. 983

Deutsch, E.: „Verfassungszivilrecht bei der Sterbehilfe", in: *Neue Juristische Wochenschrift 2003, S. 1567*

Dodegge: „Die Entwicklung des Betreuungsrechts bis Anfang Juni 2000", in: *Neue Juristische Wochenschrift* 2000, S. 2704

Eibach, U.: „Tötung aus Mitleid? Euthanasie und ‚lebenswertes' Leben", Wuppertal, 1998

Eibach, U.: „Verbot ‚aktiver' Sterbehilfe!? – Eines der letzten religiös begründeten ‚Tabus' der säkularen Gesellschaft – Eine theologisch-ethische Auseinandersetzung mit positivistisch-utilaristischen Argumentationen", in: *Medizinrecht* 2000, S. 10

Eibach, U.: „Du sollst Menschenleben nicht töten", in: *Medizinrecht* 2000, S.10

Eibach, U.: „Menschenwürde an den Grenzen des Lebens. Einführung in Fragen der Bioethik aus christlicher Sicht", Neunkirchen-Vluyn, 2000

Eibach, U.: „Freiheit von Leiden durch uneingeschränkte Selbstverfügung über das eigene Leben – ein Menschenrecht? Ethische, theologische und seelsorgerliche Gesichtspunkte"

Eibach, U.: „Künstliche Ernährung um jeden Preis? Ethische Überlegungen zur Ernährung durch percutane enterale Gastrostomie (PEG-Sonden)", in: *Medizinrecht 2002, S. 123*

Eibach, U.,: „Fiktion Patientenautonomie? Empirisch-kritische Betrachtungen eines philosophisch-juristischen Postulats", in: *Zeitschrift für Evangelische Ethik*, 2002, S.109

Eid, V.: „Euthanasie oder soll man auf Verlangen töten?", 2. Auflage, Mainz, 1985

Erman, Bürgerliches Gesetzbuch, 10. Aufl., 2000

Eser, A. und Koch, H.-G.: „Materialien zur Sterbehilfe. Eine internationale Dokumentation", *Max-Planck-Institut für ausländisches und internationales Strafrecht*, Freiburg im Breisgau, 1991

Eser, A.: „Freiheit zum Sterben - Kein Recht auf Tötung", in: *Juristenzeitung* 1986, S.786

Fritsche, P: „Ärztlich-ethische Aspekte zur Ambivalenz der Lebensverlängerung", in: Lebensverlängerung aus medizinischer, ethischer und rechtlicher Sicht: Deutsche Sektion der Internationalen Juristen Kommission. Jahrestagung 30.9.–2.10. 1994 in Wolfenbüttel, 1995

Fröschle, T.: „Maximen des Betreuerhandelns und die Beendigung lebenserhaltender Eingriffe", in: *Juristenzeitung* 2000, S. 72

Füllmich, R.: „Zur Ablehnung künstlich lebensverlängernder medizinischer Maßnahmen durch nicht entscheidungsfähige Patienten", in: *Neue Juristische Wochenschrift* 1990, S. 2301

Gerhardt, R.: „Keine Halbgötter in schwarz", ZRP-Rechtsgespräch mit dem Vorsitzenden Richter am Bundesgerichtshof Klaus Kutzer, in: *Zeitschrift für Rechtspolitik* 2000, S. 402

Gerhardt, R.: „Der Vormundschaftsrichter als Schicksalsbeamter?" ZRP-Rechtsgespräch mit Klaus Kutzer, Vorsitzender Richter am Bundesgerichtshof a.D., in: *Zeitschrift für Rechtspolitik* 2003, S. 213

Gerhardt, R.: „Klarheit ‚Im Namen des Volkes'?" (Sprach-)Kritische Anmerkung zum neuen Sterbehilfe-Urteil des BGH [NJW 2003, 1588 ff.), in: *Deutsche Richter Zeitung* 2003, S. 256

Gerhardt, R.: „Der Wille des Patienten bindet den Arzt. Interview mit dem Präsidenten des Bundesverfassungsgerichts Prof. Dr. Dr. h.c. H.J. Papier", in: *Frankfurter Allgemeine Zeitung* vom 15.4.2003

Gerhardt, R.: „Der Patientenwille hat Vorrang. Ein Gespräch mit der Vorsitzenden Richterin am Bundesgerichtshof Meo-Micaela Hahne" in: *Frankfurter Allgemeine Zeitung vom 18.07.2003*

Grewel, H.,: „Lizenz zum Töten. Der Preis des technischen Fortschritts in der Medizin", Stuttgart, 2002

Grimm, Ch., Caesar, P. (Hrsg.): „Verfassung für Rheinland-Pfalz" Kommentar, Mainz, August 2001

Gründel, M.: „Einwilligung des Betreuers in den Abbruch lebenserhaltender Maßnahmen", in: *Neue Juristische Wochenschrift* 1999, S. 3391

Hahne, M.-M.: „Zwischen Fürsorge und Selbstbestimmung", in: *Zeitschrift für das gesamte Familienrecht* 2003, S. 1619

Hahne, M.-M.: „Der Patientenwille hat Vorrang." Ein Gespräch mit der Vorsitzenden Richterin am Bundesgerichtshof Meo-Micaela Hahne, in: *Frankfurter Allgemeine Zeitung* vom 18.7.03

Halliday, S., Wittek, L.: „Nichtaufnahme und Abbruch einer medizinischen Behandlung am Lebensende in Deutschland und in England", in: *Juristen Zeitung* 2002, S. 752

Hanack, E.-W.: „Grenzen ärztlicher Behandlungspflicht bei schwerstgeschädigten Neugeborenen aus juristischer Sicht", in: *Medizinrecht* 1985, S. 33

Herzberg, R.D.: „Straffreie Beteiligung am Suizid und gerechtfertigte Tötung auf Verlangen", in: *Juristenzeitung* 1988, S. 182

Herzberg, R.D.: „Sterbehilfe als gerechtfertigte Tötung im Notstand?", in: *Neue Juristische Wochenschrift* 1996, S. 3043

Hesse, K.,: „Grundzüge des Verfassungsrechts der Bundesrepublik Deutschland, 20. Auflage, Heidelberg, 1995

Hiersche, H.-D.: „Der Kemptener Fall cui bono? Aus der Sicht eines Arztes", in: Festschrift für Prof. Dr. jur. Ernst-Walter Hanack, hrsg. von Udo Ebert, Berlin, New York, 1999

Höfling, W.: „Von Menschen und Personen. Verfassungsrechtliche Überlegungen zu einer bioethischen Schlüsselkategorie", in: Dörr/Fink u.a. (Hrsg.), Die Macht des Geistes, Festschrift für Prof. Dr. Hartmut Schiedermair, 2000

Höfling, W.: „Forum: Sterbehilfe zwischen Selbstbestimmung und Integritätsschutz", in: *Juristische Schulung* 2000, S.111

Höfling, W.: „Das Tötungsverbot und die Grenzen seiner Einschränkbarkeit aus verfassungsrechtlicher Sicht", in: *Zeitschrift für Lebensrecht* 2002, S. 33

Holderegger, A., (Hrsg.): „Das medizinisch assistierte Sterben. Zur Sterbehilfe aus medizinischer, ethischer, juristischer und theologischer Sicht", Freiburg/Schw. / Freiburg/Br., 2. Aufl., 2000

Holzhauer, H.: „Justizverwaltung in Schicksalsdingen", Anmerkungen zum Beschluss des BGH v. 17.03.2003 – XII ZB 2/03-, in: *Zeitschrift für das gesamte Familienrecht* 2003, S. 991

Holzhauer, H.: „Von Verfassungs wegen: Straffreiheit für passive Sterbehilfe", in: *Zeitschrift für Rechtspolitik* 2004, S. 41

Hruscka, J.: „Utilitarismus in der Variante von Peter Singer", in: *Juristen Zeitung* 2001, S.261

Hubert-Fehler, A. und Hollmann, A.: „Entscheidung des Betreuers für oder gegen PEG", in: *Betreuungsrechtliche Praxis* 1996, S. 210

Hufen, F.: „Verfassungsrechtliche Grenzen des Richterrechts", in: *Zeitschrift für Rechtspolitik* 2003, S. 248

Hufen F.: „In dubio pro dignitate. Selbstbestimmung und Grundrechtsschutz am Ende des Lebens", in: *Neue Juristische Wochenschrift* 2001, S. 849

Jans, J.: „‚Sterbehilfe' in den Niederlanden und Belgien. Rechtslage, Kirchen und ethische Diskussion", in: *Zeitschrift für Evangelische Ethik* 2002, S.283

Jens, W., Küng, H.,: „Menschenwürdig sterben. Ein Plädoyer für Selbstverantwortung", München / Zürich, 2. Aufl., 1995

Jürgens, A., Marschner, R.: „Das neue Betreuungsrecht", 2. Aufl., 1999

Kamphaus, F.: „Wer nicht sterben kann, kann auch nicht leben", Brief von Bischof Franz Kamphaus an die Gemeinden des Bistums Limburg zur österlichen Bußzeit, 2003

Kaufmann, A.: „Zur ethischen und strafrechtlichen Beurteilung der so genannten Früheuthanasie", in: *Juristenzeitung* 1982, S. 481

Keyserlingk, E.: „Die Strafbarkeit der Nichtbehandlung von Neugeborenen und Kindern in Kanada und in den Vereinigten Staaten von Amerika", in: *Zeitschrift für die gesamte Strafrechtswissenschaft*, 1985, S.179

Kielstein, R., Sass, H.-M.,: „Die persönliche Patientenverfügung. Vorbereitung, Bausteine, Modelle", Münster, 2001

Kintzi, H.: „Ärztliche Indikation zum Töten?", in: *Deutsche Richter Zeitung* 2002, S. 256

Klaschik, E.,: „Humanität am Ende des Lebens. Palliativmedizin und Schmerztherapie", in: Kreß, H., Racké, K. (Hrsg.): „Medizin an den Grenzen des Lebens", S. 94, Münster 2002

Klaschik, E.: „Palliativmedizinische Versorgung in Deutschland", 106. Deutscher Ärztetag 20. – 23. Mai 2003, Köln, TOP III,
http://www.bundesaerztekammer.de/30/Aerztetag/106_DAET/24Referate/KlaschikTOPIII.html

Klaschik, E.: „Sterbehilfe – Sterbebegleitung – Palliativmedizin"

Koch, H.-G.: „Materialien internationaler Institutionen", Max-Planck-Institut für ausländisches und internationales Strafrecht, Freiburg im Breisgau

Körtner, U.: „Bedenken, dass wir sterben müssen. Sterben und Tod in Theologie und medizinischer Ethik", München, 1996

Kreß, H.: „Menschenwürde im modernen Pluralismus. Wertedebatte – Ethik der Medizin – Nachhaltigkeit", Hannover, S. 112, 1999

Kreß, H.: „Medizinische Ethik. Kulturelle Grundlagen und ethische Wertkonflikte heutiger Medizin", S.162, Stuttgart, 2003

Kreß, H., „Menschenwürde am Ende des Lebens. Sterbehilfe, Sterbebegleitung, Patientenverfügung in ethischer Sicht" Vortrag vom 20.10. 2001 im Rahmen des Symposiums „Selbstbestimmtes Leben – selbstbestimmtes Sterben" in der FH Wiesbaden
http://www.evtheol.uni-bonn.de/sozethik/sterbehilfe2001.html

Kreß, H.: „Freiheit und Selbstbestimmung am Ende des Lebens. Ethische Aspekte zur Patientenverfügung. Referat auf dem Kongress der Deutschen Gesellschaft für Innere Medizin in Wiesbaden am 20.04.2004
http://www.uni-bonn.de/www/Evangelische_Theologie/Sozialethik/Vortraege/Sterbehilfe.html

Kriesi, W.,: „Endlich in Würde sterben", in: *Bild der Wissenschaft* 2000, S. 56

Kutzer, K.: „Wir brauchen keine neuen Gesetze zur Sterbehilfe", in: *Zeitschrift für Rechtspolitik* 1997, S. 117

Kutzer, K.: „Rechtliche und rechtspolitische Aspekte einer verbesserten Schmerzbekämpfung in Deutschland", in: Straf- und Strafverfahrensrecht, Recht und Verkehr, Recht und Medizin – Festschrift für Hannskarl Salger, 1995, S. 663

Kutzer, K.: „Strafrechtliche Überlegungen zum Selbstbestimmungsrecht des Patienten und zur Zulässigkeit der Sterbehilfe", in: *Monatsschrift für Deutsches Recht* 1985, S. 710

Kutzer, K.: „Keine Halbgötter in Schwarz", in: *Zeitschrift für Rechtspolitik* 2000, S.402

Kutzer, K.: „Die Auseinandersetzung mit der aktiven Sterbehilfe", in: *Zeitschrift für Rechtspolitik* 2003, S. 209

Kutzer, K.: „Strafrechtliche Grenzen der Sterbehilfe", in: *Neue Zeitschrift für Strafrecht* 1994, S. 110

Kutzer K.: „Sterbehilfeproblematik in Deutschland – Rechtssprechung und Folgen für die klinische Praxis", in: *Medizinrecht* 2001, S. 77

Kutzer, K.: „Ist eine gesetzliche Regelung der erlaubten passiven Sterbehilfe zur Abgrenzung von der unerlaubten aktiven Sterbehilfe erforderlich?", in: May, A., Sylke, E., Geißendörfer, S., Simon, A., Strätling, M., (Hrsg.): „Passive Sterbehilfe: besteht gesetzlicher Regelungsbedarf? Impulse aus einem Expertengespräch der Akademie für Ethik in der Medizin e.V.", LIT Verlag Münster – Hamburg – London, 2002

Laufs, A.: „Selbstverantwortetes Sterben?", in: *Neue Juristische Wochenschrift* 1996, S.763

Laufs, A.: „Zivilrichter über Leben und Tod?", in: *Neue Juristische Wochenschrift* 1998, S. 3399

Laufs, A., Uhlenbruck, W. und andere: „Handbuch des Arztrechts", 3. Auflage, München 2002

Limbach, J.: „In Würde sterben", in: *Zeitschrift für Palliativmedizin* 2002, S. 87

Lipp V.: „Freiheit und Fürsorge: der Mensch als Rechtsperson", Tübingen; 1. Auflage, 2000

Lipp V.: „Privatautonomie, Sterbehilfe und Betreuung", in: *Deutsche Richter-Zeitung* 2000, S. 231

Lipp, V.: „Rechtliche Aspekte stellvertretender Entscheidungen bei ‚passiver Sterbehilfe'", in: May, A., Sylke, E., Geißendörfer, S., Simon, A., Strätling, M., (Hrsg.): „Passive Sterbehilfe: besteht gesetzlicher Regelungsbedarf? Impulse aus einem Expertengespräch der Akademie für Ethik in der Medizin e.V.", LIT Verlag Münster – Hamburg – London, 2002

Lipp V.: „Patientenautonomie und Sterbehilfe", in: *Betreuungsrechtliche Praxis* 2002, S.47

Lipp; V.: „Anmerkungen zur BGH-Entscheidung", in: *Zeitschrift für das gesamte Familienrecht* 2003, S. 756

Maunz, T., Dürig, G., Herzog, R., Scholz, R., Lerche, P., Papier, H.J., Randelzhofer, A., Schmidt-Aßmann, E.: „Grundgesetz, Kommentar", München, 1958, Stand 1.2.2003

May, A., Sylke, E., Geißendörfer, S., Simon, A., Strätling, M., (Hrsg.): „Passive Sterbehilfe: besteht gesetzlicher Regelungsbedarf? Impulse aus einem Expertengespräch der Akademie für Ethik in der Medizin e.V.", LIT Verlag Münster – Hamburg – London, 2002

Meier, S.: „PEG-Sonde und Sterbehilfe", in: Berufsverband der Berufsbetreuer/innen (BdB), Heft 25, Juli 2000, S.5

Meier, S.: „Inhalt und Reichweite einer Vorsorgevollmacht", in: Prasis der freiwilligen Gerichtsbarkeit 2002, S.184

Merkel, R.: „Früheuthanasie": rechtsethische und strafrechtliche Grundlagen ärztlicher Entscheidungen über Leben und Tod in der Neonatalmedizin, 1. Auflage, Baden-Baden 2001

Milzer, L.: „Die adressatengerechte Vorsorgevollmacht", in: *Neue Juristische Wochenschrift* 2003, S. 1836

v.Münch/Kunig, P., (Hrsg.): „Grundgesetz-Kommentar", 5. Auflage, München, 2000

Muschke, A.: „Gesetzliche Regelung der Sterbehilfe?", Diss., Gießen, 1988

Neumann, H.A.: „Aufgaben der Palliativmedizin", in: Walter Schweidler u.a. (Hrsg.), „Menschenleben – Menschenwürde", S. 269, Münster, 2003,

Niethammer, D.: „Kinder im Angesicht ihres Todes", in: Claudia Wiesemann u.a. (Hrsg.), „Das Kind als Patient. Ethische Konflikte zwischen Kindeswohl und Kindeswille", S. 92, Frankfurt/M., 2003

Oduncu, F.: „Sterbebegleitung und Sterbehilfe", in: *Stimmen der Zeit*, Heft 8, August 1999, Verlag Herder Freiburg

Opderbecke, H.W. und Weißauer, W.: „Behandlungsabbruch bei unheilbarer Krankheit aus medikolegaler Sicht", in: *Medizinrecht* 1995, S. 456

Opderbecke, H.W. und Weißauer, W.: „Grenzen der Intensivmedizin – medikolegale Aspekte", in: *Der Anaesthesist* 2000, S. 834

Opderbecke, H.W. und Weißauer, W.: „Ein Vorschlag für Leitlinien – Grenzen der intensivmedizinischen Behandlungspflicht", in: *Medizinrecht* 1998, S. 395

Otto, H.: „Sterbehilfe und Patientenautonomie", in: *Zeitschrift für das Lebensrecht*, 2002, S. 42

Paehler, H.: „Recht und Gefühl", in: *Betreuungsrechtliche Praxis* 2003, S. 141

Petzold, H.: „Psychotherapeutische Begleitung von Sterbenden – ein integratives Konzept für die Thanatotherapie", Johannes Gutenberg-Universität. Interdisziplinärer Arbeitskreis Thanatologie, Heft 16, 1999

Pieroth, B., Schlink, B.: „Grundrechte, Staatsrecht II", 18. Auflage, Berlin/Münster, Juni 2002

Putz, W., Geißendörfer, S., May, A.,: „Therapieentscheidung am Lebensende – ein ‚Fall' für das Vormundschaftsgericht?", Medizinethische Materialien Nummer 141, Zentrum für Medizinische Ethik, 2002

Reuter, B.: „Die gesetzliche Regelung der aktiven Sterbehilfe des Königreiches der Niederlande – ein Modell für die Bundesrepublik Deutschland?", Frankfurt/M., 2001

Rittner, Ch.: „Tod und Sterben aus der Sicht eines Rechtsmediziners – ein Beitrag zur aktuellen Sterbehilfe-Diskussion". Teil 1: „Über so genannte Mitleidstötungen", in: *Ärzteblatt Rheinland-Pfalz* Oktober 2000, S. 1

Rittner, Ch.: „Tod und Sterben aus der Sicht eines Rechtsmediziners – ein Beitrag zur aktuellen Sterbehilfe-Diskussion. Teil 2: „Selbsttötung des todkranken Patienten – ärztlich unterstützt?", in: *Ärzteblatt Rheinland-Pfalz*, Oktober 2000, S. 1

Rittner, Ch.: „Tod und Sterben aus der Sicht eines Rechtsmediziners – ein Beitrag zur aktuellen Sterbehilfe-Diskussion. Teil 3: „Sterbenlassen in Würde nach dem erklärten oder dem mutmaßlichen Willen des Patienten/der Patientin", in: *Ärzteblatt Rheinland-Pfalz,* Oktober 2000, S. 313

Roth, A.: „Die Einwilligung des Betreuers in den Abbruch einer lebenserhaltenden Maßnahme", in: *Betreuungsrechtliche Praxis* 2003, S. 215

Roxin, C.: Die Sterbehilfe im Spannungsfeld von Suizidteilnahme, erlaubtem Behandlungsabbruch und Tötung auf Verlangen, in: *Neue Zeitschrift für Strafrecht* 1987, S.348

Roxin, C., Schroth, :„Medizinstrafrecht. Im Spannungsfeld von Medizin, Ethik und Strafrecht", 2001

Sachs, M. (Hrsg.),: „Grundgesetz Kommentar", 2. Auflage, München, 1999

Sackmann, N.: „Keine richterliche Anordnung von Sterbehilfe", in: *Neue Juristische Wochenschrift* 2003, S. 1568

Saliger, F.: „Sterbehilfe mit staatlicher Genehmigung – OLG Frankfurt a.M.", in: *Neue Juristische Wochenschrift* 1998, S. 2747

Sass, H.M.: „Sterbehilfe in der Diskussion. Zur Validität und Praktikabilität wertanamnestischer Betreuungsverfügungen", in: Kreß, H., Kaatsch, H.-J.: (Hrsg.), „Menschenwürde, Medizin und Bioethik", S. 89, Münster, 2000

Sass, H.-M., Kielstein, R.: „Patientenverfügung und Betreuungsvollmacht", Münster 2001

Schaffer, W.: „Patientenautonomie am Ende des Lebens", in: *Betreuungsrechtliche Praxis* 2003, S.143

Scheffen, E.: „Noch einmal: Selbstverantwortetes Sterben?", *Neue Juristische Wochenschrift* 1996, S. 1581

Scheffen,E.,: „Zivilrechtliche Neuregelung der passiven Sterbehilfe und Sterbebegleitung", in: *Zeitschrift für Rechtspolitik* 2000, S. 313

Schindler, T.: „Palliativmedizinische Versorgung in Deutschland", 106. Deutscher Ärztetag 20.–23. Mai 2003, Köln, TOP III,
http://www.bundesaerztekammer.de/30/Aerztetag/106_DAET/24Referate/
Schindler.pdf

Schlögel, H., Alkofer, A.-P.: „Was soll ich dir tun? Kleine Bioethik der Krankenhausseelsorge", Stuttgart, 2003, S.102

Schmidt-Jortzig, E.: „Die Entpersönlichung des Sterbens. Das Dilemma staatlicher Regelungsambitionen", in: *Zeitschrift für Evangelische Ethik* 2002, S. 20

Schönke, A.: „Strafgesetzbuch: Kommentar", 26. neubearbeitete Aufl., München, 2001

Schreiber II.-L.: „Sterbehilfe und Therapieabbruch", in: Festschrift für Prof. Dr. Ernst-Walter Hanack, hrsg. von Udo Ebert, Berlin, New York, 1999

Schreiber, H.-L.: „Gesetzliche Regelung der Sterbehilfe", Johannes Gutenberg-Universität. Interdisziplinärer Arbeitskreis Thanatologie, Heft 15, 1999

Schreiber, H.-L.: „Das Recht auf den eigenen Tod – zur gesetzlichen Neuregelung der Sterbehilfe", in: *Neue Zeitschrift für Strafrecht* 1986, S. 337

Schreiber, H.-L.: „Die Neuregelung der Sterbehilfe in den Niederlanden und Belgien – Vorbild für die Bundesrepublik?", in: Kreß, H., Racké, K., (Hrsg.), „Medizin an den Grenzen des Lebens", S. 123, Münster 2002

Schreiber, L.H.: „Probleme bei dem Gebrauch einer PEG-Sonde", in: *Betreuungsrechtliche Praxis* 2003, S. 148

Seibert, A., Ochsmann, R., Feith, G., Klein, T.: „Erfahrungen professioneller Helferinnen und Helfer im Umgang mit Tod und Sterben: Einstellungen zur Sterbehilfe" Beiträge zur Thanatologie, Johannes Gutenberg-Universität. Interdisziplinärer Arbeitskreis Thanatologie, Heft 17, 1999

Seitz, W.: „Das OLG Frankfurt a.M. und die Sterbehilfe", in: *Zeitschrift für Rechtspolitik* 1998, S. 417

Siep, L., Quante, M.,: „Ist die aktive Herbeiführung des Todes im Bereich des medizinischen Handelns philosophisch zu rechtfertigen?", in: Holderegger, A., (Hrsg.) „Das medizinisch assistierte Sterben. Zur Sterbehilfe aus medizinischer, ethischer, juristischer und theologischer Sicht", S. 37, Freiburg/Schw. / Freiburg/Br., 2. Aufl. 2000

Soergel/Zimmermann: „BGB", 13. Aufl., Stuttgart, Berlin, Mainz, 2000

Spickhoff, A.: „Die Patientenautonomie am Lebensende: Ende der Patientenautonomie?", in: *Neue Juristische Wochenschrift* 2000, S. 2297

Stackmann, N.: „Keine richterliche Anordnung von Sterbehilfe", in: *Neue Juristische Wochenschrift* 2003, S. 1568

Stalinski, D.: „Gerichtlich genehmigte Sterbehilfe", in: *Betreuungsrechtliche Praxis* 1999, S. 86

Staudinger: „BGB", 13. Auflage, Berlin, 1999

Strätling, M., Schmucker, P., Eisenbart, B., Scharf, V.E., Bartmann, F.: „Medizinische Entscheidungen am Lebensende", in: *Betreuungsrechtliche Praxis* 2003, S. 47

Strätling M., Sedemund-Adib B., Scharf V.E., Schmucker P.: „Gesetzliche Normierung von Patientenverfügungen", in: *Betreuungsrechtliche Praxis* 2003, S. 154

Strätling M., Sedemund-Adib B., Scharf V.E., Schmucker P.: „Gesetzliche Wirksamkeitsvoraussetzungen von Patientenverfügungen", in: *Zeitschrift für Rechtspolitik* 2003, S. 289

Stürner, M.W.: „Verfügung über das eigen Leben zwischen Lebensrecht und Tötungsverbot", Diss. München, 1989

Taupitz, J.: „Empfehlen sich zivilrechtliche Regelungen zur Absicherung der Patientenautonomie am Ende des Lebens?" Gutachten A zum 63. Deutschen Juristentag 2000

Tröndle, H.,Fischer, T.: „Strafgesetzbuch und Nebengesetze", 51. Auflage, München, 2003

Tröndle, H.: „Warum ist die Sterbehilfe ein rechtliches Problem?, in: *Zeitschrift für die gesamte Strafrechtswissenschaft* 1987, S. 25

Trück, T.: „Mutmaßliche Einwilligung und passive Sterbehilfe durch den Arzt", Diss., Tübingen, 2000

Uhlenbruck, W.: „Bedenkliche Aushöhlung der Patientenrechte durch die Gerichte", in: *Neue Juristische Wochenschrift* 2003, S. 1710

Uhlenbruck, W.: „Brauchen wir in Deutschland ein Gesetz zur aktiven Sterbehilfe?", in: *Neue Juristische Wochenschrift* 2001, S. 2770

Verrel, T.: „Der BGH legt nach: Zulässigkeit der indirekten Sterbhilfe", in: *Medizinrecht* 1997, S. 248

Verrel, T.: „Richter über Leben und Tod", in: *Juristische Rundschau* 1999, S. 5

Vossler, N.: „Bindungswirkung von Patientenverfügungen? – Gesetzgeberischer Handlungsbedarf?", in: *Zeitschrift für Rechtspolitik 2002, S. 295*

Vossler, N.: „Verwirklichung der Patientenautonomie am Ende des Lebens durch Patientenverfügungen", in: *Betreuungsrechtliche Praxis* 2002, S. 240

Wagenitz, T., Engers, M.: „ Anmerkung zu OLG Frankfurt a. M., 20 ZS, B. v. 15.7.1998, in: *Zeitschrift für das gesamte Familienrecht* 1998, S. 1256

Weber, M., Kutzer, K.: „Ethische Entscheidungen am Endes Lebens – Grundsätze, Unsicherheiten, Perspektiven" in: *Deutsche Medizinische Wochenschrift, Ethik in der Medizin, Sonderdruck*, 2002; 127: 2689 –2693

Weber, M., Stiehl, M., Reiter, J., Rittner Ch.: „Sorgsames Abwägen der jeweiligen Situation. Ergebnisse einer Ärztebefragung in Rheinland-Pfalz", in: *Deutsches Ärzteblatt*, Sonderdruck, 98. Jahrgang, Heft 48, S. A-3184-3188, B-2697-2701, C-2504-2508

Wils J.-P., „Sterben. Zur Ethik der Euthanasie", Paderborn, 1999

Wolfslast, G., Conrads, Ch., (Hrsg.), Textsammlung Sterbehilfe, Berlin / Heidelberg / New York, 2001

Wuermeling, H.-B.: „Töten oder Sterbenlassen? Zur Frage der Patientenverfügung" Angermühler Gespräche Medizin-Ethik-Recht, Band 10, http://www.klinik-angermuehle.de/buch/buchband/a-ban10a.htm

Wuermeling, H.-B.: „Gebotenes Sterbenlassen", in: *Deutsches Ärzteblatt*, 96. Jahrgang, Heft 36, Seiten A- 2205-2210, B-1788-1791, C-1641-1644

Zieger, A., Bavastro, P., Holfelder, H.-H., Dörner, K.: „Patientenverfügungen. Kein Sterben in Würde", in: *Deutsches Ärzteblatt,* 99. Jahrgang, Heft 14, 5. April 2002

Zieger, A.: „Zur Persönlichkeit des Wachkomapatienten", in: *http://www2.uibk.ac.at/bidok/library/medizin/zieger-persoenlichkeit.bdkb*

Zöller, M.A.: „Passive Sterbehilfe zwischen Selbstbestimmungsrecht des Patienten und mutmaßlicher Einwilligung", in: *Zeitschrift für Rechtspolitik, 1999,* S. 317
http://www2.uibk.ac.at/bidok/library/medizin/zieger-persoenlichkeit.bdkb

II.

Anhang

Anhang II

Grundsätze der Bundesärztekammer zur ärztlichen Sterbebegleitung[1]

Präambel

Aufgabe des Arztes ist es, unter Beachtung des Selbstbestimmungsrechtes des Patienten Leben zu erhalten, Gesundheit zu schützen und wiederherzustellen sowie Leiden zu lindern und Sterbenden bis zum Tod beizustehen. Die ärztliche Verpflichtung zur Lebenserhaltung besteht daher nicht unter allen Umständen.

So gibt es Situationen, in denen sonst angemessene Diagnostik und Therapieverfahren nicht mehr angezeigt und Begrenzungen geboten sein können. Dann tritt palliativ-medizinische Versorgung in den Vordergrund. Die Entscheidung hierzu darf nicht von wirtschaftlichen Erwägungen abhängig gemacht werden.

Unabhängig von anderen Zielen der medizinischen Behandlung hat der Arzt in jedem Fall für eine Basisbetreuung zu sorgen. Dazu gehören u. a.: Menschenwürdige Unterbringung, Zuwendung, Körperpflege, Lindern von Schmerzen, Atemnot und Übelkeit sowie Stillen von Hunger und Durst.

Art und Ausmaß einer Behandlung sind gemäß der medizinischen Indikation vom Arzt zu verantworten; dies gilt auch für die künstliche Nahrungs- und Flüssigkeitszufuhr. Er muss dabei den Willen des Patienten beachten. Ein offensichtlicher Sterbevorgang soll nicht durch lebenserhaltende Therapien künstlich in die Länge gezogen werden. Bei seiner Entscheidungsfindung soll der Arzt mit ärztlichen und pflegenden Mitarbeitern einen Konsens suchen.

Aktive Sterbehilfe ist unzulässig und mit Strafe bedroht, auch dann, wenn sie auf Verlangen des Patienten geschieht. Die Mitwirkung des Arztes bei der Selbsttötung widerspricht in dem ärztlichen Ethos und kann strafbar sein.

Diese Grundsätze können dem Arzt die eigene Verantwortung in der konkreten Situation nicht abnehmen. Alle Entscheidungen müssen individuell erarbeitet werden.

I. Ärztliche Pflichten bei Sterbenden

Der Arzt ist verpflichtet, Sterbenden, d. h. Kranken oder Verletzten mit irreversiblem Versagen einer oder mehrerer vitaler Funktionen, bei denen der Ein-

---
[1] Veröffentlicht im Mai 2004.

tritt des Todes in kurzer Zeit zu erwarten ist, so zu helfen, dass sie unter menschenwürdigen Bedingungen sterben können.

Die Hilfe besteht in palliativ-medizinischer Versorgung und damit auch in Beistand und Sorge für Basisbetreuung. Dazu gehören nicht immer Nahrungs- und Flüssigkeitszufuhr, da sie für Sterbende eine schwere Belastung darstellen können. Jedoch müssen Hunger und Durst als subjektive Empfindungen gestillt werden.

Maßnahmen zur Verlängerung des Lebens dürfen in Übereinstimmung mit dem Willen des Patienten unterlassen oder nicht weitergeführt werden, wenn diese nur den Todeseintritt verzögern und die Krankheit in ihrem Verlauf nicht mehr aufgehalten werden kann. Bei Sterbenden kann die Linderung des Leidens so im Vordergrund stehen, dass eine möglicherweise dadurch bedingte unvermeidbare Lebensverkürzung hingenommen werden darf. Eine gezielte Lebensverkürzung durch Maßnahmen, die den Tod herbeiführen oder das Sterben beschleunigen sollen, ist als aktive Sterbehilfe unzulässig und mit Strafe bedroht.

Die Unterrichtung des Sterbenden über seinen Zustand und mögliche Maßnahmen muss wahrheitsgemäß sein, sie soll sich aber an der Situation des Sterbenden orientieren und vorhandenen Ängsten Rechnung tragen. Der Arzt kann auch Angehörige des Patienten und diesem nahestehende Personen informieren, wenn er annehmen darf, dass dies dem Willen des Patienten entspricht. Das Gespräch mit ihnen gehört zu seinen Aufgaben.

II. Verhalten bei Patienten mit infauster Prognose

Bei Patienten, die sich zwar noch nicht im Sterben befinden, aber nach ärztlicher Erkenntnis aller Voraussicht nach in absehbarer Zeit sterben werden, weil die Krankheit weit fortgeschritten ist, kann eine Änderung des Behandlungszieles indiziert sein, wenn lebenserhaltende Maßnahmen Leiden nur verlängern würden und die Änderung des Therapieziels dem Willen des Patienten entspricht. An die Stelle von Lebensverlängerung und Lebenserhaltung treten dann palliativ-medizinische Versorgung einschließlich pflegerischer Maßnahmen. In Zweifelsfällen sollte eine Beratung mit anderen Ärzten und den Pflegenden erfolgen.

Bei Neugeborenen mit schwersten Beeinträchtigungen durch Fehlbildungen oder Stoffwechselstörungen, bei denen keine Aussicht auf Heilung oder Besserung besteht, kann nach hinreichender Diagnostik und im Einvernehmen mit den Eltern eine lebenserhaltende Behandlung, die ausgefallene oder ungenügende Vitalfunktionen ersetzen soll, unterlassen oder nicht weitergeführt werden. Gleiches gilt für extrem unreife Kinder, deren unausweichliches Sterben abzusehen ist, und für Neugeborene, die schwerste Zerstörungen des Gehirns erlitten haben. Eine weniger schwere Schädigung ist kein Grund zur Vorenthaltung oder zum Abbruch lebenserhaltender Maßnahmen, auch dann nicht, wenn Eltern dies fordern. Wie bei Erwachsenen gibt es keine Ausnahmen von der Pflicht zu leidensmindernder Behandlung und Zuwendung, auch nicht bei unreifen Frühgeborenen.

III. Behandlung bei schwerster zerebraler Schädigung und anhaltender Bewusstlosigkeit

Patienten mit schwersten zerebralen Schädigungen und anhaltender Bewusstlosigkeit (apallisches Syndrom; auch sog. Wachkoma) haben, wie alle Patienten, ein Recht auf Behandlung, Pflege und Zuwendung. Lebenserhaltende Therapie einschließlich – ggf. künstlicher – Ernährung ist daher unter Beachtung ihres geäußerten Willens oder mutmaßlichen Willens grundsätzlich geboten. Soweit bei diesen Patienten eine Situation eintritt, wie unter I–II beschrieben, gelten die dort dargelegten Grundsätze. Die Dauer der Bewusstlosigkeit darf kein alleiniges Kriterium für den Verzicht auf lebenserhaltende Maßnahmen sein. Hat der Patient keinen Bevollmächtigten in Gesundheitsangelegenheiten, wird in der Regel die Bestellung eines Betreuers erforderlich sein.

IV. Ermittlung des Patientenwillens

Bei einwilligungsfähigen Patienten hat der Arzt die durch den angemessen aufgeklärten Patienten aktuell geäußerte Ablehnung einer Behandlung zu beachten, selbst wenn sich dieser Wille nicht mit den aus ärztlicher Sicht gebotenen Diagnose- und Therapiemaßnahmen deckt. Das gilt auch für die Beendigung schon eingeleiteter lebenserhaltender Maßnahmen. Der Arzt soll Kranken, die eine notwendige Behandlung ablehnen, helfen, die Entscheidung zu überdenken.

Bei einwilligungsunfähigen Patienten ist die in einer Patientenverfügung zum Ausdruck gebrachte Ablehnung einer Behandlung für den Arzt bindend, sofern die konkrete Situation derjenigen entspricht, die der Patient in der Verfügung beschrieben hat, und keine Anhaltspunkte für eine nachträgliche Willensänderung erkennbar sind.

Soweit ein Vertreter (z. B. Eltern, Betreuer oder Bevollmächtigter in Gesundheitsangelegenheiten) vorhanden ist, ist dessen Erklärung maßgeblich; er ist gehalten, den (ggf. auch mutmaßlichen) Willen des Patienten zur Geltung zu bringen und zum Wohl des Patienten zu entscheiden. Wenn der Vertreter eine ärztlich indizierte lebenserhaltende Maßnahme ablehnt, soll sich der Arzt an das Vormundschaftsgericht wenden. Bis zur Entscheidung des Vormundschaftsgerichts soll der Arzt die Behandlung durchführen.

Liegt weder vom Patienten noch von einem gesetzlichen Vertreter oder einem Bevollmächtigten eine bindende Erklärung vor und kann eine solche nicht – auch nicht durch Bestellung eines Betreuers – rechtzeitig eingeholt werden, so hat der Arzt so zu handeln, wie es dem mutmaßlichen Willen des Patienten in der konkreten Situation entspricht. Der Arzt hat den mutmaßlichen Willen aus den Gesamtumständen zu ermitteln. Anhaltspunkte für den mutmaßlichen Willen des Patienten können neben früheren Äußerungen seine Lebenseinstellung, seine religiöse Überzeugung, seine Haltung zu Schmerzen und zu schweren Schäden in der ihm verbleibenden Lebenszeit sein. In die Ermittlung des mutmaßlichen Willens sollen auch Angehörige oder nahestehende Personen als Auskunftspersonen einbezogen werden, wenn angenommen werden kann, dass dies dem Willen des Patienten entspricht.

Lässt sich der mutmaßliche Wille des Patienten nicht anhand der genannten Kriterien ermitteln, so soll der Arzt für den Patienten die ärztlich indizierten Maßnahmen ergreifen und sich in Zweifelsfällen für Lebenserhaltung entscheiden. Dies gilt auch bei einem apallischen Syndrom.

V. Patientenverfügungen, Vorsorgevollmachten und Betreuungsverfügungen

Mit Patientenverfügungen, Vorsorgevollmachten und Betreuungsverfügungen nimmt der Patient sein Selbstbestimmungsrecht wahr. Sie sind eine wesentliche Hilfe für das Handeln des Arztes.

Eine Patientenverfügung (auch Patiententestament genannt) ist eine schriftliche oder mündliche Willensäußerung eines einwilligungsfähigen Patienten zur zukünftigen Behandlung für den Fall der Äußerungsunfähigkeit. Mit ihr kann der Patient seinen Willen äußern, ob und in welchem Umfang bei ihm in bestimmten, näher umrissenen Krankheitssituationen medizinische Maßnahmen eingesetzt oder unterlassen werden sollen.

Anders als ein Testament bedürfen Patientenverfügungen keiner Form, sollten aber schriftlich abgefasst sein.

Mit einer Vorsorgevollmacht kann der Patient für den Fall, dass er nicht mehr in der Lage ist, seinen Willen zu äußern, eine oder mehrere Personen bevollmächtigen, Entscheidungen mit bindender Wirkung für ihn, u. a. in seinen Gesundheitsangelegenheiten, zu treffen (§ 1904 Abs. 2 BGB).

Vorsorgevollmachten sollten schriftlich abgefasst sein und die von ihnen umfassten ärztlichen Maßnahmen möglichst benennen. Eine Vorsorgevollmacht muss schriftlich niedergelegt werden, wenn sie sich auf Maßnahmen erstreckt, bei denen die begründete Gefahr besteht, dass der Patient stirbt oder einen schweren und länger dauernden gesundheitlichen Schaden erleidet. Schriftform ist auch erforderlich, wenn die Vollmacht den Verzicht auf lebenserhaltende Maßnahmen umfasst.

Die Einwilligung des Bevollmächtigten in Maßnahmen, bei denen die begründete Gefahr besteht, dass der Patient stirbt oder einen schweren und länger dauernden gesundheitlichen Schaden erleidet, bedarf der Genehmigung des Vormundschaftsgerichtes, es sei denn, dass mit dem Aufschub Gefahr verbunden ist (§ 1904 Abs. 2 BGB). Ob dies auch bei einem Verzicht auf lebenserhaltende Maßnahmen gilt, ist umstritten. Jedenfalls soll sich der Arzt, wenn der Bevollmächtigte eine ärztlich indizierte lebenserhaltende Maßnahme ablehnt, an das Vormundschaftsgericht wenden. Bis zur Entscheidung des Vormundschaftsgerichts soll der Arzt die Behandlung durchführen.

Eine Betreuungsverfügung ist eine für das Vormundschaftsgericht bestimmte Willensäußerung für den Fall der Anordnung einer Betreuung. In ihr können

Vorschläge zur Person eines Betreuers und Wünsche zur Wahrnehmung seiner Aufgaben geäußert werden. Eine Betreuung kann vom Gericht für bestimmte Bereiche angeordnet werden, wenn der Patient nicht in der Lage ist, seine Angelegenheiten selbst zu besorgen, und eine Vollmacht hierfür nicht vorliegt oder nicht ausreicht. Der Betreuer entscheidet im Rahmen seines Aufgabenkreises für den Betreuten. Zum Erfordernis der Genehmigung durch das Vormundschaftsgericht wird auf die Ausführungen zum Bevollmächtigten verwiesen.